BIBLIOTHÈQUE

DE LA REVUE GÉNÉRALE DES SCIENCES

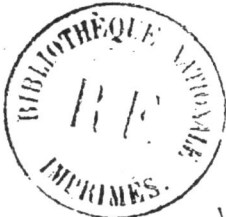

PRINCIPES

D'HYGIÈNE COLONIALE

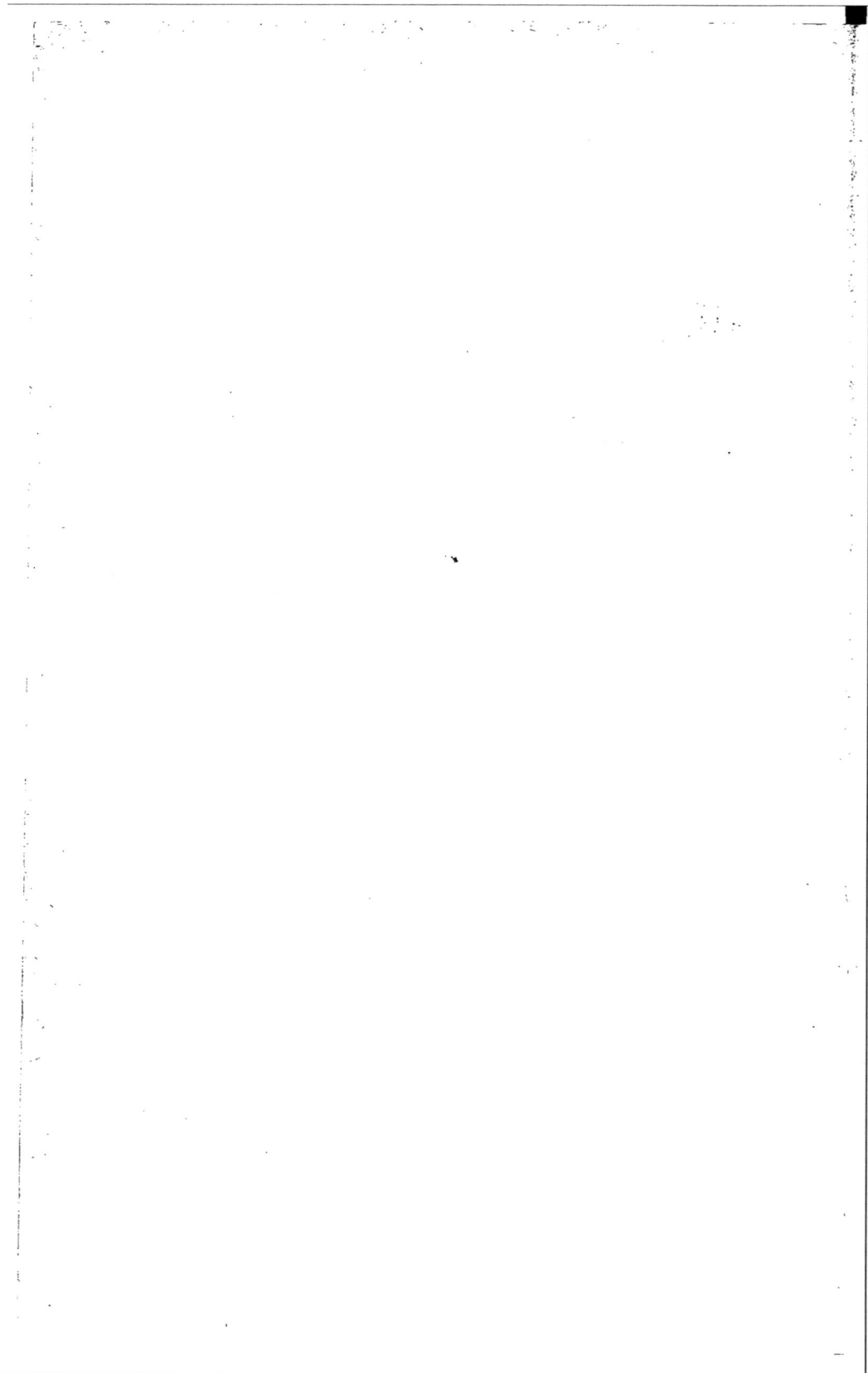

PRINCIPES
D'HYGIÈNE COLONIALE

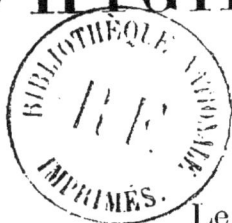

PAR

Le Dr GEORGES TREILLE

Ancien Professeur d'Hygiène navale et de Pathologie exotique
Aux Écoles de plein exercice de la Marine,
Inspecteur général en retraite du Service de santé des Colonies

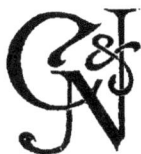

PARIS

GEORGES CARRÉ ET C. NAUD, ÉDITEURS

3, RUE RACINE, 3

1899

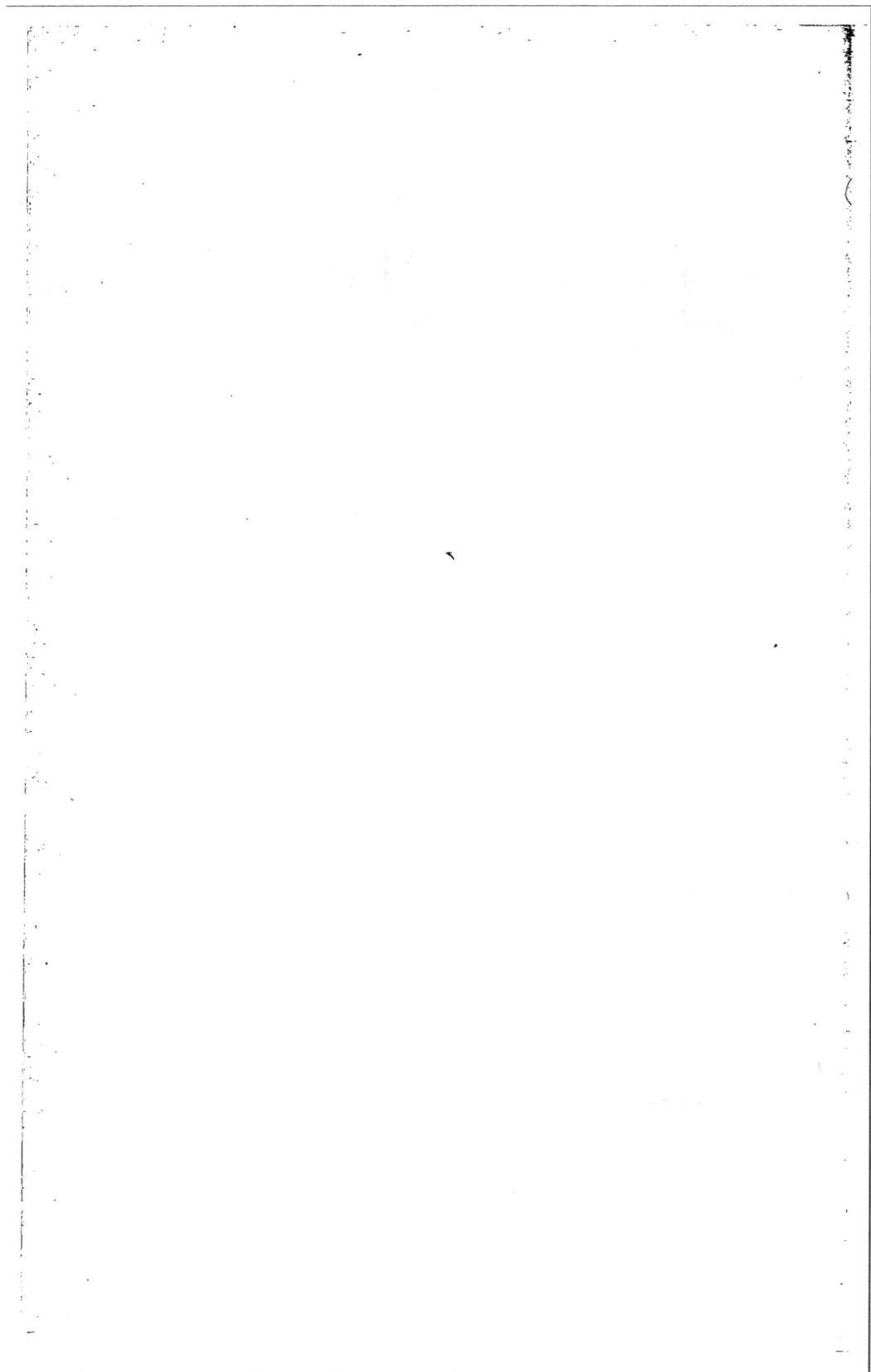

PRÉFACE

En écrivant les *Principes d'hygiène coloniale,* j'ai eu surtout en vue de tracer les règles générales qui me paraissent les plus propres à faciliter aux Européens leur établissement dans les pays chauds.

Ce livre s'adresse donc plus particulièrement à ceux qui veulent connaître les conditions physiques de cet établissement et, par là, se faire une opinion qui leur serve de guide dans l'appréciation des entreprises coloniales auxquelles ils désirent se livrer.

Mais il s'adresse encore à ceux qui, sans participer personnellement à ces entreprises, entendent exercer leurs droits de citoyens à l'égard de la chose publique, et, en s'inspirant de l'intérêt national, peser de leur influence sur la direction des affaires coloniales. Car l'expansion de l'Europe dans les pays tropicaux, à laquelle la France a pris une part si étendue, impose à chacun de nous des devoirs nouveaux à remplir.

Chacun, en effet, pour une part quelconque et si minime soit-elle, est intéressé aujourd'hui à suivre, à contrôler la politique coloniale, et doit, pour cette raison, puiser les principes directeurs de son jugement à toutes les sources utiles.

Encore que l'Hygiène ait, dans ces dernières

années, conquis une large influence dans la sociologie européenne en raison des services qu'elle a
rendus et qu'elle est appelée à rendre de plus en
plus à la masse des populations, il ne serait pas
tout à fait exact de mesurer à ce progrès la part
d'influence qui doit revenir à l'Hygiène tropicale
dans la sociologie coloniale.

Ici, le rôle de l'Hygiène, — Science générale,
Science de tous, — doit être mis en place éminente.
Car, sans elle, rien de durable ne peut être fondé
dans les colonies.

Sans l'hygiène pratiquée dans la vie privée comme
dans l'administration publique, étendue aux personnes comme aux choses dans tout ce qui concerne
l'individu aussi bien que le groupement collectif,
nulle sécurité sous les tropiques.

La santé de l'Européen dans ces régions est
exposée à tant d'aléas, que la sûreté des capitaux
engagés dans les entreprises dont il a la charge en
est elle-même incertaine. Qu'un chef de maison de
commerce, qu'un directeur d'exploitation agricole
entre les mains duquel reposent des intérêts
primordiaux vienne à tomber gravement malade ou
à disparaître brusquement, ce peut être la ruine ;
c'est, à coup sûr, un trouble sérieux dans la marche
des affaires. Il faut donc que l'Européen qui se fixe
dans les pays chauds s'instruise des risques qu'il est
exposé à y courir, et qu'en toute connaissance de
leurs causes il s'entoure des moyens les plus propres
à s'en garantir.

D'un autre côté, à une époque où la spéculation
personnelle semble constituer l'alpha et l'oméga de

la sagesse, alors que les uns ne voient dans la colonisation qu'objet de politique et les autres qu'occasion de profits pécuniaires immédiatement réalisables, il importe que des esprits plus prévoyants s'élèvent jusqu'aux problèmes compliqués de l'avenir. Nous devons envisager, certes, la situation coloniale comme un moyen possible et légitime d'accroître la fortune publique; mais nous devons aussi la considérer comme une forme nécessaire du développement moral de notre pays. Nous devons tendre, dès aujourd'hui, vers une propagande de civilisation au sein des peuples acquis à notre influence ou soumis à notre domination directe. Et toute notre action publique doit s'inspirer à la fois des utiles nécessités d'une prospérité économique et de la grandeur morale qui s'attache à une mission d'éducateurs de peuples enfants.

Pour assurer notre empire sous les tropiques et asseoir solidement notre souveraineté nationale dans ces régions du monde si inhospitalières à la race européenne, il faut autre chose que le désir et l'illusion de leur possession. Nous ne devons ni nous borner à l'occupation et à l'administration, ni, surtout, considérer la colonisation comme un prétexte à fonctions salariées par la métropole.

Le personnel que nos colonies tropicales attendent, — le personnel vivifiant par excellence, — c'est le négociant, l'industriel, l'agriculteur. Mais à quelque point de vue qu'on se place, l'établissement de l'Européen aux pays chauds, surtout dans les territoires de l'Afrique intertropicale, ne peut avoir de chances de succès que dans des conditions déterminées.

Ce livre a précisément pour but l'étude de ces conditions. Je me suis inspiré, pour le faire, d'abord d'une expérience personnelle déjà longue et que j'ai acquise en visitant les colonies d'Asie, d'Afrique et d'Amérique à diverses époques de ma carrière ; et aussi de l'enseignement de la pathologie et de l'hygiène tropicales que j'ai pratiqué comme professeur aux anciennes écoles de plein exercice de la marine.

Cette expérience, sept années de direction du service de santé au ministère des colonies n'ont fait que la confirmer, en me donnant en outre la force de conviction qui résulte des longues observations professionnelles.

Mais je dois dire encore que j'ai recouru pour l'appuyer à toutes les autorités consacrées en la matière. Et j'ai fait, dans ces *Principes d'hygiène coloniale,* une place particulièrement large et honorable aux travaux des médecins de la marine qui ont été les laborieux ouvriers de la première heure et dont les mémoires si remarquables, insérés aux *Archives de médecine navale* depuis 1864, ont jeté une vive lumière sur les difficultés de la tâche qu'aborde la génération actuelle.

Dr Georges TREILLE.

PRINCIPES
D'HYGIÈNE COLONIALE

PREMIÈRE PARTIE

DU CLIMAT DES TROPIQUES EN GÉNÉRAL

CONSIDÉRATIONS SUR LE CLIMAT INTERTROPICAL

Il ne peut échapper à l'esprit de personne qu'aucune règle d'hygiène concernant l'Européen dans les pays chauds ne saurait être fondée sur d'autres principes que ceux qui découlent de la physiologie.

La notion positive de la réaction imprimée à l'organisme par le climat, telle est la base nécessaire de l'hygiène coloniale.

Dans l'état actuel des connaissances acquises à la physiologie normale de l'homme, il est possible d'étudier cette réaction d'assez près pour se faire une idée exacte des modifications fonctionnelles qu'elle entraîne.

S'il est vrai que dans nos climats l'influence de la météorologie détermine sur nos organes des impressions sensibles, jusqu'à un certain point perturbatrices, mais cependant encore compatibles avec le maintien de l'équilibre de la santé, il n'en va pas de même sous les tropiques où nous ressentons les effets d'une climatologie nouvelle et où, par cela même, nous nous trouvons placés dans des conditions dangereuses pour la conservation de nos forces.

Dans le premier cas, en effet, l'assuétude acquise

par l'acclimatement de la race profite à l'individu ; et les circonstances météorologiques qui peuvent, à un moment donné, devenir nuisibles à l'Européen dans son pays d'origine — les mutations saisonnières par exemple et le refroidissement — ne jouent qu'un rôle secondaire occasionnel qui a besoin, pour se développer et agir, des fautes commises par l'individu contre l'hygiène.

Dans le second cas, au contraire, il n'y a pas d'acclimatement acquis ; toutes les impressions sont neuves, et la résistance de l'organisme qui procède de l'hérédité et protège l'Européen contre les impressions de l'atmosphère du pays natal, si elle n'est pas vaincue de prime abord sous les tropiques, cesse évidemment d'offrir le degré de vigueur qui est le propre signe de l'adaptation héréditaire.

Et cependant, aux pays chauds comme dans la zone tempérée, c'est moins du côté des météores que du côté des défectuosités de l'hygiène individuelle et sociale, moins dans les troubles fonctionnels apportés par le climat à la physiologie de l'homme que dans les aberrations du régime de vie qu'il faut chercher les causes d'altération de la santé de l'Européen.

La pathologie générale des tropiques nous apprend en effet que les causes d'insalubrité de ces régions se répartissent en deux classes fondamentales : la première extrêmement réduite, et qui est peut-être appelée à disparaître, comprend les maladies supposées d'origine météorologique, le coup de chaleur, l'anémie tropicale, certaines dermatites, un groupe de fièvres éphémères sans caractère tranché et dont la provenance purement climatique a été d'ailleurs déniée par différents auteurs, notamment par Mahé (1), Kelsch et Kiener (2).

_____

(1) MAHÉ. Programme de séméiologie et d'étiologie. *Arch. de méd. navale*, t. XXXI, 1879.

(2) KELSCH et KIENER. Traité des maladies des pays chauds. Paris, 1889, p. 339.

La seconde classe comprend toutes les maladies infectieuses, les hépatites, la dysenterie, le paludisme, le choléra, la fièvre jaune, les fièvres bilieuses, la fièvre typhoïde, toutes les pyrexies polymorphes des pays chauds qui se rapprochent de celle-ci, en dérivent peut-être et se comportent en tous les cas comme des maladies de cause microbienne en donnant à la nosographie de la zone intertropicale un caractère absolument spécial (1).

Or ces maladies sont, avant tout, le lot de l'Européen. Certaines fièvres infectieuses comme le typhus amaril et les bilieuses typhoïdes ne s'étendent — exception faite du paludisme — aux races indigènes qu'après avoir constitué un premier foyer parmi les blancs immigrés et leurs métis. Elles ne sont donc pas dans l'air des pays tropicaux à l'état de germes spécifiques en activité continue, puisque le terrain de l'homme leur fait défaut en dehors de la présence de l'Européen. Leur éclosion, l'exaltation de leur virulence et leur propagation dépendent donc entièrement de l'organisme de ce dernier.

En d'autres termes, d'où que viennent les microbes, ultérieurement générateurs de la fièvre jaune, des fièvres bilieuses graves, des fièvres à forme typhique des pays intertropicaux, c'est l'Européen qui les cultive dans son organisme, leur donne une virulence spécifique et crée ainsi pour son semblable un danger d'infection.

Sans aucun doute diverses circonstances, contemporaines les unes des autres, concourent à la première atteinte individuelle, et, par la suite, à la constitution ainsi qu'à l'expansion des foyers.

En ce qui concerne le milieu météorologique agissant comme cause de prédisposition aux atteintes infec-

---

(1) C'est la division que j'ai communiquée à la section de pathologie tropicale de la 63e section des médecins et naturalistes allemands, tenue à Heidelberg en 1889 et à laquelle j'avais été invité. (*Tageblatt der 62° versammlung Deutscher naturforscher und aertze in Heidelberg*. Septembre 1889, p. 656).

tieuses, il ne saurait subsister de doute à l'égard du rôle dévolu à la chaleur humide.

Ne jugeât-on ce point que par ce que nous savons des épidémies de fièvre jaune importées en Europe (1), que toute hésitation devrait cesser. Il faut pour la genèse de la fièvre jaune l'influence de la saison chaude, et même, comme l'a fait remarquer Dutroulau, il faut en outre que cette influence se prolonge, car c'est presque toujours vers la fin de l'hivernage que l'on voit naître les épidémies. Alors seulement les impressions météorologiques, en accumulant leurs effets, semblent en état de jouer leur rôle.

Cependant il ne faudrait pas conclure de ce fait qu'une épidémie ne soit pas susceptible de se déclarer en dehors de l'hivernage ; il suffit, en effet, qu'une fois constitué à l'état de virulence un germe soit apporté d'une région antérieurement atteinte dans une autre région, même pendant la saison sèche, pour voir se développer de nouveaux foyers.

Mais en matière de genèse initiale des épidémies, et en dehors de toute contamination secondaire par transport, la condition météorologique primordiale sous les tropiques, c'est la chaleur et l'humidité réunies.

Outre qu'il est vraisemblable que l'action météorologique donne naissance à l'agent infectieux lui-même en lui communiquant ou lui permettant d'acquérir des qualités virulentes, c'est surtout par l'action d'ensemble qu'elle exerce sur l'organisme humain, pour le déprimer et l'affaiblir, qu'elle met cet agent microbien en état d'accroître et de manifester ses propriétés pathogéniques.

C'est ce qu'avait dit déjà Dutroulau : « Mais la météorologie ne borne pas son action à la production de l'infectieux épidémique, elle agit puissamment aussi et

---

(1) Epidémies de Barcelone, juillet 1821 ; de Gibraltar, août 1828 ; de Lisbonne, juillet-août 1857 ; de Saint-Nazaire, juillet 1861.

peut-être essentiellement sur l'organisme humain, pour la détermination de l'aptitude morbide. Sans les modifications physiologiques qu'elle imprime aux sujets non acclimatés, la cause infectieuse n'aurait peut-être pas de prise » (1).

Et il en est ainsi, sous les tropiques, pour toutes les endémies. En réalité, c'est l'action de l'hivernage qui est ici en cause, car c'est principalement au cours de cette période, vers sa fin et dans l'arrière-saison qui la suit, que naissent, se développent, s'accroissent et arrivent à leur apogée les maladies infectieuses de tout ordre.

Il importe donc extrèmement de connaître la nature et l'ordre des impressions subies par l'organisme européen au contact des éléments climatiques intertropicaux. Cette notion est, comme je l'ai dit plus haut, la base même de l'hygiène tropicale.

Mais avant d'en commencer l'étude, il est indispensable de dire quelques mots de l'acclimatement.

Suivant l'acception aujourd'hui reçue, on entend par acclimatement l'état de l'organisme vivant dont les fonctions physiologiques ont cessé d'être en lutte permanente avec le climat et s'y sont adaptées. Par opposition on entend par acclimatation l'état de l'organisme, non encore parvenu à l'état d'adaptation au climat, c'est-à-dire toute la phase d'activité physiologique que représente la période de lutte.

Quand on parle d'acclimatement, il ne saurait donc s'agir ni de mithridatisme, ni de vaccination, ni d'immunité naturelle à l'égard des maladies régionales, plus spécialement ici à l'égard des maladies endémiques. Un Européen, en effet, peut être naturellement réfractaire au paludisme, à la fièvre jaune, à telle ou telle maladie infectieuse, et cependant il peut être en même temps totalement incapable de s'acclimater aux tropiques.

---

(1) DUTROULAU. *Loc. cit.*, p. 429.

Ainsi que le disait Le Roy de Méricourt, dès 1864, « il
ne faudrait pas, en raison de l'immunité relative des
créoles et des Européens dits acclimatés, confondre,
sous l'expression d'acclimatement deux idées parfaitement distinctes : l'assuétude au climat et l'immunité
acquise contre une maladie par une première atteinte
de cette maladie ou un privilège de race » (1).

Le non-acclimatement ou, si l'on préfère, une acclimatation laborieuse et indéfinie, aboutit fatalement à un
état organique mauvais, pathologique même, mais qui
n'est pas nécessairement l'atteinte d'une des fièvres
infectieuses qui forment le cadre des pyrexies endémiques des pays chauds.

Ce n'est ni à la fièvre paludéenne, malgré son extrême
fréquence et sa redoutable gravité aux pays chauds, ni
à la fièvre jaune, ni aux bilieuses, ni au choléra, ni à
aucune des affections aiguës locales ou générales de
nature infectieuse que le plus grand nombre des Européens paient leur tribut sous les tropiques ; c'est à
l'anémie tropicale, à cet ensemble organique caractérisé
par la pâleur des téguments, par des digestions difficiles,
des vertiges d'origine stomacale ou intestinale, des pal-
pitations, de l'essoufflement, de l'amnésie partielle, tout
un état qui ne saurait recevoir une dénomination précise ni emprunter à la lésion particulière d'un organe
une qualification nosographique. Les anémiques sont
le nombre ; les malades par maladies infectieuses ou par
lésions d'organe sont la fraction.

Si l'on veut se rendre un compte exact de l'action des
climats intertropicaux, ce n'est pas seulement en considérant la statistique des hôpitaux, mais encore la
statistique générale des rapatriés. Combien qui, n'ayant
jamais figuré sur un registre des entrées à l'hôpital,
présentent cependant le cachet colonial à la fin d'une
période de séjour !

_____

(1) LE ROY DE MÉRICOURT. *Arch. de méd. navale*, t. I, 1864, p. 443.

Dans son rapport de campagne au Soudan, en 1891, M. le Dr Collomb, médecin principal des colonies, écrivait ceci : « L'anémie pernicieuse est une affection essentielle propre au Soudan. Elle présente de grands rapports avec l'anémie du Gabon, et peut se développer comme cette dernière, sans être la conséquence d'aucune autre maladie, sans que le malade ait présenté des accès de fièvre paludéenne ou les symptômes de toute autre affection endémique... » Et M. le Dr Dupin, alors médecin de 2e classe de la marine à Bakel, aujourd'hui médecin à Nantes, ajoutait : « Une chose m'a particulièrement frappé à mon arrivée à Bakel, c'est le degré d'anémie rapide où en sont arrivés des soldats rendus à Bakel depuis quinze jours environ et venant directement de France : ils sont amaigris, ont le faciès pâle, les muqueuses décolorées. On constate chez eux la perte de l'appétit, parfois de la constipation, plus souvent de la diarrhée, et, comme conséquence, de la dépression de l'intelligence, un sentiment d'anéantissement plus ou moins complet (1). »

En quelque colonie tropicale que l'on observe, on constate chez les Européens arrivés depuis un certain temps, à des degrés, il est vrai, différents et heureusement pas toujours aussi tranchés que dans le tableau reproduit ci-dessus, les traits accusateurs de l'action climatique.

D'une manière générale, ils existent plus nettement dessinés chez les soldats, plus atténués chez les fonctionnaires civils, à peine sensibles chez les colons, à durée égale de séjour. Certaines circonstances particulières aux individus, peuvent d'ailleurs, en dehors des conditions communes à la catégorie à laquelle ils appartiennent, constituer des exceptions dans un sens ou dans l'autre. Ces différences tiennent d'une part à la résistance organique de l'homme, d'autre part à l'hygiène qu'il pratique personnellement.

---

(1) *Archives du Conseil de santé*, 1891.

En laissant donc de côté, pour le moment, les contingences morbides auxquelles l'Européen est exposé sous les tropiques, du fait des maladies endémiques ou épidémiques de nature infectieuse, il convient de rechercher quelles sont, dans le climat des pays chauds, les causes qui influent sur l'organisme de l'Européen, troublent l'harmonie de ses fonctions normales, diminuent sa résistance et résument en elles les conditions de l'acclimatation.

PRINCIPAUX ÉLÉMENTS DE LA MÉTÉOROLOGIE TROPICALE

Ce qui frappe dans la constitution météorologique des pays chauds, englobant à la fois la zone tropicale proprement dite au nord et au sud de l'équateur et la zone équatoriale, c'est la prépondérante activité des éléments suivants : luminosité, température, humidité, pression barométrique et électricité atmosphérique.

Luminosité. — Très vive (sauf sous l'équateur), éclatante surtout dans la saison sèche, et donnant une profondeur incomparable au ciel des tropiques, elle est naturellement atténuée par les pluies et, outre les pluies, par l'énorme quantité de vapeur d'eau qui s'évapore du sol et monte vers les espaces en buées invisibles. On sait, en effet, que même avant de former des écrans sensibles sous forme de brouillards et, à plus forte raison, de nuages, la vapeur d'eau atmosphérique atténue graduellement la transparence de l'air au fur et à mesure qu'elle se répand à travers l'espace. Mais lorsque la saison sèche est franchement établie, surtout dans les régions argileuses ou désertiques, telles le Soudan et les contrées similaires du continent africain, la diaphanéité de l'air est absolue dans l'horizon le plus reculé. L'intensité de lumière est parfois alors difficile à tolérer, entre 9 heures du matin et

4 heures de l'après-midi, sans le secours de verres fumés.

Cet état du ciel est propre à la région voisine des tropiques, et cette région, pour notre hémisphère, commence un peu au-dessus du Cancer, pour finir théoriquement vers le 15ᵉ degré de latitude; pour l'hémisphère austral au 30ᵉ degré de latitude sud pour finir au 18ᵉ degré au-dessus du Capricorne. Et encore cette limitation n'est-elle à peu près juste que pour la portion des tropiques comprise entre les 60ᵉˢ degrés de longitude E. et O. à partir du méridien de Paris, c'est-à-dire pour une partie de l'Afrique et de l'Amérique, Océan compris. Car, en réalité, les divisions qu'on a voulu introduire à ce sujet dans la météorologie au nord et au sud de l'équateur sont loin de répondre, par la fixité qu'elles présentent, à l'aire extrêmement irrégulière du régime des pluies, tant intertropicales qu'équatoriales (1).

C'est ce régime qui, seul, modifie la luminosité ardente des climats chauds et torrides. Il est d'autant plus accidenté qu'il dépend de la constance, de la direction, de la force des vents réguliers, alizés et moussons; et ces éléments de la météorologie offrent eux-mêmes de nombreuses variations.

Il existe néanmoins une zone assez régulièrement limitée où la luminosité de l'atmosphère est diminuée notablement. C'est la zone que les marins appellent le *pot au noir;* elle est caractérisée à la fois par des calmes et des pluies torrentielles; elle est essentiellement équatoriale, se déplace du 2ᵉ degré sud au 8ᵉ ou 10ᵉ degré nord et suit la marche apparente du soleil. Ici l'amoncellement énorme de vapeurs océaniques qu'entraîne l'échauffement continu de l'espace vers le zénith constitue un vaste écran de nuages (cloud ring des Anglais) qui intercepte les rayons solaires et dimi-

---

(1) Voir climats et régions des pluies dans Vidal-Lablache.

nue d'une manière sensible l'intensité lumineuse de l'atmosphère équatoriale.

Température. — Si l'on considère cet élément de la météorologie dans sa généralité, d'un tropique à l'autre en passant par l'équateur, on constate que la moyenne annuelle offre à peine 4 à 5 degrés d'écart, suivant qu'on l'étudie sous l'équateur ou au voisinage des tropiques. Cette constance n'est qu'une apparence, et rien ne montre mieux l'inanité de la moyenne annuelle des températures pour déterminer la valeur comparée des climats, car cette quasi-uniformité des moyennes ne tient pas compte des écarts nycthéméraux ou saisonniers de plus en plus marqués à mesure qu'on remonte de l'équateur aux tropiques.

La zone équatoriale proprement dite est caractérisée, en effet, au point de vue chaleur, par une réelle uniformité. Rarement la température subit-elle des écarts de plus de 3 degrés dans la même journée. Dès 1864, le docteur Griffon du Bellay, chirurgien de 1re classe de la marine, signalait cette fixité dans son travail sur le Gabon, inséré aux *Archives de médecine navale* (1). Depuis, toutes les observations ont confirmé ce fait (Lartigue (2), Bestion (3), Ortal (4), etc., etc.). Or, tandis qu'oscillant d'une saison à l'autre de 26 à 30 degrés, la moyenne de l'année s'arrête à 28 degrés sous l'équateur, cette moyenne est atteinte, sinon dépassée au Sénégal (28° Baskel; 29°,9 Médine; 28° Podor); seulement, au Sénégal, à l'inverse de ce qui existe au Gabon, sous l'équateur, la température moyenne résulte d'une série de températures à larges oscillations, où l'on observe des différences saisonnières d'une valeur moyenne de

(1) GRIFFON DU BELLAY. Rapport médical. *Arch. de méd. navale*. t. I, 1864.
(2) LARTIGUE. La lagune de Fernand Vaz et l'Ogo-Wé (*ibid.*, t. XIV, 1870).
(3) BESTION. Etude sur le Gabon (*ibid.*, t. XXXVI, 1881.)
(4) ORTAL. Rapport de campagne sur l'*Alceste*, 1886, et autres rapports médicaux aux Archives.

7 degrés, des écarts mensuels qui atteignent parfois, suivant les localités, 16, 17 et 18 degrés, et des variations nycthémérales qui se chiffrent par 16, 17, 18, 20, 25 degrés et au delà. A Podor, le 2 avril 1892, j'ai relevé moi-même un écart de 21 degrés; le thermomètre accusant à 2 heures de l'après-midi 39 degrés et à 7 heures 18 degrés, à bord de l'aviso le *Dagana*.

La notion des moyennes annuelles de la température ne saurait donc donner autre chose qu'une idée fausse de la climatologie de la zone géographique qui s'étend d'un tropique à l'autre. Il n'y a pas de moyenne générale qui puisse caractériser utilement le climat d'une pareille étendue. A la vérité, un semblable mode d'appréciation climatique n'est qu'un jeu de patience sans caractère pratique, et le système de l'isothermie qui repose sur sa conception ne peut pas être considéré comme susceptible de donner une idée exacte du climat ou plutôt des climats équatoriaux et intertropicaux.

« La décroissance de la température, de l'équateur au pôle, est loin d'être régulière, et elle est soumise à bien des influences perturbatrices. Le tracé des lignes isothermes (lignes qui réunissent les points du globe jouissant d'une même température) peut arriver à mettre en évidence l'irrégularité de cette distribution de chaleur, et l'on voit ces lignes, au lieu de se confondre avec les parallèles de latitude, les couper sous des angles quelquefois très grands. Cependant, si instructif que puisse être un tel tracé, il risque d'induire en erreur : une carte des isothermes ne donne que les températures réduites, et suppose l'altitude des terres ramenée au niveau de la mer.

« Or, les montagnes et surtout les plateaux occupent

---

(1) A consulter : *a*. BORIUS. Recherches sur le climat du Sénégal. Paris, Gauthier-Villars, 1875; *b*. RICARD. Hygiène des entreprises à la partie intertropicale de la côte occidentale d'Afrique. Paris, 1855; *c*. HÉRAUD. *Revue maritime et coloniale*, 1861, t. I, p. 511.

sur le globe une étendue considérable, ce qui fait que les cartes de lignes isothermes sont nécessairement fictives si elles les négligent, illisibles si elles en tiennent compte. Nous avons donc cru devoir renoncer à dresser notre carte des climats en prenant pour base le tracé des isothermes : il y a un élément très important des climats, c'est leur variabilité, ou l'écart entre les températures réelles extrêmes que l'on observe année moyenne (1). »

Et M. le docteur Just Navarre, dans son excellent *Manuel d'Hygiène coloniale*, parlant de la classification des climats basés sur l'isothermie, s'exprime ainsi : « Si, pour les pays voisins de l'équateur thermique, où les écarts de température entre les saisons sont de 3 à 4 degrés à peine, les moyennes peuvent nous fournir un terme de comparaison, pour certains pays voisins des tropiques, le Sénégal, l'Australie, quelques îles polynésiennes, les moyennes ne nous donnent que des idées inexactes sur la température et la climatologie (2). »

C'est aussi la même réserve qu'avait formulée Dutroulau (3) et que le professeur Layet, de Bordeaux, alors agrégé de l'École de médecine de Rochefort, avait exposé avec une parfaite clarté. Avec l'autorité qui s'attache à tout ce qu'il a écrit en hygiène et pathologie exotiques, le professeur Layet disait, en 1877 (4) : « Tout en restant la base de la classification des climats, la thermologie doit emprunter à toutes les modifications qui peuvent affecter nos sens un caractère moins *idéal* et plus en rapport avec l'influence du milieu sur l'individu. Par la connaissance des moyennes annuelles de

---

(1) Note de M. Camena d'Almeida in Atlas de Vidal-Lablache.

(2) J. NAVARRE. Manuel d'hygiène coloniale. Paris, 1895, p. 2.

(3) DUTROULAU. Traité des maladies des Européens dans les pays chauds. *Météorologie*. Paris, 1868, p. 102 et suivantes.

(4) A. LAYET. Études d'hygiène intertropicale in *Arch. de méd. navale*, 1877, t. XXVII.

la température, la climatologie acquiert sans nul doute une certaine précision ; mais l'*isothermie* demeurerait insuffisante si l'on ne prenait en considération les variations habituelles de température et les écarts entre les extrêmes. » Et il n'est pas un seul observateur qui n'ait reconnu, en effet, l'insuffisance, ou plutôt l'inexactitude que présente le système des moyennes isothermes pour l'appréciation et la différenciation des climats, autant, sinon plus encore, dans la zone intertropicale que dans les régions placées en dehors.

Ce qu'il convient de dire, c'est qu'il n'y a ni un climat intertropical, ni un climat équatorial. Il y a entre les tropiques et sous l'équateur une succession de climats partiels, à la constitution desquels concourent des éléments absolument variés. Parmi ces éléments figurent l'altitude, la nature du sol, le voisinage des mers, l'étendue des contrées ou des îles, le régime des vents et la distribution des pluies ; comme naturellement reliée à toutes ces causes, la tension de la vapeur d'eau atmosphérique.

La température seule ne peut donc servir à caractériser les climats situés entre les tropiques.

Je reviendrai du reste sur ce sujet en parlant de l'influence des courants marins sur la distribution de la chaleur sur les continents et les îles.

Humidité atmosphérique. — Si l'on excepte le Sénégal auquel le voisinage immédiat du Sahara communique une sécheresse considérable pendant plusieurs mois de l'année, la partie occidentale de l'Australie où se trouve le grand désert de Victoria et quelques déserts de moindre étendue qui existent dans le sud de l'Afrique et de l'Amérique méridionale, l'atmosphère intertropicale est généralement caractérisée par l'abondance de la vapeur d'eau. Même au Sénégal, malgré la modification que lui imprime l'immense étendue des sables du désert, l'air contient, pendant la saison sèche (correspondant à l'hiver de nos pays) autant et souvent plus de vapeur d'eau que dans l'été de nos climats (1). En dehors des périodes de sécheresse, et dans toute la zone, par toutes les longitudes, l'état hygrométrique de l'air se signale par une élévation extrême. C'est là, on ne saurait trop le remarquer, le véritable caractère des climats intertropicaux.

Or, l'humidité de l'air y est essentiellement liée au régime des pluies, et celui-ci est en étroite corrélation avec la marche apparente du soleil.

On sait, en effet, que le soleil, dont la déclinaison maximum est de 23° 27′ 24″, passe chaque année une fois au zénith des lieux situés sur les deux parallèles dont la latitude N. et S., est de même valeur que la déclinaison solaire. On sait, en outre, que tandis que toutes les latitudes situées en dehors de ces parallèles n'ont jamais le soleil au zénith et n'en reçoivent les rayons qu'avec une obliquité qui croît jusqu'au pôle, tous les lieux, au contraire, situés entre ces parallèles, voient deux fois le soleil passer à leur zénith. Ces deux parallèles sont les tropiques. Il résulte de cette marche apparente du soleil et du passage successif de cet astre au zénith des différents lieux situés entre les tropiques un échauffement également successif et de même valeur pour tous les lieux de l'atmosphère intertropicale. En d'autres termes, au moment précis où, près du tropique, par exemple, le soleil passe au zénith d'un lieu, la verticalité des rayons fournit au sol et à l'atmosphère de ce lieu la même somme de chaleur que sous l'équateur. Mais ici, chose digne de remarque, la question de température et de passage zénithal est inséparable de l'hygrométrie, car c'est précisément avec le passage au zénith que coïncide la plus grande somme d'humidité.

L'hivernage, en effet, cette saison des pluies si spé-

_____

(1) Borius. *Loc. cit.*, p. 205.

ciale aux tropiques, est directement causé par le mouvement apparent du soleil.

Sous l'équateur ce mouvement est moins sensible qu'aux tropiques, puisque le soleil, passant de l'hémisphère austral dans le boréal et inversement, ne s'éloigne jamais pour longtemps de la ligne ; aussi l'énorme vaporisation des océans, entretenue par l'échauffement continu de l'air, accumule, dans l'atmosphère et sur une étendue d'environ 10 degrés (2° S, 8° N), une masse considérable de vapeur contenue par les alizés, et accrue par eux de toute la somme de vapeur qu'ils apportent et refoulent sur l'équateur. C'est la zone équatoriale propre, la région du cloud ring, du pot au noir. Le déplacement du soleil, soit vers le nord, soit vers le sud, est tout à fait insuffisant pour permettre à l'atmosphère de se décharger de ses vapeurs, et au sol, de s'évaporer. Toute la zone est maintenue dans une humidité constante ; les pluies sont continues. Sauf quelques rares rémissions et l'absence d'orages pendant quelques jours, qui peut donner l'illusion d'une saison sèche en raccourci, l'hivernage est pour ainsi dire la règle du climat équatorial.

Au contraire, à partir du 8e degré environ, dans notre hémisphère, plus on remonte vers le tropique et plus les doubles passages au zénith sont distancés les uns des autres, de manière à ce qu'il n'y ait plus qu'un seul passage par année sous le tropique lui-même. Il résulte de ce fait que les masses de vapeur formées à l'équateur et entraînées par le soleil dans sa marche apparente, une fois qu'elles ont donné naissance à l'hivernage dans les lieux successivement atteints, mettent un temps d'autant plus long à disparaître que la distance de retour du soleil à l'équateur est considérable.

Par suite, il existe une zone inférieure dans les latitudes intertropicales où les deux passage au zénith, ainsi rapprochés, déterminent deux séries d'hivernage, un grand et un petit, alternant avec deux séries inégales de saison sèche. Plus haut en allant vers le 15ᵉ degré et jusqu'au tropique les quatre saisons se fusionnent deux à deux. Il n'existe plus alors qu'un seul hivernage et qu'une seule saison sèche.

C'est précisément cette condition qui favorise les écarts saisonniers, mensuels et nycthéméraux qui distinguent les climats voisins du tropique de ceux qui confinent à l'équateur. En effet, tandis que sous l'équateur la masse de vapeur tenue en suspension dans l'atmosphère et sans cesse renouvelée par l'évaporation océanique entretient des pluies continues qui ne permettent pas au sol de s'évaporer, et, par suite, de rayonner la chaleur en excès, sous le tropique, au contraire, ainsi que dans les régions qui y confinent jusqu'au 8ᵉ degré environ (limite d'ailleurs assez variable), l'établissement d'une saison sèche permet l'évaporation, le rayonnement nocturne, d'où, soir et matin des minima souvent extrêmes de température par rapport aux maxima du jour.

Pression barométrique. — On sait qu'à l'équateur les oscillations de la colonne mercurielle sont pour ainsi dire négligeables, la hauteur barométrique se tenant en moyenne à 760 millimètres. Elle monte en effet de 2 à 3 millimètres durant les saisons sèches (à 762 et 763) ; elle descend à 758 pendant les saisons pluvieuses. Ces observations s'appliquent aux régions des côtes, car, dans l'intérieur des terres, sans tenir compte des altitudes, la moyenne est inférieure et se fixe généralement vers 758.

Les brusques dépressions que l'on note plus au nord et plus au sud, vers les tropiques, et qui accompagnent les orages violents et les tornades, dépressions qui peuvent aller jusqu'à 20 millimètres (Borius) ne se rencontrent pas sous l'équateur.

La notion de la pression barométrique semblerait donc à priori n'être d'aucune importance dans l'appréciation du climat tropical et surtout du climat équatorial, si, ainsi que je l'ai fait remarquer dans mon travail sur l'acclimatation des Européens dans les pays chauds, on ne devait pas tenir compte de la tension de la vapeur d'eau atmosphérique.

Mais comme cette tension, sous l'équateur, et sous les tropiques durant l'hivernage, oscille en moyenne vers 18 millimètres, pouvant monter jusqu'à 22, on voit que la pression d'air sec et par suite de l'oxygène de l'air, est en déficit notable. J'ai dit que j'admettais cette insuffisance de pression comme une cause d'oxydations organiques incomplètes et comme une cause d'anémie, qui, dans ce cas, en est une conséquence immédiate. Je dois ajouter encore que si le déficit d'oxygène dans l'osmose pulmonaire ne trouvait pas une justification mathématique dans la diminution de pression de l'air sec, c'est qu'on ne tiendrait pas compte de la diminution — corrélative à la température — de la capacité de fixation de l'oxygène sur les globules du sang. Unies indissolublement, ces deux causes, baisse de pression de l'air sec et échauffement considérable et permanent de l'oxygène de l'atmosphère, apportent un obstacle réel à l'absorption et à la fixation de ce gaz. Évidemment il ne faut pas exagérer cette influence, mais il est hors de doute qu'elle doit être prise en considération sérieuse, comme un élément de trouble dans l'harmonie physiologique des fonctions générales.

La gène de la respiration, insensible peut-être à l'ordinaire sous les tropiques, mais qui amène une accélération instinctive des mouvements respiratoires, gène plus accentuée et alors perçue dans les orages, dans les journées humides à l'excès et torrides, si on l'oppose à la sensation de bien-être qu'on ressent en s'élevant aux altitudes, où l'air plus frais devient plus physiologiquement assimilable, indique bien le caractère d'insuffisance de l'air équatorial.

Une autre conséquence, mais sur laquelle j'aurai

Hygiène coloniale. 2

occasion de revenir, c'est la diminution de l'exhalation aqueuse par la surface de ventilation pulmonaire. Je l'ai dit ailleurs, et je le répète parce que cela me paraît très important, l'Européen se trouve aux pays chauds dans un milieu entièrement défavorable pour lui sous le rapport de l'humidité. Réglé en Europe pour une tension de vapeur d'eau atmosphérique dont la moyenne oscille suivant les régions entre 8 et 9 millimètres, il a à lutter aux pays chauds contre une tension de 18 millimètres, soit contre un écart en plus évalué au double. De là une diminution très accentuée dans l'exhalation de la vapeur d'eau pulmonaire, qui tend à maintenir dans le sang de la circulation générale. une proportion d'eau plus élevée. D'autant plus élevée, — faut-il le faire remarquer ? — que l'Européen consomme davantage *d'eau* sous les tropiques. Le correctif évident de ce trouble fonctionnel, c'est l'augmentation de la sueur. Mais dans quelle mesure ? Et cette suppléance s'exerce-t-elle sans autres conséquences organiques ? C'est ce que nous verrons ailleurs.

Électricité atmosphérique. — Nous ne savons rien de positif concernant son rôle climatique ; nous savons seulement qu'elle atteint un degré considérable de puissance dans les régions tropicales et sous l'équateur. Nous connaissons les minima et les maxima de sa tension à certaines heures du jour ; on a noté la progression de cette tension comme étant en rapport avec l'élévation de la chaleur humide, on a observé l'abondance des éclairs sous les basses latitudes ; mais rien encore de précis n'a pu être dégagé de ces observations générales.

Toutefois, l'action de l'électricité tropicale, si nous n'avons pu en déterminer le mode ni en calculer la portée exacte, nous apparaît sous la forme de sensations au sujet desquelles il y a unanimité d'opinion.

Elle influence puissamment le système nerveux; non

seulement les Européens, mais les indigènes eux-
mêmes la ressentent. Nul de ceux qui ont été aux pays
chauds ne peut oublier la lourdeur énervante des heures
qui précèdent les orages et qui demeure invariable
comme une angoisse physique et morale durant les
longues journées de l'hivernage. Les malades sont
plus que les autres encore éprouvés par la tension
électrique. Il est un fait d'expérience commune, c'est
que le cours des maladies s'en trouve précipité et
aggravé. Il n'est pas rare de voir survenir au cours
d'orages ou de tornades des terminaisons fatales que
le calme de l'atmosphère et un abaissement de tension
dans l'électricité auraient permis de conjurer.

C'est donc particulièrement pendant l'hivernage que
l'état électrique est le plus abondant et le plus redoutable. Sans parler de la fulguration, évidemment fréquente, mais qui n'offre rien de spécial, l'électricité
tropicale est un élément de perturbation et de danger qui est pour ainsi dire de tous les instants dans
la saison des pluies. La saison sèche seule amène une
détente. Mais ce n'est guère qu'entre le 15e degré
et le tropique que se rencontre cette circonstance atté-
nuante. Dans toute la région équatoriale le tonnerre
est nombreux, menaçant, et la tension électrique absorbe
les deux tiers de l'année.

QUALITÉS ORGANIQUES DE L'ATMOSPHÈRE INTERTROPICALE

L'air des tropiques, comme l'air de nos pays, est
susceptible de contenir des poussières de diverses origines. Suivant le caractère des régions où l'on prélève
des échantillons pour les soumettre à l'analyse, ces
poussières sont plus ou moins abondantes et variables
de nature. Cependant, d'une manière générale, on peut
dire que la composition de l'air atmosphérique est loin,
dans les régions intertropicales, d'offrir le caractère

complexe de l'air de nos contrées d'Europe. Ici, l'existence de nombreuses villes, d'un réseau extrêmement
serré de voies ferrées et routières, les innombrables
industries minières et manufacturières, une population
dense et adonnée à toutes sortes de professions
ouvrières, sont autant de causes évidentes de pollution
de l'air atmosphérique par les poussières minérales et
organiques.

On s'est demandé si, parmi les poussières minérales,
il n'y en avait pas qui provinssent d'une origine cosmique : telles les particules de fer noir signalées
par Gaston Tissandier (1), certaines granulations trouvées jusque dans la neige (Flœgel) (2) associées avec
des diatomées, des conferves, des spores diverses, etc.
Mais l'absence de parcelles de nickel a fait renoncer à
cette hypothèse, car l'origine cosmique impliquerait
plus vraisemblablement la présence du nickel que du
fer dans l'air atmosphérique. On peut toutefois se
demander, en ce qui concerne les pays intertropicaux,
si l'existence, dans l'air de certaines contrées, de poussières de nickel, serait aujourd'hui un argument de
quelque valeur pour établir cette origine cosmique,
attendu que l'exploitation de ce minerai commence à se
faire en certains points du globe, en particulier dans la
Nouvelle-Calédonie, véritable terre à nickel.

La vérité est donc qu'aux pays tropicaux comme ailleurs les poussières minérales contenues dans l'air proviennent de la superficie argileuse ou sablonneuse du
sol, des mines exploitées à ciel ouvert, des minerais
qui affleurent au flanc des montagnes, de tous les lieux
enfin où la succession des météores et en particulier
l'action du vent désagrège, soulève et emporte au loin,

---

(1) GASTON TISSANDIER. Les poussières atmosphériques (Ann. de chim. et
de phys., 5e série, III, 1875).

(2) FLŒGEL. In Zeitschrift œsterreichischen Gesellschaft für Meteorologie
(sommaire par Cleveland Abbe in Smithsonian report Washington D.C.
1881).

même à des distances imprévues, de minuscules parcelles minérales.

Indépendamment, d'ailleurs, de l'observation commune des explorateurs ou colons, qui savent que sous l'influence des vents et selon leur direction l'air atmosphérique est susceptible de renfermer une notable et parfois gênante proportion de poussières minérales, qui proviennent alors soit des déserts (vents d'est au Sénégal) soit des plaines dénudées à la fin de la saison sèche, l'existence de ces poussières, n'en est pas moins établie, alors même qu'elles ne sont plus physiquement sensibles, et qu'il s'agit de contrées maritimes relativement protégées contre les vents de l'intérieur des continents.

C'est ainsi que Corre a signalé leur présence dans l'air de Boké, dans la vallée du Rio-Nunez (1), que Maurel les a trouvées en abondance à la Guadeloupe dans des localités continuellement balayées par la brise de mer (2).

Mais ce ne sont pas les poussières de cet ordre qui intéressent l'hygiéniste aux pays chauds. Qu'elles puissent être parfois un inconvénient, ce n'est pas douteux, surtout à l'intérieur de l'Afrique, en plaine, et plus particulièrement au voisinage des zones influencées par le Sahara, quand souffle le vent brûlant du désert ; mais, à beaucoup près, cet inconvénient, au-dessous du tropique, n'égale pas celui qu'offre le vent du sud, le Simoun, pour les régions situées au-dessus.

Il n'en est pas de même pour les poussières organiques. Celles-ci, de nature végétale ou animale, constituent pour l'hygiène tropicale une question de sérieuse importance.

En ce qui concerne les poussières végétales, il est

_____

(1) CORRE. Analyse microscopique des eaux stagnantes et de l'air de quelques localités insalubres de la côte occidentale d'Afrique, in *Arch. de méd. navale*. t. XXVII, 1877.

(2) MAUREL. *Ibid.* Contribution à l'étude du paludisme, t. XLVII, 1887.

certain que la richesse de la flore des tropiques leur communique une vitalité essentiellement redoutable, en ce sens surtout que tout ce qui provient de la décomposition des végétaux, humus des forêts, végétation algoïde des étangs, lacs, fleuves et ruisseaux, est susceptible, au temps de la saison sèche, de se laisser soulever par les vents régnants, et d'inonder l'atmosphère d'une masse plus ou moins considérable de micro-organismes.

Le transport des germes organiques n'existe pas seulement, on le sait, au voisinage immédiat des lieux de leur production ; l'air qui a passé sur les marais de la Sénégambie ne contient pas seulement les organismes aspirés à leur surface, mais encore d'autres apportés par la brise du fond des régions de l'intérieur. Et Corre (1) signale cette particularité dans ses observations sur la composition de l'air dans le Rio-Nunez et à l'embouchure du Sénégal.

On sait d'ailleurs qu'Ehrenberg, cité par Arnould (2), avait reconnu dès ses premières recherches à Berlin, en 1828, que l'air de cette ville renfermait des organismes provenant de l'atmosphère africaine et identiques à ceux de l'air du Portugal.

Il faut donc considérer comme un fait scientifiquement établi que l'air des tropiques transporte, dans un état de dilution plus ou moins étendu suivant les régions de la zone, une certaine quantité de micro-organismes empruntés aux surfaces diversement caractérisées, forestières, marécageuses, lacustres, herbacées, qui s'étendent à travers les continents et les îles, et que la constatation de leur existence peut être faite à des distances considérables de leur point de départ.

En ce qui touche la détermination de ces poussières organiques, rien n'est encore moins élucidé pour les

---

(1) CORRE. *Loc. cit.*, p. 458.
(2) ARNOULD. Nouveaux éléments d'hygiène, 2º édition, 1889, p. 320.

pays chauds. Cependant Corre et Maurel, dont je viens de citer les travaux, préoccupés de rechercher et de saisir la cause du paludisme tropical, et induits par là même à étudier la composition microbiologique de l'air, ont apporté à cette branche de l'hygiène de très intéressants documents.

Voici la note publiée par le premier de ces distingués observateurs dans le XXVIIe volume des *Archives de Médecine navale*, et relative à l'analyse de l'air dans la région du Rio-Nunez, à Boké : « On y trouve un grand nombre de débris et d'organismes observés dans l'eau des marécages ou d'origine terrestre, quelques-uns paraissant provenir de milieux assez éloignés (transport par les vents : parcelles minérales extrèmement ténues ; débris végétaux et animaux en voie de décomposition, granulations moléculaires (plusieurs semblent mobiles à la manière des vibrioniens), fibres et cellules de nature variée, kystes d'infusoires, infusoires et amiboïdes, quelques petites diatomées (navicules), palmellées diverses, fines granulations et corpuscules arrondis, clairs, incolores, avec ou sans vésicule centrale ; corps plus volumineux, arrondis, ovoïdes ou déformés, constitués par une masse d'endochrome jaunâtre ou verdâtre, entourée ou non d'une zone périphérique claire ou incolore ; lamelles ou pellicules ressemblant au *Palmella flava* ; fragments d'algues filamenteuses ; sporules et spores isolées ou en chapelet, pollen, grains amylacés. »

Air de Saint-Louis (Sénégal), pendant l'hivernage, « vibrioniens et grande abondance de petits corpuscules de Palmellées, surtout pendant les périodes de vents d'est, qui passent sur une vaste étendue de flaques et de marécages ».

A ces observations de Corre il convient de joindre celles que fit Maurel à la Guadeloupe et qu'il publia dans le même recueil (t. XLVIII), en 1887. Cet auteur, alors médecin principal de la marine et chef du service de santé de la colonie, aujourd'hui professeur agrégé à la Faculté de médecine de Toulouse, constata, dans une série d'expériences entreprises sur la composition de l'air atmosphérique tropical, l'existence des micro-organismes suivants : un bactérium termo et punctum, des algues monocellulaires, ovales et circulaires, iso-lées, des diatomées, des monades, des micrococcus incolores, des micrococcus à teinte violette, des spores d'algues, des amibes, des infusoires mobiles et flagellés, des filaments de leptothrix, des desmidiées, etc., etc.

On voit donc combien est riche et variée la compo-sition animée de l'atmosphère tant aux rivages occiden-taux de l'Afrique que dans les îles du groupe des Antilles. Il est superflu d'ajouter que l'on peut ici conclure du particulier au général et qu'il en est ainsi dans toute l'étendue de la zone intertropicale.

Partout en effet, dans cette zone, règne une végétation luxuriante entretenue par la continuité d'une haute température, des alternances réglées d'extrême humidité et de sécheresse relative ; partout se rencontrent de vastes fleuves, des lacs d'une étendue parfois colossale, d'innombrables cours d'eau d'ordre moyen ou inférieur, des marais en pleine et puissante activité ; toutes causes d'incessante production cryptogamique qui influencent nécessairement, dans un sens biologique plutôt hostile à l'Européen, la climatologie tropicale.

Il semble, pourtant, que la constitution même des saisons sous les tropiques comporte à cet égard un correctif. Si les alternatives de pluies abondantes et de périodes de sécheresse aident à la multiplication des germes, il convient de considérer que c'est aux épo-ques de sécheresse que l'air est surtout capable d'en opérer le transport, en les aspirant à la surface du sol. On sait, en effet, que c'est seulement vers la fin de l'hivernage, au moment où l'évaporation devient ac-tive, que l'air se charge de microorganismes et devient insalubre. Nul mieux et plus scientifiquement que Mi-

quel (1) n'a montré l'influence du régime des vents, de
la température et de l'humidité sur la composition microbienne de l'atmosphère. Il a, entre autres observations remarquables, constaté que la chute des pluies et
l'humidité de l'air abaissent considérablement le chiffre
des germes atmosphériques et que les hauteurs jouent
le même rôle, en fonction directe de leur élévation.
C'est ainsi que dans les pays chauds la courbe des maladies endémiques monte avec la chaleur et l'évaporation du sol qui accompagnent et suivent les pluies de
l'hivernage. Au Sénégal, c'est dans le cours du 3e et
du 4e trimestre de l'année, alors que le régime des
pluies est établi, et plus particulièrement encore lorsqu'il va cesser, que s'accroît le chiffre de la morbidité
générale. Pareille observation se relève dans toutes les
régions soumises aux pluies régulières et abondantes
qui caractérisent la climatologie intertropicale. A la
Guyane et aux Antilles, où les saisons sont beaucoup
moins tranchées, où celle que l'on nomme saison sèche
est entrecoupée de pluies fréquentes, le maximum des
maladies de cet ordre tend à se manifester, il est vrai,
à la fin de l'hivernage ; mais, en réalité, la distinction est
moins accusée qu'au Sénégal et la répartition des maladies paraît se faire plus uniformément sur l'année entière. En Indo-Chine, Annam, Siam, Cambodge, Tonkin,
même observation, avec cette différence, toutefois, que
le choléra se développe toujours dès les premières
pluies, sans attendre pour son expansion que la saison
humide soit pleinement établie. Il semble, en effet, et
cela paraît se concilier avec tout ce qu'on sait du
Komma-bacille, qu'il suffise des premières ondées qui
tombent sur la terre desséchée par les chaleurs de la
saison sèche, notamment en avril et en mai, pour favoriser son développement et le faire éclore. A partir de
ce moment, au fur et à mesure de l'imbibition des terres

---

(1) MIQUEL. Les organismes vivants de l'atmosphère. Paris, 1883.

par les pluies, l'épidémie s'étend en suivant les cours d'eau. C'est ce que nous avons toujours observé en Cochinchine (1).

Il se peut donc qu'aux pays chauds les pluies torren-tielles de l'hivernage aient pour résultat, ainsi que Miquel l'a établi pour l'Europe, de purger l'atmosphère de ses micro-organismes. Mais cette stérilisation rela-tive de l'air des tropiques n'est que momentanée. L'at-mosphère se recharge rapidement par l'évaporation active du sol ; et les brises régnantes, alizés ou mous-sons, en passant sur d'immenses étendues de terres mouillées et en pleine activité de végétation naissante, emportent dans les espaces d'innombrables quantités de germes (2). Aussi la contenance de l'air en micro-organismes est-elle en rapport non seulement avec l'évaporation, mais encore avec la direction des vents.

On sait, en effet, que l'air de la mer est toujours sa-lubre sur les côtes, tandis que la brise de terre est en corrélation étroite avec le développement des mala-dies endémiques.

Borius, dans ses recherches sur le climat de la Séné-gambie, a parfaitement mis en relief ces différences. « Les vents, dit-il, ont une influence considérable sur l'état sanitaire ; cette influence varie selon l'exposition des localités. Sur le littoral, les vents d'ouest sont les plus sains ; c'est le contraire dans l'intérieur » (3).

En d'autres termes, sur la côte occidentale d'Afrique, au nord de l'Equateur, les vents de la partie est (N.-E.-E.-S.-E.) viennent du continent et passent sur des marécages, sur des vallées riches en alluvion, et se chargent puissamment d'organismes empruntés à la su-perficie du sol. Au contraire, les vents de nord à sud

---

(1) *a.* Rapports annuels. Série marine et colonies ; *b.* DUTROULAU. Climats partiels in *Traité des maladies des Européens dans les pays chauds.* Paris, 1868 ; *c.* BORIUS. Climat du Sénégal. Paris, 1875.

(2) Voir plus haut les analyses de Corre.

(3) BORIUS. *Loc. cit.*, p. 316.

par l'ouest viennent directement de l'Atlantique et arrivent purs de tout germe.

C'est qu'en effet l'air marin, l'atmosphère des océans renferme infiniment peu de micro-organismes.

Miquel en a fait l'étude bactériologique à l'aide de récoltes d'air reçues sur des bourres de coton de verre stérile par les soins du commandant Moreau et du Dr Planty Mauzion. Cet air provenait de l'Atlantique et de la Méditerranée et avait été puisé au large(1). Peu après, le Dr Fischer, de la marine allemande, fit les mêmes recherches durant un voyage aux Antilles (2). De ces études il résulte cette conclusion qu'en plein Océan il faut dix mètres cubes d'air pour isoler à peine quatre ou cinq germes, mais que le nombre en augmente au fur et à mesure qu'on se rapproche des continents. A ce moment, si l'on est sous l'influence des brises de terre, on peut trouver dans l'air marin jusqu'à 40 ou 45 germes par mètre cube. On sait en outre que l'air contenu dans les étages d'un navire, riche de micro-organismes tant qu'il est dans un port, se purifie rapidement à mesure qu'il s'éloigne des côtes. En résumé, comme le dit Miquel, la mer absorbe tous les germes, « c'est le tombeau des moisissures et des Schizophytes aériens ».

Il est donc normal, conformément aux observations traditionnelles, que la brise de mer soit salubre et que partout où elle aborde elle amène avec elle la salubrité. Remarquons toutefois, et ceci est très important, que le bénéfice de cette salubrité ne dépasse pas beaucoup le littoral. Car, dès que la brise de mer a franchi les côtes et qu'elle a parcouru un certain nombre de kilomètres dans l'intérieur, elle se charge à nouveau de germes et, par suite, devient une cause d'insalubrité pour les localités où elle règne.

---

(1) MIQUEL. Des organismes microscopiques de l'air de la mer (*Semaine médicale de Paris*, mars 1884, p. 90).

(2) FISCHER. *Bacteriologische Untersuchungen auf einer Reise nach Westindien.*

C'est surtout vrai pour les tropiques, en premier lieu pour les régions paludéennes. Les vents du S.-E. au S. de l'équateur, et du N.-E. au N. de cette ligne, sont les vents de mer pour le Brésil et les Guyanes. Ils arrivent avec leur degré normal de salubrité à la côte, venant de l'Océan, c'est-à-dire avec le minimum possible de germes. Si l'on excepte, sur le littoral de ces régions, les manifestations endémo-épidémiques de la fièvre jaune spéciales aux cités maritimes, et celles de la fièvre typhoïde, affections qui sont entretenues par le milieu organique humain et dont la genèse est intimement liée aux vices de la voirie et de l'habitation, on constate qu'en ce qui concerne les endémies d'origine tellurique et plus spécialement le paludisme, toute la côte battue des alizés de mer jouit d'une réelle salubrité. Selon Lombard (1) la malaria n'y sévit que faiblement, — encore faut-il sans aucun doute faire intervenir la brise de nuit qui vient de terre. Le Roy de Méricourt estime que si la malaria y est fréquemment observée, on n'y rencontre pas de formes graves, et qu'elle ne s'y signale que par des manifestations plutôt légères. On est assurément loin d'y observer, dans tous les cas, ni l'intensité redoutable ni la multiplicité des formes qui caractérisent les côtes opposées de l'Afrique.

Ici encore convient-il de faire une réserve qui s'applique aussi bien aux rivages d'Amérique qu'à ceux de l'Afrique. Dans ce dernier pays, lorsque soufflent les vents de mer, c'est l'intérieur et non le littoral qui est insalubre, parce que, ainsi que nous l'avons vu plus haut, l'air marin dépourvu de germes, en recueille de grandes quantités sur le continent à mesure qu'il s'éloigne de la côte. C'est l'évaporation des plaines inondées par les pluies de l'hivernage qui est ici en cause ; et, par suite, toutes les localités placées sous

_____

(1) Traité de climatologie médicale.

le vent des marécages deviennent malsaines. Ainsi
s'expliquent les fièvres qui naissent et se multiplient
à quelques kilomètres du rivage pour devenir l'endémie saisonnière, annuelle près des tropiques, bisan-
nuelle dans la zone équatoriale, depuis le 12° degré
environ jusqu'à l'équateur (Gambie, Rio-Nunez, Lagos,
Porto-Novo, Benin, Cameroon, Gabon, Congo). De
même en Amérique. Au Brésil, à Rio-de-Janeiro, la
mousson d'entre S.-E. et S.-O. (viraçâo) coïncide par
sa constance avec la saison sèche et fraîche. Elle
arrive de la mer sans avoir dévié et atteint directement le littoral. Dans cette condition, outre une
bonne température, elle apporte à Rio-de-Janeiro les
bienfaits de la salubrité. « C'est la saison la plus
agréable à passer à Rio, dit Bourel-Roncière, celle où
les équipages s'y portent le mieux et sont habituellement le moins exposés. *C'est la période de moindre activité dans la production des émanations telluriques* (1). »
Si, au contraire, l'alizé de N.-E. souffle à la place du
S.-E., il rencontre le continent vers l'équateur, dévie
dans la direction parcourue, devient N.-N.-O. et arrive
à la côte, en particulier à Rio-de-Janeiro sous le nom
de « Terral » (vent de terre). Alors il coïncide avec
des pluies, balaie de grandes étendues de terre et
perd aussitôt les propriétés salubres qu'il avait reçues
de l'atmosphère océanique. Son apparition est suivie presque aussitôt du développement des maladies
endémiques. « Lorsque la saison chaude empiète sur
la saison fraîche, se prolonge, que la chaleur continue
et que les vents du sud (S.-E.-S.-O., Viraçâo) ne s'éta-
blissent pas, les maladies infectieuses continuent et
augmentent même de gravité (2). »
   Ainsi, en envisageant les régions continentales com-

---

(1) BOUREL-RONCIÈRE. Station navale du Brésil et de la Plata. In *Arch. de
méd. navale*, t. XVII, p. 425.
   (2) BOUREL-RONCIÈRE. *Loc. cit.*

prises entre les tropiques, il demeure évident que le
bénéfice de la pureté en microorganismes de l'atmosphère maritime ne profite aux rivages et aux pays de
l'intérieur où elle pénètre qu'autant que les mouvements
météorologiques qui l'entraînent coïncident avec la saison sèche. Dès que les moussons ou alizés de mer se
rencontrent avec le déplacement de l'anneau équatorial
et amènent la saison des pluies, l'insalubrité va croissant du littoral vers l'intérieur. Plus l'étendue des terres
est considérable, plus ce phénomène devient sensible.
Il est directement lié au réveil de la végétation, entièrement sous la dépendance de la fructification des germes,
et l'on peut dire que la courbe des maladies endémiques suit point par point celle de l'évaporation. C'est
de cette manière que la fin de l'hivernage se signale
par une extrême insalubrité.

Ces conditions de l'atmosphère tropicale, telles
qu'elles résultent de leur étude au niveau des mers ou
dans les territoires de basse altitude, sont singulièrement modifiées par le changement en hauteur.

On en a d'abord une preuve par le fait de la dispari-
tion de certaines maladies infectieuses, comme la fièvre
jaune par exemple, dès qu'on s'élève à un certain
niveau au-dessus de la mer. On sait en outre que toutes
les terres d'alluvions qui bordent les vallées fluviales
et forment les basses plaines dans toute la zone intertropicale sont d'actifs foyers de paludisme, redoutés
pour les formes graves qu'y affecte cette endémie,
tandis que les pays de montagne, les plateaux de l'intérieur, s'ils n'en sont pas exempts, témoignent cependant
d'une remarquable atténuation de ces manifestations.

De même qu'aux Antilles françaises, le camp Jacob
à la Guadeloupe, le camp Balata et la Fontaine-Didier
à la Martinique, ainsi que les hauteurs avoisinantes avec
leurs altitudes variables entre 7 et 800 mètres, servent
de sanatoria aux fiévreux des localités du rivage et des
vallées inférieures, de même les hauts plateaux des

Cordillères, dans l'Amérique centrale et méridionale, offrent de remarquables conditions de salubrité aux convalescents.

Lombard, de Genève, rappelle que le plateau de l'Anahuac, au Mexique, rentre dans cette catégorie de lieux privilégiés où l'air, plus léger, plus accessible aussi à la radiation solaire, moins humide en même temps, ne paraît pas favorable à l'extension des miasmes telluriques. Ce n'est pas, assurément que le paludisme soit absent de cette région, non plus que des hautes vallées de la Colombie, de l'Équateur, de la Bolivie ; ce n'est pas qu'on ne puisse l'observer dans les hautes terres de Nicaragua, Costa-Rica et de Salvador ; mais tout est relatif, et la réputation de salubrité des plateaux élevés que présente l'orographie systématique de l'Amérique méridionale tient au contraste qu'oppose la violente endémicité des terres basses.

Nous avons des preuves sans nombre, tant en Afrique qu'en Amérique, tant en Asie qu'en Océanie, qu'il suffit d'une altitude de deux à trois cents mètres, et même moins quelquefois, pour introduire dans la fréquence et dans la gravité des fièvres des différences très caractérisées.

Mais à quoi peut-on bien attribuer ces différences ? A cette altitude on ne saurait invoquer le changement encore assez peu appréciable dans la pression barométrique, ni même la diminution de tension de vapeur d'eau, à supposer qu'on fût fixé sur leur rôle dans la genèse des fermentations organiques.

Il me paraît qu'ici l'influence de l'altitude consiste en ce que les vents y arrivent dépouillés d'une notable partie des éléments étrangers à la composition de l'air atmosphérique, poussières et microorganismes que leur densité retient plutôt dans les couches basses de l'atmosphère (Miquel). Un fait très remarquable, en effet, c'est que l'altitude joue ici même rôle que la mer lorsqu'elle est interposée entre une localité et une région insalubre. C'est ainsi que l'île de Gorée, lorsqu'elle reçoit la brise d'est, qui est fébrigène pour les localités voisines de la terre ferme, n'en est aucunement incommodée. ·

« La longueur de la rade que le vent d'E. a à traverser atteignant 12 milles, ce vent doit, plus que celui du N.-E., s'être dépouillé, au contact de cette surface d'eau salée, des miasmes qu'il a pris dans l'intérieur des terres. En résumé, les vents de N.-E. et d'E. ne peuvent apporter à Gorée et à Dakar que des effluves maremmatiques d'une provenance assez éloignée et ayant perdu une grande partie de leur puissance en traversant la rade (1). »

L'étendue d'une rade, d'un bras de mer, se comporte donc à l'égard des vents qui ont passé sur des marécages comme une surface d'absorption ou de dilution extrême des germes. L'altitude doit jouer un rôle analogue en ce sens que plus elle s'élève, et plus le vent qui a passé sur les plaines et les vallées insalubres agrandit son aire parcourue avant d'y atteindre, et se dilate en montant. Finalement, pour des altitudes de plus en plus élevées, comme sur les hauts plateaux des montagnes Rocheuses aux États-Unis, comme dans l'Anahuac au Mexique, dans les Cordillères de l'Amérique centrale et méridionale, dans le haut Congo et la haute Sangha en Afrique, les vents sont de plus en plus dépouillés de germes par l'ascension atmosphérique et se rapprochent de leur pureté primitive d'air marin. On connaît les recherches de Ed. de Freudenreich, qui lui permirent de constater qu'à partir de 2,000 mètres d'altitude, et en s'élevant jusqu'à 4,000, l'air s'appauvrit de plus en plus en bactéries (2). Il

(1) BORIUS. Loc. cit., p. 93.
(2) ED. DE FREUDENREICH. Des microbes de l'air des montagnes. Semaine médicale, 1884.

arrive à ces hauteurs à n'en plus contenir, ainsi que Miquel le porte dans ses calculs, qu'une seule en moyenne par mètre cube.

Sans aucun doute, de pareilles fixations ne sauraient être maintenues pour l'air des altitudes tropicales.

Les conditions ne sont plus du tout les mêmes. Sous les tropiques, certains hauts plateaux, tels ceux de l'Afrique, vers les grands lacs, sont recouverts d'une épaisse forêt. Or, partout où règne la forêt tropicale, règne aussi l'humus aux riches fermentations, générateur de miasmes organiques et de fièvres. En outre, la forêt est par elle-même un solide écran établi contre la ventilation naturelle ; ici donc se trouvent reformées les conditions propices à l'infection aérienne.

Mais partout où la nature des altitudes se présente avec le caractère de la nudité, là où de hautes brises peuvent librement fouetter l'atmosphère tel le « Norte » au Mexique (the Norther du Texas, du New-Mexico et de « l'Arizona ») (1), l'air garde une notable partie de ses propriétés salubres, bien qu'évidemment inférieures à l'atmosphère à peu près stérile de l'Engadine.

Il convient de noter ici que l'abondance et la force des pluies tropicales contribuent dans une large mesure à purifier l'air des altitudes, puisqu'elles agglutinent et précipitent vers les plaines et les vallées les microbes et les poussières des hauteurs.

Néanmoins, malgré l'apparence de fondement physique qui s'attache à cette explication de la salubrité de l'air atmosphérique des altitudes tropicales, je ne puis me dissimuler que d'autres causes encore doivent y être en jeu, en considérant la marche générale des maladies infectieuses : car les unes et les autres ne sont influencées ni également, ni dans le même sens, par l'atmosphère.

En effet, le typhus et la fièvre typhoïde, les fièvres

---

(1) *Report on the Hygiene of the United States with descriptions of military posts-Washington Gov. pr. office, 1875.*

Hygiène coloniale. 3

éruptives, variole, rougeole, scarlatine, évoluent en altitude aussi complètement qu'au niveau de la mer, — et souvent même avec plus de violence (Mexico).

Pour d'autres maladies, au contraire, la climatologie des hauteurs semble défavorable à leur développement. Si l'on considère l'influence des altitudes tropicales sur la genèse et la propagation de certaines maladies microbiennes, on constate qu'elle agit dans un sens formellement modérateur.

A Mexico la phtisie est rare, puisqu'au dire de Jiménès, cité par Bordier dans sa géographie médicale, sur 11 963 malades observés durant une pratique hospitalière de 24 années il n'eut seulement à soigner que 143 phtisiques.

Également rare en Abyssinie et dans l'Himalaya (Hirsch), dans les Cordillères de l'Amérique centrale (Guilbert), sur les hauts plateaux de la Perse (Hirsch, Schnepp), elle semble subir aux pays chauds la loi d'incompatibilité que Lombard de Genève a formulée en disant qu'elle cessait de régner entre 1 200 et 1 500 mètres (1).

Below, dans la remarquable étude sur les conditions hygiéniques de Mexico qu'il a communiquée à la 62e session des médecins et naturalistes allemands à Heidelberg en 1889, a signalé ce fait qui concorde absolument avec les observations de Jiménès, à savoir que les hautes terres du Mexique, à l'altitude de 6 840 pieds (2 280 mètres de moyenne) sont considérées comme un sanatorium (Kurort) par les Américains du Nord. Les phtisiques des États-Unis y viennent, et s'y rétablissent ; et quand, de retour dans les États-Unis, ils rechutent, on les voit revenir chercher dans l'Anahuac une amélioration, et souvent une guérison définitive de leur affection pulmonaire (2).

---

(1) LOMBARD. Influences hygiéniques, prophylactiques et thérapeutiques des altitudes ; Comptes rendus du IVe congrès international d'Hygiène.

(2) *Tageblatt der 62e Versammlung der Naturforscher und ærzte in Heidelberg*, vom 18 bis, 23 septembre 1889.

Quelle est la cause de cette immunité des hauteurs tropicales ? Est-ce la sécheresse relative de l'atmosphère, si on la compare à l'humidité des basses altitudes ? Est-ce la diminution de la pression barométrique, la faible tension de l'oxygène ? Cela pourrait paraître un paradoxe, étant donné que l'oxygène en pression est précisément conseillé dans toutes les maladies des voies respiratoires où les échanges deviennent insuffisants.

Il ne faut pas oublier, en outre, que certaines contrées tropicales ou s'en rapprochant, telles que le Sahara et la vallée du Nil, les îles Canaries, passent pour améliorer singulièrement les phtisiques, sans pour cela avoir à invoquer l'altitude.

Déjà il y a près de quarante ans, le Dr Chassaniol, médecin de la marine, avait soutenu dans sa thèse que certains climats tropicaux avaient le privilège de l'immunité contre la phtisie (1).

Il avait spécialement signalé le Sénégal parmi ces pays favorables aux tuberculeux.

Thévenot, avant lui, avait déjà fait remarquer qu'il n'avait jamais rencontré un phtisique dans sa pratique médicale ; et Dutroulau confirme cette opinion (2).

Pour moi, je considère comme rigoureusement vraie l'extrême rareté de la phtisie au Sénégal. J'ajouterai en outre avoir eu personnellement connaissance, en 1892, d'une personne phtisique qui se rendit au Sénégal, et qui y guérit. Cette personne, examinée en France par plusieurs médecins, présentait avant son départ les signes indiscutables d'un ramollissement du sommet pulmonaire gauche, et ses crachats étaient caractéristiques. Le climat de cette région parait donc favoriser l'état réfractaire et, en certains cas, la guérison ; ce qui

---

(1) CHASSANIOL, De l'influence des climats chauds et de la navigation sur la phtisie pulmonaire. Thèses de Strasbourg, 1858.

(2) DUTROULAU. Maladies des Européens dans les pays chauds, 1868, p. 16.

est sûr, c'est que j'avais constaté l'année précédente, dans un voyage au Sénégal, l'absence, dans cette colonie, d'affections pulmonaires et en particulier de la phtisie parmi les Européens.

Il semble d'ailleurs que le bénéfice de cette immunité s'étende à une notable partie du continent africain, car le Cap jouit de cette réputation et tout porte à croire que l'intérieur y participe (1). Cette opinion des modernes est d'accord avec ce que pensaient déjà les anciens à l'égard du climat africain et des influences favorables de la navigation ; car Celse, il y a près de deux mille ans, écrivait ceci : « Quod si mali plus est, et vera phtisis est, inter initia protinùs occurrere necessarium est ; neque enim facile is morbus, cum inveteraverit, evincitur. Opus est, *si vires patiuntur, longa navigatione, cœli mutatione,* sic ut densius quam id est ex quo discedit æger, petatur : *ideoque aptissime Alexandriam ex Italia itur.* » Si le mal est plus grave et qu'il y ait phtisie véritable, il est nécessaire d'y porter remède dès le principe ; car il n'est pas facile de détruire cette affection lorsqu'elle a jeté de profondes racines. *Quand le malade en a la force, il doit entreprendre de longues navigations et changer de climat,* pour trouver un air plus épais (plus plein, plus nourrissant) que celui du pays dont il s'éloigne. *On fait très bien, par exemple, de quitter l'Italie pour Alexandrie.*

Mais du temps de Celse comme de nos jours, le bénéfice de l'air des mers chaudes non plus que du climat africain ne peut être acquis aux formes trop avancées de la phtisie. C'est dans ce sens seulement que doit être entendue et acceptée l'opinion de J. Rochard et de Fonssagrives que les climats chauds

----

(1) Mahé. Art. *Géogr. méd.* in *Dictionnaire encyclopédique.*
Dutroulau. *Loc. cit.,* p. 16.
Nicolas. Guide hygiénique et médical du voyageur dans l'Afrique centrale. Paris, 1885.

sont essentiellement nuisibles aux tuberculeux (1).

Ainsi, pour des raisons que la science n'a pas encore élucidées, certains climats partiels de la zone intertropicale paraissent jouir, au moins actuellement, d'une réelle immunité à l'égard de la tuberculose, quelle que soit l'altitude. Il est certain que cette condition est en rapport direct avec l'état organique de l'atmosphère ; et probablement ne s'agit-il que de quelques-unes seulement de ses qualités : chaleur, sécheresse relative, pureté entretenue par une ventilation régulière. Mais il convient aussi de tenir grand compte des localités, de la densité de la population, de toutes conditions en un mot susceptibles d'altérer la constitution primitivement salubre de l'atmosphère.

Quant aux maladies microbiennes qui disparaissent totalement aux grandes altitudes tropicales, comme la fièvre jaune, les fièvres bilieuses et les fièvres paludéennes, ou qui y deviennent rares et bénignes comme la diphtérie à Mexico (Below), il faut évidemment chercher dans l'atmosphère d'autres conditions protectrices que celles énumérées plus haut.

Quelles sont-elles ? Anoxhémie, comme le voulait Jourdanet (2) ? Insuffisance de tension propre de l'oxygène, comme l'a indiqué Paul Bert (3) ? Diminution de la tension de vapeur d'eau et abaissement de la température comme je l'ai avancé (4) ?

Confessons notre ignorance. Nous ne savons rien au delà de la constatation du fait matériel de l'immunité des altitudes à l'égard de certaines maladies infectieuses du littoral, sous les tropiques.

---

(1) J. ROCHARD. Influence de la navigation et des pays chauds sur la marche de la phtisie. *Mem. de l'Acad. de méd.*, 1856.

FONSSAGRIVES. *L'union médicale*, mars 1857. *Hygiène navale*, 1877.

(2) JOURDANET. Le Mexique et l'Amérique tropicales, climat, hygiène et maladies. Paris, 1864.

(3) P. BERT. La pression atmosphérique, 1878.

(4) TREILLE. De l'acclimatation des Européens dans les pays chauds. 1888, p. 63.

Signalant le faible degré d'activité des fièvres paludéennes à Mexico, Below s'exprime ainsi : « Thatsache
ist, dass auf den Höhen in den Tropen Malaria viel
seltener und gutartiger ist, als in die Tiefen. Wer Kann
bis jetzt behaupten, ob ein relativer Sauerstoffmangel
der Luft daran schuld ist, oder ein höherer oder gerin-
ger Ozongehalt daran betheiligt ist ? » C'est un fait que
sur les hauteurs, entre les tropiques, la malaria est
beaucoup plus rare et plus bénigne que dans les bas-
fonds.

Qui peut, jusqu'à présent, affirmer que la cause en
réside dans une diminution de l'oxygène de l'air, ou
bien dans une richesse plus ou moins grande de la
quantité d'ozone atmosphérique (1) ? Et cet auteur ajoute
qu'une étude plus scientifique, plus expérimentale, qui
aurait pour objet la comparaison au point de vue biologique, des plasmodies paludéennes au Mexique et à
Panama serait seule capable de répondre à ce problème.

Le même doute et les mêmes desiderata s'appliquent
aux autres maladies infectieuses. Les connaissances que
nous possédons sur les conditions physiques de l'atmosphère, — pression, température, vapeur d'eau, etc., —
ne suffisent pas pour nous éclairer sur les causes qui
favorisent ou entravent la salubrité des régions tropicales. Une étude bactériologique très méthodique est
seule en état de nous renseigner sur les qualités hygiéniques de ces climats.

C'est par l'étude des variations de la composition organique de l'air que nous aurons l'explication rationnelle
de la nocivité des uns et de l'immunité des autres.

---

(1) BELOW. *Tageblatt der 62e Versammlung deutscher Naturforscher und Ærzte*, p. 637.

DEUXIÈME PARTIE

ACTION DU CLIMAT INTERTROPICAL

SUR LES DIVERSES FONCTIONS DE L'ORGANISME

a) *Respiration.* — « La respiration active ses mouvements pour exhaler de la vapeur d'eau. Il y a moins d'oxygène absorbé. » C'est ainsi que le professeur Lacassagne a résumé, dans une formule aussi compréhensive que brève, l'action primordiale de la chaleur sur la fonction respiratoire (1).

En effet, le premier résultat qu'elle provoque, soit qu'il s'agisse d'une atmosphère artificiellement chauffée, soit qu'il s'agisse de l'atmosphère libre des tropiques, soit même de celle de nos climats pendant l'été, c'est une accélération ou plutôt une fréquence relative en même temps qu'une plus grande profondeur de l'acte thoracique. C'est là un fait d'observation tellement vulgaire et d'une nature en quelque sorte si instinctive, qu'il serait superflu d'insister, si nous ne devions pas en déduire des conséquences relatives à l'acclimatation.

Il faut remarquer, en premier lieu, que les circonstances physiques de cet ordre sous l'influence desquelles l'Européen peut se trouver dans son climat, — atmosphère fermée et chauffée artificiellement, atmosphère libre et naturellement chaude de l'été — sont accidentelles et par conséquent purement transitoires. Il n'en est pas de même aux pays chauds où ce qui était

---

(1) Précis d'hygiène privée et sociale. Paris, 1876, p. 36.

temporaire devient permanent. Là, en effet, l'Européen va se trouver, — exception faite, bien entendu, des climats de hautes altitudes intertropicales, — définitivement placé dans une atmosphère à température élevée.

« Quand l'air est dilaté par la chaleur, dit Beaunis, nous inspirons un air plus raréfié, autrement dit la quantité d'oxygène que nous inspirons est moindre. Chaque inspiration fait entrer dans les poumons environ un demi-litre d'air et o lit. 104 d'oxygène à la température de zéro. — A + 40° ce demi-litre ne contient plus que o lit. 0915 d'oxygène. En effet, le coefficient de la dilatation de l'air est 0,00367, et 100 volumes d'air à o° occupent 114 volumes à + 40°. Aussi quand la température s'élève d'une façon notable, sommes-nous obligés, pour compenser cette dilatation de l'air inspiré et retrouver la quantité d'oxygène nécessaire, d'augmenter le nombre et la profondeur des respirations (1). »

On voit donc que la seule condition qui permette à l'acte respiratoire, lorsque l'air est échauffé, d'introduire dans les poumons la quantité d'oxygène normalement nécessaire aux échanges gazeux, c'est la multiplication et l'accroissement de profondeur des inspirations. Aussi ce phénomène se produit-il chez l'Européen dès son arrivée sous les tropiques (2). La respiration devient plus ample, plus fréquente ; on éprouve la sensation d'un air léger, plus dilaté, il semble même qu'il en résulte un mieux-être, jusqu'au moment, toutefois, où l'insuffisance de pression et l'extrême dilatation de l'air amènera la sensation tout opposée de gêne respiratoire : ce qui a lieu pendant les chaleurs humides de

---

(1) *Nouveaux éléments de physiologie humaine*. Paris, 1876, p. 423.
(2) Consulter THÉVENOT. Maladie des Européens, 1840. — RANALD-MARTIN. Influence of tropical climates, 1856. RATTRAY. *Proceedings of the royal Society*, 1869, 1872, 1874, et in *Arch. de méd. nav.*, 1872, 1874.
JOUSSET. *Arch. de méd. navale*, t. XL, p. 363.
FÉRIS. *Ibid.*, t. XXXII.

l'hivernage tropical, comme en certains jours accablants de nos étés d'Europe.

Et cependant la fréquence et l'augmentation de profondeur des mouvements thoraciques ne compensent pas exactement, entre les tropiques, la perte d'oxygène que subit chaque inspiration.

C'est qu'en effet, en mettant les choses au mieux, en admettant que la quantité d'oxygène arrive à être la même, il faut tenir compte de la tension sous laquelle se présente ce gaz à l'osmose pulmonaire, tension diminuée, puisque dans la valeur totale de la pression barométrique sous les tropiques il entre un chiffre double, quelquefois triple de celui qui exprime la tension de la vapeur d'eau dans nos climats d'Europe.

Ne tint-on pas un compte bien notable de cet abaissement réel de la tension de l'oxygène, malgré son action de tous les instants, qu'il faudrait encore ne pas perdre de vue que l'air échauffé perd de ses propriétés biologiques. « Le sang, écrivaient en 1872 Mathieu et Urbain à la suite de leurs expériences, le sang dissout plus d'oxygène si l'air est plus froid; il en prend moins si l'air qui afflue aux vésicules pulmonaires est plus chaud (1). »

Admettons, si l'on veut, qu'aucun de ces facteurs, pris isolément, — dilatation de l'air, tension abaissée de l'oxygène dans l'air inspiré — affinité moindre du sang pulmonaire pour l'air chaud — ne soit en état d'agir énergiquement sur les phénomènes chimiques de la respiration; mais, du moins, considérons comme réels les effets nuisibles de leur association et de leur action prolongée.

Pour moi, il n'est pas douteux, ainsi que je l'ai dit déjà (2), que l'ensemble de ces conditions est une des causes de l'anémie tropicale; en tous les cas, il ne peut

---

(1) *Arch. de physiologie*, mai, 1872, p. 312.
(2) De l'acclimatation des Européens dans les pays chauds. Paris, 1888.

qu'y aider en s'unissant aux troubles physiologiques qui modifient les autres fonctions de l'organisme.

b) *Circulation.* — Il est acquis que la circulation, si on considère son signe fondamental, prend un caractère de fréquence chez l'Européen dès les premiers temps de son arrivée sous les tropiques. Féris a publié à cet égard des observations concluantes dans les *Archives de médecine navale.* Malgré quelques divergences (Rattray-Jousset), les auteurs sont généralement d'accord pour admettre que le premier effet de la chaleur tropicale est de déterminer une fréquence de pulsations en étroite corrélation avec l'accroissement des mouvements respiratoires. C'est, du reste, rigoureusement physiologique. Quant à la pression sanguine, on ne saurait admettre qu'elle est augmentée, car la dilatation des capillaires périphériques, sollicitée très activement par la chaleur continue, ne peut que provoquer son abaissement. Jousset a conclu d'ailleurs dans ce sens ; et, bien qu'il ait obtenu au début de ses observations des tracés sphygmographiques accusant plutôt de la tension, il a reconnu qu'après un certain temps de séjour aux pays chauds, la pression vasculaire s'abaissait (1).

L'abaissement de tension vasculaire prédispose-t-il à l'engorgement viscéral ? Est-il une cause première et lointaine de pléthore hépatique, de stase splénique, abdominale, etc. ? C'est probable, bien qu'ici il convienne d'être très réservé en l'absence d'observations méthodiques et multipliées. Dans un milieu physique aussi actif que l'atmosphère tropicale réagissant sur l'Européen avec une continuité si remarquable, les plus petites impressions prennent à la longue, en s'accumulant, la valeur d'une modification biologique.

---

(1) Jousset. *Arch. de méd. navale*, t. XL, p. 286.

Digestion. — Les modifications imprimées aux fonctions digestives par le climat des tropiques, n'ont jamais fait l'objet d'une étude particulière de la part des hygiénistes. Pourtant, à en juger par la pathologie de ces contrées, ces modifications sont constantes, et j'ajoute qu'elles sont profondes.

Toute l'expérience de ma carrière m'a amené à considérer la dyspepsie gastro-intestinale comme la règle, chez les Européens, aux pays chauds. On sait combien cette affection est fréquente en Europe, comme elle se dissimule sous les troubles les plus divers, constipation, névralgie, douleurs rhumatismales, migraine, neurasthénie, perte de la mémoire, troubles intellectuels, etc., etc. Aux pays chauds, après un certain nombre de mois de séjour, il y a peu d'exemples que les fonctions digestives de l'Européen aient conservé leur intégrité. Non seulement elle complique, ce qui est tout naturel, les maladies des organes digestifs, — congestion du foie, diarrhée, dysenterie, mais le plus souvent elle les précède, et joue à leur égard le rôle de cause prédisposante.

En dehors de ces maladies la dyspepsie gastro-intestinale, à des degrés divers d'intensité, se montre communément comme un trouble chronique imputable au climat. « L'appétit est moins prononcé et la chylification moins active », a dit Dutroulau (1), simple constatation d'un homme qui a beaucoup observé et toujours judicieusement apprécié, mais formule aujourd'hui trop vague et insuffisante.

Une des premières sensations qui attire l'attention de l'Européen du côté de l'appareil digestif, c'est le ballonnement, la tension de l'épigastre après le repas. Cette manifestation ne se montre évidemment pas tout d'un coup, à un jour donné ; elle ne se constitue pas subitement à l'état de signe aigu ; elle se développe insidieu-

---

(1) Dutroulau. *Loc. cit.*, p. 184.

sement, et comme elle demeure longtemps, pendant
des semaines et même pendant des mois, un phénomène de faible intensité dont la durée se limite aux
quelques instants qui suivent le repas, elle ne frappe
pas spécialement l'attention. Un nombre considérable
de personnes aux pays chauds ne diffèrent pas sous ce
rapport de celles qui éprouvent dans nos climats les
mêmes symptômes ; elles s'en accommodent tant bien
que mal, vivent avec et ne s'en préoccupent pas autrement. C'est pourtant le premier signe révélateur de la
fatigue de l'estomac. Quelque temps encore et cet organe, dilaté, sera vaincu dans son énergie, définitivement. C'est alors que surviendront de nouveaux signes,
pyrosis (aigreurs, brûlures d'estomac), éructation, sensation de fatigue générale, tendance invincible au sommeil après les repas, flatulences intestinales, dureté
du ventre et constipation.

Tous ces troubles, outre qu'ils fatiguent et énervent
le corps, disposent l'esprit à la tristesse, à l'irritabilité,
touchent à la mémoire qu'ils altèrent, à la volonté qu'ils
brisent, surexcitent ou susceptibilisent les caractères et
sont cause le plus souvent de ces conflits d'humeur dont
on va chercher inutilement la cause dans des dispositions naturelles à l'âme humaine. Sans doute on voit
un grand nombre d'individus demeurer en cet état de
psycho-physiologie anormale, et échapper, jusqu'à la
fin d'un séjour plus ou moins considérable, aux maladies
proprement dites. Mais cet état, même dans ses degrés
les moins avancés, ne constitue-t-il pas une maladie
véritable ? Suivant le jugement de tous ceux qui ont
vécu aux pays chauds, c'est là un mal évidemment très
répandu parmi les Européens. Or, cette disposition
organique est à tous les points de vue dangereuse, car,
soit qu'elle demeure en sa forme, soit qu'elle se complique finalement, elle est une cause certaine de non
acclimatement tropical.

Dans le premier cas, en effet, elle détermine toujours, à la longue, une telle perversion des fonctions intestinales qu'il en résulte un état d'auto-intoxication chronique, lequel est peut-être l'origine, ainsi que l'a fait très justement remarquer M. le Dr Navarre, de cette anémie tropicale essentielle qui marche à la perniciosité (1). Dans le second cas, elle prédispose à nombre de complications, en tête desquelles se placent les inflammations du tube digestif et de ses annexes, entérites, appendicites, hépatites, mais qui peuvent comprendre également, par la constitution d'un terrain favorable aux divers microbes pathogènes, toutes les maladies générales infectieuses.

Il n'y a presque pas d'exemple, en effet, et ma conviction est qu'il n'y en a pas, que des troubles digestifs, embarras gastrique, constipation, dyspepsie, manquent aux commémoratifs des maladies tropicales.

Et pour tout médecin qui peut joindre à une longue et attentive étude de la pathologie générale des tropiques les notions positives de la physiologie et la connaissance du mode d'action des intoxications microbiennes, aucun doute ne saurait plus subsister dans son esprit au sujet du rôle principal que joue dans la genèse des maladies coloniales l'altération des fonctions digestives. Quelles sont donc ces altérations et comment se développent-elles ?

Je voudrais pouvoir supposer tout d'abord que les Européens qui vont aux pays chauds ont toujours leurs fonctions digestives à l'état de parfaite intégrité. Malheureusement les choses sont loin de répondre à une telle hypothèse, et il faut constater en premier lieu qu'un grand nombre des individus qui émigrent sous les tropiques sont déjà à un certain degré dyspeptiques.

Les uns ont eu ou ont encore du pyrosis, ou du ballonnement épigastrique après les repas, ou, plus simplement, de la constipation. D'autres ont eu dans leur

---

(1) J. NAVARRE. Manuel d'hygiène coloniale, p. 135.

enfance ou dans leur jeunesse des atteintes d'entérite et ont conservé avec la constipation une tendance à des rechutes de cette lésion spéciale de l'intestin si bien étudiée à l'heure actuelle et qui est l'entérite muco-membraneuse. Certains sont des goutteux héréditaires, certains autres des rhumatisants.

Mais la plupart, qu'on le remarque bien, soit privilège de la jeunesse, soit habitude de leur état et en quelque sorte par accommodation, paraissent en santé tant qu'ils demeurent dans leur climat d'origine.

Ajouterai-je qu'ils sont généralement, même en les supposant modérés, trop consommateurs de viandes, de vin, de liqueurs, et que le régime d'Europe qu'ils suivent par habitude nationale et sociale sera certainement leur régime colonial ? Il m'est presque inutile d'insister là-dessus, puisque tous les praticiens des pays chauds n'ont cessé de signaler cette situation comme le premier des dangers pour l'Européen, et qu'on tombe d'accord que c'est là le premier écueil qui l'attend dans l'épreuve de l'acclimatation.

C'est donc dans des conditions rendues délicates soit par des états antérieurs personnels ou héréditaires, soit par le régime alimentaire habituel, que la plupart des Européens abordent les tropiques.

Arrivé sous ces latitudes, diverses fonctions se trouvent stimulées ; ainsi que nous l'avons vu pour la respiration et la circulation, la fonction sudorale se trouve suractivée à son tour. Les sueurs deviennent d'une abondance considérable, parfois extrême, mais aucune estimation de leur quantité ne peut être faite avec certitude. J'ai dit, après Fonssagrives, qu'on pouvait évaluer la moyenne de la production sudorale de l'Européen aux pays chauds, à 2 kilogrammes en vingt-quatre heures ; en réalité ce chiffre est le plus souvent dépassé, dans certaines circonstances du moins, marche, travail, hivernage, etc. « A l'état normal, disent MM. Viault et Jolyet, la transpiration insensible, enlève à l'organisme 1.000 grammes d'eau en vingt-quatre heures, ou 42 grammes par heure. Elle peut s'élever à 400 grammes par heure pendant un exercice violent (1) », et M. Beaunis avait déjà fait remarquer (2) que la sécrétion sudorale montant facilement à 1.500 ou 2.000 grammes, pouvait atteindre un chiffre dix fois plus considérable en forçant la sécrétion (étuve et boissons abondantes) ; or, de cette dernière condition se rapproche déjà l'influence de la chaleur tropicale. Ce qu'on peut affirmer, c'est que la constance de la suractivité sudorale, l'énorme quantité de liquide sécrété par la peau opère une soustraction importante au sang de principes solides et volatils, gaz CO^2, acides gras, et surtout de chlorure de sodium.

Or, si l'on considère la contenance normale de la sueur en chlorure de sodium fixée à 2,23 pour 1.000 parties par Favre, et à 3,60 par Schottin, il est facile de se rendre compte que la perte de ce sel ordinairement subie de ce chef, par l'Européen aux pays chauds, est excessive ; elle dépasse assurément de beaucoup le taux du chlorure éliminé par les urines chez l'homme en santé et dans les climats d'Europe.

D'un autre côté, si l'on tient compte de ce fait que la proportion de ce même sel dans le suc gastrique est de 1,46 pour 1.000 (analyse de C. Schmidt donnée par MM. Viault et Jolyet), on ne peut s'empêcher de penser que l'élimination en excès de chlorure qui s'opère par la peau aux dépens du chlorure du sang a pour conséquence inévitable de diminuer la proportion normale de ce sel dans le suc gastrique.

Il est regrettable que des expériences sur l'homme en santé n'aient pas été faites aux pays chauds pour contrôler cette hypothèse, car toute rationnelle et vrai-

---

(1) VIAULT et JOLYET. Traité élémentaire de physiologie humaine, Paris, 1889, p. 269.

(2) BEAUNIS. *Loc. cit.*, p. 125.

semblable soit-elle, elle n'en demeure pas moins un simple jugement de l'esprit. Cependant divers phénomènes concourent à le légitimer par avance.

En premier lieu, on observe très fréquemment, même communément, lors des premiers temps de l'arrivée dans les pays chauds, une diminution de l'appétit concordant avec une sensation d'écœurement, d'affadissement, tout au moins à l'égard de la nourriture et en particulier à l'égard de celle — la viande — qui requiert le plus l'action du suc gastrique normal, c'est-à-dire, en fin de compte, de l'acide chlorhydrique. En second lieu, si, passant outre à ce défaut d'appétit, on se force à manger, il n'est pas rare de voir se produire en même temps que des pesanteurs d'estomac et du ballonnement de la région épigastrique, des éructations acides et compliquées du caractère nidoreux.

Dans ces conditions, aucun doute ne saurait subsister, on est en présence d'une dyspepsie par défaut d'acide chlorhydrique. Entre ce dernier état et la simple lourdeur d'estomac ressentie après les repas, il y a évidemment des degrés intermédiaires, et ce sont les plus nombreux ; mais tous se tiennent, ils sont la traduction de l'état de malaise gastrique, du défaut de digestion, et dépendent indubitablement de l'influence du climat. Or, il me paraît infiniment probable que ce sont les sueurs qui, par leur abondance, appauvrissent le sang en chlorure de sodium, lequel, à son tour n'est plus en état de fournir aux glandes gastriques le sel dont elles tirent normalement l'acide chlorhydrique libre.

En effet, « au point de vue de sa provenance réelle, HCl se forme certainement aux dépens des chlorures venus du sang, mais par un processus encore controversé dans lequel on a fait intervenir la force nerveuse, des actions électriques, l'acide lactique, l'oxygène, etc. S'il n'y a pas là une dissociation simple, effectuée par les cellules bordantes elles-mêmes (cellules d'Heidenhain des glandes à pepsine), il est possible que les chlo-

rures soient décomposés par de l'acide lactique qui se
formerait en premier lieu (Van den Velden, Maly). Les
bases des chlorures dédoublés retournent dans le sang
dont elles renforcent l'alcalinité au point de rendre,
pendant la digestion, les urines neutres ou alcalines.

« Voit a montré que si on supprime les chlorures dans
les aliments, il ne se forme bientôt plus d'acide HCl
dans le suc gastrique où l'acide lactique prend sa place.
La formation d'HCl cesse pendant le jeûne (1). » Au
surplus, un fait est hors de conteste, c'est l'accroissement
considérable de la sudation sous les tropiques, d'où
départ d'une quantité double ou triple et peut-être qua-
druple du chlorure de sodium empruntée au sang, d'où
logiquement la diminution du chlorure dans toutes les
sécrétions internes, suc gastrique, suc pancréatique,
suc intestinal, etc. (2).

Chez l'Européen même doué de la meilleure santé du
monde, en supposant la parfaite intégrité de ses fonctions gastriques, l'action prolongée du climat intertropical sur les fonctions de la peau entraîne ainsi fatalement
un abaissement de la puissance digestive. De là, chez le
plus grand nombre, l'anorexie du début, l'alanguisse-
ment de l'estomac signalés par tous les observateurs.

Ce n'est pas ici le lieu d'examiner à fond, au point de
vue pathologique, ce que deviennent les fonctions digestives influencées dans ce sens par la chaleur tropicale
et par le mécanisme de la sécrétion sudorale en excès.

Je dois toutefois indiquer que cet état gastrique, s'il
n'y est pas remédié par le régime, peut aboutir à la
gastrite muqueuse avec formation d'acides gras volatils
aux dépens des albuminoïdes et corps gras et, par
suite, soit à la dyspepsie chronique hyperacide par
acides anormaux, soit à une irritation de l'intestin pré-

---

(1) F. Viault et F. Jolyet. *Loc. cit.*, p. 161.

(2) MM. Bertrand et Fontan ont signalé la diminution notable des chlorures dans les urines des diarrhéiques des pays chauds.

disposant à la diarrhée, à la dysenterie, à l'hépatite, et enfin aux intoxications intestinales.

Cette situation fait comprendre déjà combien l'abus du vin dans l'alimentation et de l'alcool dilué ou non entre les repas est susceptible d'ajouter aux troubles des fonctions gastriques. On sait, en effet, que le vin et la bière en excès paralysent la digestion, que l'alcool précipite la pepsine et que même l'absorption d'un grand volume d'eau est de nature à arrêter la chymification.

Ce sont là des actions dont le mode a été bien établi par la physiologie. On conçoit que dans les pays chauds où le chimisme stomacal est déjà troublé par l'influence climatique, elles soient de nature à en altérer encore davantage le caractère et le fonctionnement. Nous verrons plus loin quels moyens l'hygiène offre à l'Européen pour s'en défendre.

Sécrétions. — Fonctions de la peau, des reins, du foie. — Le cadre d'hygiène que comporte ce précis doit nécessairement m'éloigner des développements qui relèvent de la physiologie pure.

Je me bornerai donc, en me plaçant toutefois sur le terrain des notions consacrées par cette science, à étudier les modifications qu'entraîne l'influence climatique des régions intertropicales dans le fonctionnement des principaux appareils.

Nous savons que la peau est fortement surexcitée par la chaleur. Dans l'été de nos climats, les téguments se dilatent, le réseau capillaire se distend, les veines deviennent apparentes où elles ne l'étaient pas ; la transpiration insensible, c'est-à-dire celle qui ne laisse aucune trace d'humidité sur le corps et, seulement, se traduit par la mollesse, par la souplesse des épidermes, cette transpiration devient manifeste. Vienne un temps orageux, humide avec une forte élévation de la température, et la sueur perle en gouttelettes en divers points de la surface cutanée.

Même phénomène, mais plus accentué encore, si l'on se livre à la marche, à quelque effort.

Or, ce qui est l'accident saisonnier dans nos climats devient le phénomène permanent aux pays chauds. Et la sueur, comme nous l'avons vu plus haut, est alors sécrétée avec une abondance parfois extrême, toujours continue.

Cette sécrétion, sans cesser évidemment de reconnaître pour cause principale l'excitation des centres nerveux sudoraux (1) étudiés par Goltz, Vulpian, Luchsinger et Nawrocki, dépend, avant toutes choses, de l'excitation périphérique produite par la chaleur et même peut-être aussi par l'électricité atmosphérique. C'est ce qui fait qu'elle est surtout abondante pendant la saison chaude ou hivernage. A ce moment, en effet, la température de l'air est constamment élevée et la tension électrique exagérée. De semblables conditions sont réalisées presque invariablement sous l'équateur, où l'humidité et l'électricité sont en quelque sorte les dominantes du climat.

Outre l'action climatique proprement dite, il faut noter comme des circonstances aggravantes de la sécrétion sudorale les repas, le sommeil et l'exercice. « Tout ce qui augmente, dit Beaunis, la pression du sang dans les capillaires de la peau augmente la production de la sueur ; c'est ainsi qu'agissent la chaleur, qui dilate les artérioles et les capillaires de la peau, l'exercice musculaire, les boissons abondantes qui accroissent la proportion d'eau dans le sang, et enfin toutes les causes qui font hausser la pression sanguine totale (2). » On a signalé enfin l'influence de certaines substances, la nicotine entre autres (3), et l'alcool. Cette notion ne saurait être indifférente à l'hygiéniste.

---

(1) FRANÇOIS FRANK. Article *Sueur* du *Dictionnaire encyclopédique.*
(2) BEAUNIS. *Loc. cit.,* p. 462.
(3) F. VIAULT et F. JOLYET. *Loc. cit.,* p. 271.

L'abondance des sueurs et la continuité de leur sécrétion entraîne pour l'Européen sous les tropiques deux ordres de conséquences.

En premier lieu, il faut remarquer que la sueur, à l'état normal, dans les conditions physiologiques ordinaires, constitue un émonctoire, c'est-à-dire un mode d'évacuation au dehors de certains déchets de l'organisme. Ces principes, comme on le sait, consistent en débris épithéliaux, urée, matières salines organiques, matières extractives ; en acides gras volatils, acétique, formique, caproïque, butyrique, propionique et autres, en état de combinaison faible avec de la soude et de la potasse ; en graisses, cholestérine et sels. Parmi ces derniers, nous avons vu que figurait le chlorure de sodium.

Sous les tropiques, les quantités éliminées de ces substances suivent l'augmentation des sueurs. Il en résulte, non pas seulement une dépuration du sang, mais une véritable soustraction de principes organiques et de sels non encore utilisés et dont la perte entraîne l'altération de la composition du sang. On voit, aux pays chauds, des Européens placés dans des conditions de vie qui les protègent contre les maladies endémiques et qui sont cependant débilités, anémiés. C'est en grande partie au rôle épuisant des sueurs profuses qu'ils doivent leur état.

En second lieu, si l'on se reporte au rôle que doit remplir la sueur dans l'équilibration de la température du corps humain, il est facile de voir, contrairement à ce qu'on pourrait supposer tout d'abord, que l'excès de sudation tend, non pas à maintenir la chaleur animale à son taux normal, mais à la pousser au-dessus. J'ai donné de ce fait une explication qui me paraît rationnelle dans mon mémoire sur l'acclimatation (1). J'ai dit que la tension de la vapeur d'eau entre les tropiques et sous

---

(1) TREILLE. De l'acclimatation des Européens dans les pays chauds. (Rapport au VIe Congrès international d'hygiène de Vienne), Paris, 1888, p. 59.

l'équateur étant toujours très élevée dans un milieu d'ailleurs souvent proche de la saturation, l'évaporation cutanée ne pouvait plus se faire. Dès lors, quelles que soient les quantités de sueur sécrétées, la fonction sudorale tombe pour ainsi dire au rang de la sécrétion urinaire, en ce qui concerne la perte de chaleur subie par le corps.

Il en résulte une accumulation de calories, heureusement combattue par le rayonnement nocturne, mais qui néanmoins s'accuse par un relèvement de la température du corps humain ; relèvement dont la valeur, en moyenne, peut être fixée à près d'un degré (Rattray, Jousset, Brown-Séquard).

Au surplus, il n'y a rien là que de très physiologique ni rien qui soit plus conforme aux lois physiques. On sait en effet que l'augmentation de la chaleur du corps dans un milieu à tension élevée de vapeur d'eau, tel qu'un bain de vapeur, est toujours rapide et considérable. Delaroche vit la température monter de 3°, 12 en 17 minutes, dans un bain de vapeur où le thermomètre oscillait entre 37°5o et 38°75, c'est-à-dire dans des conditions assez voisines de celles qu'on peut observer dans les journées orageuses de l'hivernage, entre les tropiques. Là, en effet, il n'est pas rare de voir l'atmosphère accuser les moyennes ci-après (2) :

MOIS	TENSION MOYENNE de la vapeur d'eau.	HUMIDITÉ relative à 0° (centièmes).	TEMPÉRATURE moyenne 6 h. du matin, 10 h. 4 h., 10 h. du soir
Juillet	24^{mm},27	87	27°,4
Août	24^{mm},40	87	27°,5
Septembre . .	25^{mm},10	89	27°,9

(1) VIAULT et JOLYET. *Loc. cit.*, p. 356 et Traités de physiologie.

(2) Tableaux de Borius résultant d'une observation de quatre ans. Moyennes produites par les observations de 6 heures matin, 10 heures, 1 heure, 4 heures, 10 heures du soir. — Climat du Sénégal. Paris, 1875.

Et encore ces moyennes laissent-elles naturellement de côté les extrêmes de certaines heures du jour et de certains jours. Des conditions plus sévères au point de vue de la sécrétion sudorale se rencontrent à chaque instant, notamment à mesure qu'on se rapproche de l'équateur et de l'anneau de vapeurs qui, dans ces parages, fait peser sur la nature entière, avec une chaleur lourde, une tension aqueuse excessive et permanente.

Dans son rapport médical sur la navigation de la frégate la *Pallas*, en 1883, M. le docteur Castel, médecin principal de la marine, signalait en ces termes les impressions ressenties par l'équipage : « Cette traversée de 24 jours (de Rio-de-Janeiro à Dakar) fut rendue très pénible par l'élévation de la température et l'humidité constante que nous trouvions dans ces latitudes à cette époque de l'année (fin mars). Le corps étant toujours couvert de sueur et comme en pleine macération, l'appétit se perdait, les forces diminuaient et l'on voyait sur beaucoup de nos hommes *se manifester un certain degré d'anémie.* »

A Grand-Bassam (côte occidentale d'Afrique), au commencement du mois de juin, le service météorologique du bord relevait les indications suivantes (moyennes du 9 au 13 juin) :

BAROMÈTRE	THERMOMÈTRE	TENSION de la vapeur.	HUMIDITÉ en centièmes.	TEMPÉRATURE de l'eau.
763	26,2	22,88	90	24,2

Par ces exemples qui donnent de la constitution des éléments physiques de l'atmosphère intertropicale une idée que corroborent toutes les observations prises aux pays chauds (consulter particulièrement les articles de géographie médicale des *Archives de médecine navale*), il est facile de comprendre l'action que cette atmosphère

exerce sur les fonctions de la peau, et, par enchaîne-
ment logique, sur celles de la nutrition en général. Si
cette action n'est pas combattue par des moyens hygiéniques, elle est éminemment propre à entraver les
diverses fonctions de l'organisme chez l'Européen.
Nous allons voir comment, sous son influence, se comporte la sécrétion rénale.

Fonctions des reins. — On sait qu'on admet généralement aujourd'hui en physiologie que le rein ne *sécrète*
pas, mais *excrète* l'urine (1). Il s'ensuit que l'organe
rénal, en tant que lieu de séparation du liquide urinaire d'avec le sang, est entièrement sous la dépendance de la pression sanguine. Celle-ci s'exerce dans
les glomérules de Malpighi. La filtration du liquide
s'opère par osmose ou dialyse dans la capsule de Bow-
mann et c'est avec raison que Gautrelet dans son *Traité
d'urologie,* assimile le rein à un *dialyseur à casiers
multiples,* à un *osmoseur à divisions innombrables.*

Dans ces conditions, on pressent de suite qu'aux
pays chauds les fonctions du rein seront influencées
par deux facteurs : 1° degré de la pression vasculaire
dans la glomérule ; 2° variations de composition du
sang.

En ce qui concerne la pression dans la glomérule,
on sait qu'elle s'y abaisse toutes les fois que la tension
sanguine générale est elle-même diminuée par une
dilatation des petites artères ou par une dilatation de
tout le réseau veineux périphérique. Or, sous l'influence de la chaleur tropicale, nous l'avons vu, toutes
les veines de la peau se dilatent et il se fait d'autre
part une active production de sueurs : d'où nécessairement abaissement de la tension rénale, et par suite,
diminution de la quantité d'urine excrétée.

---

(1) CLAUDE BERNARD. Leçons sur les liquides de l'organisme, t. II, p. 8,
et Traités de physiologie.

Moursou, observant sur lui-même au cours d'un voyage d'aller et retour entre la France et la Cochinchine, a constaté les résultats suivants (1) :

En Méditerranée (température extérieure, 12°3) . .   1 550 gr.
Mer Rouge (température, 26°,4) . . . .   1 141 —
Océan indien et mer Rouge (température, 26°,7). .   1 132 —
Méditerranée (température, 9°). . . . .   1 790 —

Rattray (2), allant vers l'équateur, observa une diminution plus sensible encore, puisqu'il vit tomber la quantité d'urine à 900 grammes. De mon côté, dans un voyage en Cochinchine, en 1874, j'ai constaté un abaissement allant parfois jusqu'à 760 grammes (3). Mais il convient de remarquer que tous ces chiffres n'expriment pas des moyennes basées sur de nombreuses expériences, et que très probablement ils sont sensiblement au-dessous du taux urinaire physiologique dans les pays chauds. Ce qui est toutefois constant, c'est que la quantité d'urine excrétée par l'Européen sous les tropiques baisse, et que cette réduction est la conséquence directe des sueurs considérablement accrues.

Quant aux variations de composition chimique des urines, il est impossible de faire actuellement autre chose que des conjectures. Leur densité semble être très peu influencée ; Moursou donne 1015, Rattray 1017, Jousset 1027 ; en somme, aucun de ces chiffres ne peut être pris pour base, car, on le sait, tout dépend, pour la densité des urines, du moment où celles-ci sont examinées : repas, jeûne, sommeil, exercice. L'urée, d'après Moursou, diminuerait de près de moitié. Il est possible qu'il en soit pour ce principe comme pour le chlorure de sodium et que l'accroissement de son excrétion par les sueurs fasse équation avec une dimi-

---

(1) Note sur les variations de l'urée éléminée par les reins suivant les climats tempérés ou chauds. *Arch. de méd. navale*, t. XXXVI.

(2) *Arch. de méd. navale*. Traduction Foucaut, 1872.

(3) *Loc. cit.*, p. 32.

nution dans les urines. « Wiederhold, dit Gautrelet, a montré que la *peau* excrète, que les *poumons* sécrètent certaines substances solides que l'on rencontre également dans les urines, et en particulier le *chlorure de sodium, l'acide urique, l'urée*, etc. Il s'ensuit donc que les variations positives ou négatives des fonctions des poumons et de la peau retentissent sur l'excrétion d'une façon générale. Mais si ces variations influent réellement sur l'excrétion urinaire dans son ensemble, c'est-à-dire d'une façon absolue, leur influence est bien plus considérable encore sur les relations des éléments urinaires entre eux ; car, ne l'oublions pas, l'évaporation pulmonaire et cutanée élimine d'une façon plus spéciale l'eau et les acides volatils, donc diminuant la charge plasmatique en ces éléments, abaisse leur proportionnalité dans l'excrétion urinaire. Et c'est précisément ce qui explique l'action des facteurs *climat, saison*, dans leur totalité, et *régime d'exercice* dans une certaine proportion ; facteurs dont les fonctions pulmonaire et cutanée ne sont que l'expression secondaire (1). »

Tout cela est fort juste, et c'est ainsi probablement que les choses se passent aux pays chauds. Mais toute cette étude est à faire.

Il serait d'ailleurs d'autant plus nécessaire d'entreprendre sous les tropiques des recherches urologiques, — et de les entreprendre dans un laboratoire sérieusement installé, dans un hôpital, — que la question si importante de la toxicité des urines a été, jusqu'ici, entièrement négligée aux pays chauds. De pareils travaux ne peuvent être poursuivis à bord des bâtiments ; c'est à terre, aux colonies, qu'ils peuvent seulement être abordés. Il n'est pas douteux, le bon sens l'indique, que la diminution des urines, compliquée d'un trouble si général dans la nutrition, doit nous mettre

---

(1) GAUTRELET. *Loc. cit.*, p. 44.

en présence — je parle de l'homme en santé — de modifications appréciables dans la composition chimique des urines.

Or les connaissances que nous avons aujourd'hui sur la toxicité de ce liquide, considéré dans l'état normal, nous permettent de croire que la recherche des variations de toxicité dans l'urine de l'Européen aux pays chauds éclairerait singulièrement la pathologie générale de ces régions. Peut-être même, en dehors des maladies infectieuses tropicales où il est remarquable de constater que l'anémie est la règle presque constante (fièvre jaune, fièvre bilieuse hématurique, fièvres bilieuses graves, accès pernicieux), peut-être même trouverait-on, par exemple dans une baisse de la toxicité des urines, une justification de la plupart des états de langueur, d'affaiblissement organique, lesquels, s'ils ne sont pas encore la maladie, ne sont plus déjà la santé, et s'observent si fréquemment pendant le cours de l'acclimatation.

Foie. — *Sécrétion de la bile.* — On a reconnu de tout temps que les climats chauds influaient énergiquement sur le foie. Chose étrange, certains observateurs ont pensé que cette influence ne s'exerçait que dans un sens passif, c'est-à-dire que le foie perdait tout ou partie de ses fonctions hématopoïétiques sous l'action prolongée de la chaleur tropicale.

D'abord il n'est pas possible d'admettre une action directe de la chaleur sur le foie. Le rayonnement calorique dans l'atmosphère, son impression sur le corps, ne peuvent pas agir sur cet organe, si l'on considère sa situation, son organisation et ses fonctions de sécrétion.

Constitué par deux glandes qui se pénètrent inextricablement, glande vasculaire sanguine, glande biliaire, le foie est surtout placé sous la dépendance du système porte qui lui apporte tous les matériaux à élaborer. En somme, cet organe est soumis à l'action directe de l'appareil digestif, et il est peu de troubles de ce dernier qui ne retentissent immédiatement sur lui.

Aussi, abstraction faite des affections cardiaques qui réagissent sur le foie (circonstance entièrement étrangère à l'action climatique) tous les troubles fonctionnels de l'organe dérivent d'une cause digestive. Augmentation de pression intra-lobulaire quand il y a ingestion abondante de liquide et par suite accroissement de la tension dans le système porte ; irritation par la distribution d'un sang porte contenant des toxines puisées dans l'intestin ; d'une manière générale enfin, influence gastro-intestinale, cela ne saurait faire aujourd'hui aucun doute.

Il convient donc de reconnaître que la chaleur atmosphérique ne saurait agir sur le foie que par des intermédiaires, en imprimant à ceux-ci des modifications fonctionnelles capables de retentir sur tous les organes tributaires.

La chaleur, en effet, augmente la sudation ; par là, elle trouble, nous l'avons vu, les sécrétions de l'estomac, et, de proche en proche, celles de l'intestin, qui diminuent de manière à constituer un milieu digestif essentiellement anormal.

De là vient que la constipation est si fréquente aux pays chauds, où elle est comme la résultante d'opérations normales ralenties, et non, comme l'ont prétendu à tort certains auteurs, parmi lesquels Nielly (1), comme l'effet d'une atonie hépatique par défaut de sécrétion biliaire. C'est la remarque que fait M. le Dʳ J. Navarre (2), en ajoutant, ce qui est vrai, que la polycholie, indice de suractivité de la glande biliaire, n'est masquée que temporairement par la constipation, et que celle-ci alterne avec des débâcles bilieuses très caractérisées.

---

(1) Hygiène des Européens.
(2) J. NAVARRE. Loc. cit., p. 95.

Il n'y a donc pas d'atonie du foie. Il y a tout au contraire de l'activité physiologique en excès dans cet organe, au moins dans le sens de la polycholie. Quant à la production en urée et en glycogène, quant à la destruction des poisons organiques puisés dans les voies digestives, il n'existe à cet égard aucune notion positive. En ce qui concerne l'urée, la diminution observée par Moursou dans les urines peut résulter d'une plus grande élimination de cette substance, comme uréides, soit par l'intestin, soit même par la sueur.

Dans l'état actuel des études de physiologie tropicale, nous ne savons rien autre que la tendance manifeste du foie à sécréter de la bile en excès. Et encore y a-t-il à tenir compte ici des prédispositions individuelles ! Pour tout le reste, disons-le franchement, nous en sommes réduits à des conjectures : *adhuc sub judice lis est.*

Il y a cependant une conclusion qui s'impose en hygiène, et qui découle de l'observation traditionnelle, c'est que les pays chauds prédisposent singulièrement aux congestions du foie, à l'hépatite suppurée, et que tout ce qui tend à développer ces états morbides, notamment les écarts de régime, doit être sévèrement prohibé. En résumé, la prophylaxie des troubles hépatiques repose sur l'hygiène des fonctions digestives.

TROISIÈME PARTIE

CONDITIONS SANITAIRES DES CLIMATS RÉGIONAUX

En outre des conditions générales propres à la zone intertropicale, certaines contrées de cette zone offrent des particularités individuelles. Ces particularités individuelles constituent les nombreux climats régionaux.

Les climats régionaux sont naturellement variés, ainsi que la distribution des mers, continents et des îles le fait pressentir. Il serait difficile, dans une étude qui n'a pour but que d'établir des principes et de donner une esquisse générale des régions tropicales, d'aborder la description climatique de chaque région en particulier. Le régime local des îles de la Malaisie et de la Polynésie, par exemple, exigerait à lui seul un volume de climatologie, même résumée. Quant aux autres îles de la mer des Indes, de Chine, des Antilles, il faudrait évidemment en faire une étude très étendue, qui sortirait du cadre de cet ouvrage. Au surplus, autre chose est de faire de la climatologie essentielle, comme Borius l'a fait pour le Sénégal, comme M. A. Lancaster vient de le faire pour le Congo belge, et autre chose de faire de l'hygiène coloniale. La plupart des auteurs qui se sont occupés de cette dernière se sont bornés à une étude globale du climat intertropical.

Et, en fait, cette étude suffirait pour donner une idée précise de la nature des tropiques et de ses influences sur l'homme.

Néanmoins, en vue de donner une explication plus

précise de ces influences, j'ai voulu aborder ici, en notices successives, la description des principaux caractères de quelques climats régionaux choisis comme types. J'estime en effet — sous réserve des distinctions qui servent de préambule à cette description et qui s'appliquent à différencier le climat des côtes, le climat des continents et le climat des îles, — que la plupart, sinon tous les climats régionaux, peuvent rentrer dans la catégorie de ceux qui vont servir de modèles. Sans doute certaines particularités locales peuvent, dans les climats régionaux eux-mêmes, quoique se ressemblant étroitement, introduire certaines modifications climatiques : c'est en ce sens qu'agissent la hauteur des terres, le voisinage de courants marins, le régime des vents, l'existence des forêts, des fleuves, etc.; mais, au demeurant, bien faibles sont les différences ; et ce qui est dit du caractère des uns suffit amplement à caractériser les autres. Ceci surtout au point de vue de l'hygiène, car à partir des tropiques, on peut dire en effet qu'à l'égard de la constitution physique de l'Européen la climatologie est bien près de l'égalité d'action.

Caractères des climats régionaux. — On distingue les climats, d'après la configuration géographique des régions, en trois ordres qui empruntent leurs caractères différentiels à la manière dont s'exerce à leur égard l'influence des océans. Suivant qu'il s'agit d'une île, d'un littoral, d'un continent, les conditions climatériques changent, on le sait, aussi bien dans les pays chauds que dans les contrées froides ou tempérées. Toutefois ces modifications qu'entraînent le voisinage immédiat ou l'éloignement de la mer sont beaucoup plus sensibles et accusées dans la zone intertropicale que partout ailleurs.

Si l'on considère, en effet, les conséquences physiques qui résultent du voisinage de l'atmosphère marine pour les climats des latitudes tempérées ou froides des deux hémisphères, on constate qu'elles se manifestent surtout par une élévation de leur température pendant l'hiver. Or, à l'inverse des latitudes extra-tropicales, toute la zone géographiquement délimitée par le Cancer et le Capricorne, subit l'effet du voisinage de la mer dans le sens de la modération de sa thermalité générale et plus spécialement pendant la saison chaude. Comme le soleil se meut d'un tropique à l'autre, et que tous les points de cette immense portion de sphère le voient chaque année passer deux fois à leur zénith, la température de l'air y serait extrême, et probablement intolérable, si des masses considérables de vapeur d'eau n'étaient pas constamment jetées dans l'atmosphère et ne se répandaient pas, poussées par des vents réguliers, au-dessus des continents. Or, on sait que la vapeur d'eau joue dans l'air le rôle de compensateur thermique. Elle absorbe pour se former et se mêler à l'atmosphère énormément de la chaleur propagée par la marche des rayons solaires.

Les nappes liquides sont les réservoirs naturels qui alimentent sa production : mers, fleuves, rivières, lacs et marais. Mais, en outre, la rosée nocturne, si abondante aux pays chauds pendant la saison sèche, constitue une autre source d'évaporation ; et ce n'est pas toujours la moindre. Dans ces conditions, le sol des régions tropicales, échauffé par le soleil, cède une notable partie de sa chaleur à l'eau dont il est pénétré. Celle-ci, passant à l'état de vapeur, absorbe à son tour du calorique ambiant, et rafraîchit ainsi l'atmosphère dont elle gagne, en se dilatant, les régions supérieures.

Ce phénomène n'est d'ailleurs pas aussi sensible dans les régions forestières ; car partout où une végétation luxuriante appelle des condensations de vapeur, celle-ci, en se précipitant, a plutôt pour effet de maintenir la température ambiante par dégagement de son propre calorique. C'est ce qui explique la température accablante de certaines localités subtropicales. Mais, d'une manière très générale, l'évaporation des nappes d'eau, les pluies suivies d'évaporation du sol, ont pour conséquence d'absorber la chaleur en excès dans l'air et diminuent ainsi la température de l'atmosphère.

Or, la source première de l'humidité des continents tropicaux, ce sont les courants marins. On connaît le rôle que joue en Europe occidentale le courant du Gulf stream. Aussi n'est-il pas inutile de rappeler en quelques mots l'origine et la marche des principaux courants marins du globe.

Si l'on étudie la direction des eaux dans l'hémisphère sud, on constate qu'elles affluent toutes vers l'est, dans un mouvement circulaire qui concorde avec le mouvement de rotation du globe.

Cette masse en mouvement, venant de l'ouest, rencontre successivement les points avancés des grands continents : Amérique méridionale, Afrique australe, Australie et Nouvelle-Zélande. Entre le cap Horn et la terre de Louis-Philippe, le courant polaire est assez resserré, et à peine a-t-il doublé la Terre de Feu qu'il se détend vers l'E.-N.-E., où il vient se heurter au cap de Bonne-Espérance. Arrivé là, il longe la côte occidentale de la colonie du Cap, le Benguela, auquel il emprunte sa dénomination (courant de Benguela), le Congo, gagne l'équateur au niveau du Gabon, et s'infléchit vers l'ouest. Il marche alors parallèlement à l'équateur, de l'est à l'ouest sous le nom de courant sud-équatorial.

Durant son trajet ascendant du Cap vers l'équateur, le courant polaire s'est naturellement échauffé, mais au détriment de l'atmosphère des côtes, et en répandant sur toute leur étendue une masse considérable de vapeurs aqueuses. Celles-ci, ou bien donnent de la rosée pendant la saison sèche, ou bien renforcent les masses de vapeur venues de l'équateur, et contribuent de la sorte aux pluies abondantes de l'hivernage. Dans l'un et l'autre cas, la météorologie de cette partie de l'Afrique sud-équatoriale, bord occidental, est influencée dans le sens d'une modération de la température atmosphérique.

En continuant sa marche rétrograde vers l'ouest, le courant polaire antarctique devenu courant du Benguela puis courant sud-équatorial, rencontre la côte orientale de l'Amérique du Sud, à la hauteur de Pernambuco, au Brésil. Il dévie sur cet obstacle, fléchit en masse au Sud-Ouest, et longe toute la côte du Brésil. Il poursuit sa route descendante jusqu'à la latitude du Rio de la Plata, et là, repoussé par une branche froide du courant d'origine polaire qui monte le long de la Patagonie, il se dirige brusquement vers l'est pour rejoindre son point de départ au cap de Bonne-Espérance. En somme, il existe au sud de l'équateur, entre l'Amérique et l'Afrique, un courant parti des régions polaires, de direction circulaire, tour à tour froid et chaud. Ce courant, d'abord froid, rafraîchit les côtes d'Afrique par absorption de la chaleur atmosphérique autant que par expansion de sa vapeur d'eau, depuis le Cap jusqu'au Gabon. Devenu courant équatorial et réchauffé pendant son ascension en latitude par la longue action du soleil, il redescend le long de l'Amérique méridionale n'offrant plus l'écart de température qui existait, à latitude égale, pendant sa marche ascendante, entre les eaux et l'atmosphère côtière d'Afrique. Il en résulte que la côte du Brésil a une température moyenne supérieure à celle qui lui fait face à l'autre bord de l'océan, mais surtout que les écarts moyens annuels sont beaucoup moins accusés en Amérique qu'en Afrique pour une même latitude (Pernambuco, Brésil, $+ 27°$ à $+ 24° =$ Loanda (Afrique) $+ 25°$ à $+ 19°$).

Dans l'océan Indien, entre l'Afrique et l'Australie, le courant polaire obéit aux mêmes lois de distribution. Après avoir fourni à la côte occidentale du cap de Bonne-Espérance la branche montante froide qui prend

Hygiène coloniale. 5

le nom de courant du Benguela, il continue, sans remonter le long de la côte orientale, sa marche vers l'est dans la direction de l'Australie. Arrivé à la rencontre de ce continent, le courant polaire détache une branche vers le Nord.

Cette branche (courant de l'Australie occidentale) agit comme son homologue du Benguela. Elle rafraîchit la côte par différence en absorbant pour s'échauffer, de la chaleur atmosphérique ; elle donne lieu en outre à des productions considérables de vapeurs qui se répandent sur le continent, et les eaux marines, en se transformant en cet état, absorbent encore une quantité sensible de chaleur ; d'où refroidissement relatif de cette partie de l'Australie.

Parvenu au-dessus du tropique, le courant occidental d'Australie devient équatorial, marche vers l'ouest et vient baigner de ses eaux chaudes Madagascar et la côte du Mozambique. Cette distribution du courant équatorial le long des côtes orientales de l'Afrique rend compte de la différence des excès que présentent les écarts moyens annuels de la température observée dans cette région par rapport aux localités de même latitude de la côte occidentale (côte orientale de Zanzibar de 28° à + 25° ; côte occidentale Loanda de + 25° à + 19°).

Aussitôt après avoir atteint la longitude de Melbourne le courant polaire fournit une branche secondaire aux côtes de la Nouvelle-Zélande et continue sans interruption sa marche vers le cap Horn. En ce point il détache une branche très importante qui longe la côte occidentale de l'Amérique méridionale, suit le littoral du Chili et du Pérou (courant de Humbold) et, arrivé à l'équateur, subit la loi commune d'inflexion vers l'Ouest. C'est alors le grand courant équatorial du Pacifique qui enveloppe de ses branches multiples les îles de la Polynésie, détache un courant secondaire d'eau chaude sur la côte orientale d'Australie et, poursuivant sa marche vers l'Ouest, vient se perdre en s'incurvant vers le Nord-Est, le long des côtes des Philippines, de Formose et du Japon (courant de Kouro-Schivo). Telle est, résumée à grands traits, la description des courants principaux de l'hémisphère sud. On sait que la masse principale des terres coloniales des pays chauds se trouve soumise aux influences de ces courants. Ce sont donc ces courants dont l'hygiéniste tropical a seulement à se préoccuper.

Une remarque générale s'impose, qui résume les observations présentées dans le cours de l'énumération des courants polaires et équatoriaux qui vient d'être faite ; c'est que, tandis que des courants ascendants et froids (polaires) longent les côtes occidentales de l'Amérique du Sud, de l'Afrique et de l'Australie, ce sont, au contraire, des courants descendants et chauds (équatoriaux) qui longent les côtes orientales de ces continents.

On comprend dès lors très aisément les différences climatériques qui découlent de cet état de choses. En Amérique, les côtes du Chili, du Pérou, de l'Équateur et de la Colombie sont moins chaudes que celles de la Plata, de l'Uruguay, du Brésil, des Guyanes et du Vénézuela. En Afrique, le littoral du Damara-land, du Benguela, du Congo, du Cameroun et des Guinées jouit d'un climat relativement plus frais que celui du Mozambique, de Zanzibar et de Somali.

Ces variations de température, qui constituent en réalité un avantage au profit de toutes les côtes occidentales, ne sont pas les seules conséquences des courants marins. Une particularité des courants froids ascendants du pôle vers l'équateur est de jeter sur les côtes de certaines contrées des brumes épaisses que n'engendrent pas les courants équatoriaux. Ces brumes sont surtout sensibles le long des côtes occidentales d'Amérique, où le courant de Humboldt est très puissant. Principalement le nord du Chili, la côte du Pérou tout entière, sont exposés à des brouillards épais qui couvrent d'un voile parfois impénétrable la ligne des côtes et ne permet alors de les reconnaître que lorsque la brise est assez forte pour les chasser dans l'intérieur des terres. Ces brouillards rafraîchissent beaucoup l'atmosphère, et, en certaines localités, au Callao par exemple, tiennent lieu de pluies ; « le matin et le soir, une brume épaisse (aguacero) plane presque toute l'année sur la rade et sur l'île de San Lorenzo, et dérobe aux regards les terres noyées du Nord-Est. Le soleil a peine à percer cette brume qu'on voit persister quelquefois pendant l'hiver jusqu'à onze heures du matin ; les brises régulières du sud contribuent puissamment à dégager l'atmosphère de Callao, en chassant le brouillard vers les montagnes qui environnent Lima au nord. Pendant l'été, les brumes sont moins épaisses, bien que fréquentes et se dissipent plus facilement, les vents du sud se levant de meilleure heure. Il pleut bien rarement au Callao ; la brume y remplace la pluie (1). » La concordance de ces éléments météorologiques, courant de Humboldt et brises régulières, donne au Callao et à toute cette partie de la côte du Pérou, une température douce et agréable, avec des écarts mensuels peu accusés. Dès qu'on pénètre dans l'intérieur des terres, la température s'accroît, et les écarts s'accentuent (rayonnement, altitude). On observe également des brouillards intenses, de même origine, c'est-à-dire produits par l'ascension vers l'équateur du courant polaire, vers le golfe de Guinée, et en particulier vers la boucle du Niger, le Dahomey. Ces brumes produites par la vaporisation de la surface océanique de température inférieure à celle de l'air, sont refoulées et maintenues sur les côtes par l'influence contraire des brises de terre et de mer. La même chose

---

(1) Contribution à la géographie médicale. *Arch. de méd. navale*, t. II, p. 186.

se passe à Panama (1). Partout ailleurs, sauf des exceptions locales peu nombreuses, les courants marins sont avant tout des causes de pluies ; et la régularité de ces météores, liée, comme on le sait, à la marche du soleil, donne une physionomie caractéristique à chacun des climats tropicaux.

Ainsi que l'a fait remarquer M. le professeur Layet, de Bordeaux, dans ses études d'hygiène intertropicale publiée en 1877, dans les *Archives de médecine navale*, « relativement à leur étendue, les terres ont une influence assez grande sur la météorologie intertropicale pour justifier, ici plus que partout ailleurs peut-être, la distinction des climats en climats continentaux et climats insulaires ».

En effet, la répartition des pluies est très inégale sur la profondeur des continents. Le relief du sol, les hautes altitudes, les déserts, l'éloignement des océans, la direction des vents, autant de causes qui modifient cette distribution. Et ce n'est pas une des choses les moins curieuses de la nature que malgré la régularité astronomique de la marche du soleil sur l'écliptique suivie d'un déplacement non moins régulier de la masse des vapeurs équatoriales, et malgré la constance des alizés et des courants marins, le régime des pluies soit aussi inégal dans des contrées situées sous la même latitude. Ce n'est pas que l'on doive considérer la chute des pluies comme diminuant d'intensité, comme perdant aussi de sa régularité saisonnière, à mesure que les vapeurs orageuses venues de la mer progressent de la mer vers l'intérieur des terres. Au moins comme règle générale, cette conception serait radicalement erronée. Mais ce qui est vrai, c'est qu'à l'humidité excessive de la zone littorale ne correspond pas toujours une égale hygrométrie des régions centrales. Cette différence est

---

(1) Dr NICOLAS. L'hygiène dans l'isthme de Panama. *Bulletin de l'Acad. de méd.*, 23 mai 1887.

sous la dépendance d'un certain nombre de causes, notamment de la configuration des côtes, la force du vent, la latitude.

Nous avons vu qu'une partie du littoral occidental de l'Amérique du Sud est exposée à de longues périodes de sécheresse, et que certaines localités de cette zone, au Pérou par exemple, ne reçoivent quelquefois pas d'eau. Le même phénomène s'observe dans le désert du Sahara, jusqu'aux extrêmes limites du Soudan. Ce n'est pas que les pluies y soient inconnues, contrairement à une opinion trop communément accréditée ; mais elles y sont plutôt rares, certaines années même nulles, et ce n'est qu'en se rapprochant des régions du Sénégal, du Niger et du Tchad, qu'elles tendent à se régulariser et à constituer une saison. Dans tous les cas il est constant que les terres situées sur la rive droite du Sénégal, et sur la rive gauche du Niger, c'est-à-dire celles qui appartiennent par leur aridité sablonneuse à la région propre du Sahara, reçoivent beaucoup moins d'eau que le bas Sénégal, et incomparablement moins que la Sénégambie (1). De même en Australie, les vastes régions de l'intérieur sont inégalement accessibles aux vents pluvieux du Pacifique et de la mer des Indes. Les moussons et les alizés épuisent en quelque sorte l'humidité dont ils sont chargés sur les montagnes et les collines des contrées maritimes ; l'intérieur du continent reçoit peu de pluie et le désert de Victoria, en particulier est voué à l'aridité et à la sécheresse. Dans la Nouvelle-Galles du Sud, les pluies sont torrentielles pendant l'hivernage, mais elles sont plus locales que générales. A quelques milles de la côte elles sont à peine sensibles, alors que le littoral est couvert d'orages (2). En Afrique australe et

---

(1) Consulter *a*. BARTH. *Travels and discoveries in North et Central africa*. 1849-1855 ; *b*. BORIUS. Climat du Sénégal : *c*. ROHLF. Voyages et missions au Sahara et en Abyssinie.

(2) BOURSE. Australie. *Arch. de méd. navale*, t. XXIV, p. 24.

équatoriale la même inégalité s'observe dans la distribution des pluies. Les côtes y sont exposées directement, la saison humide y est longue et très accusée ; l'intérieur reçoit surtout des orages, entrecoupés de périodes de sécheresse beaucoup plus prononcées que sur le littoral.

Dans toute la zone intertropicale, il existe donc des différences marquées entre les régions côtières et les pays de l'intérieur. Sauf certaines particularités climatériques dues essentiellement à la configuration locale, toutes les terres riveraines des océans sont humides, l'atmosphère contient une quantité élevée de vapeur d'eau, et la température y offre des écarts moindres que dans l'intérieur. Ceux-ci sont naturellement d'autant plus accusés que l'altitude des localités est plus prononcée. Ici le phénomène se justifie aux pays chauds par les mêmes règles physiques que dans les latitudes tempérées. Toutefois, au lieu que les écarts de température qui résultent de l'élévation nuisent à l'acclimatation, ils la favorisent au contraire et donnent au climat des localités de montagnes ou de hauts plateaux un caractère de tolérance atmosphérique essentiellement profitable à la colonisation européenne.

Si les régions du littoral sous les tropiques se distinguent, par une plus grande égalité dans la température, des régions d'altitude de l'intérieur où le rayonnement nocturne, joint à une diminution considérable de la vapeur d'eau atmosphérique, amène non seulement un abaissement de la moyenne générale, mais encore des écarts plus sensibles entre les maxima et les minima, les régions insulaires ont pour caractère de résumer sur des espaces incomparablement moindres que ceux des continents les avantages des côtes et des altitudes continentales.

Si, en effet, la température des îles situées entre les tropiques, soit dans l'Atlantique, soit dans le Pacifique, soit dans la mer des Indes, est généralement élevée, elle est cependant quelque peu inférieure à la moyenne des températures côtières des continents. Elle offre, il est vrai, une plus grande constance, de faibles écarts, 5 à 6° nycthéméraux, 10 à 12° annuels en moyenne ; mais cette constance est mitigée par la brise de mer qui les bat incessamment dans un sens ou dans l'autre.

De plus, la constitution presque uniformément volcanique des îles offre partout des reliefs montagneux dont quelques-uns sont d'une ampleur remarquable — Antilles, Tahiti, Réunion, Madagascar — et on a à peine quelques kilomètres à faire pour atteindre des altitudes qui compensent aussitôt les conditions de température habituelles aux régions tropicales.

Les îles sont, à vrai dire, au point de vue de l'acclimatation de la race européenne, les terres naturellement désignées par leurs propriétés climatiques. Si la puissance occupante savait toujours tirer parti des heureuses dispositions orographiques de colonies insulaires, si la colonisation était scientifiquement dirigée, et qu'aucun centre ne fût créé au rebours du bon sens, qu'il y eût une bonne voirie, une bonne amenée d'eau potable, des espaces largement ouverts à la ventilation naturelle, de sages règlements d'administration publique qui ne permissent pas la souillure du sol et la pollution du littoral, l'encombrement ou la malpropreté des maisons, je ne vois pas quel obstacle naturel s'opposerait au développement et à la prospérité des établissements.

Malheureusement ce n'est pas toujours le tableau qu'ils présentent. Sans trop s'étonner de la mauvaise hygiène observée dans certaines localités européennes des Antilles et de l'Amérique du Sud, où l'unique cause d'insalubrité réside dans le mauvais état du sol urbain, dans la malpropreté des cours et des rues, dans l'entassement inconsidéré des maisons sur un petit espace, dans des ports souillés par des égouts, et souvent, trop souvent, dans la stercoralisation traditionnelle des péri-

mètres, — toutes circonstances qu'expliquent l'ignorance et l'incurie des fondateurs, ainsi que la tâche
aujourd'hui coûteuse d'y remédier, — on ne peut que
déplorer que les nouveaux établissements tendent à
consacrer les mêmes erreurs. On s'installe au plus près,
aux embouchures de rivières, au fond de quelque crique
où l'eau stagne, sur des alluvions de formations
récentes et en pleine fermentation, sans trop se préoccuper des marécages voisins, ni des vents régnants,
ni des ressources en eau potable. La colonie fondée,
on s'aperçoit que tout manque à la fois, égouts, eau
potable, demeures confortables.

Cependant le peuplement se fait ; le courant d'affaires
nouvelles amène des négociants, des colons, des fonctionnaires. La localité grandit, l'encombrement se fait ;
le paludisme, le typhisme, aidés d'un régime le plus
souvent défectueux et dépourvu de toute hygiène,
créent des endémies, et voilà pour longtemps une
colonie insalubre.

A vrai dire, c'est là le procès aussi bien des colonies
continentales et côtières, que de celles des possessions
insulaires. Mais la critique de ces dernières se justifie
toujours par la faculté qu'on eût eu, dès le principe, de
s'établir sur une des hauteurs qui ne font jamais défaut
dans une île, au voisinage même des ports ou rades.

Quoi qu'il en soit, à égalité d'inconvénients inhérents
à la nature des lieux ou même des fautes d'organisation commises, le climat insulaire intertropical est
de beaucoup supérieur aux climats du littoral et surtout de l'intérieur des continents.

Plus influencé encore que les côtes continentales
par le régime des vents, puisque ceux-ci, avec leurs
propriétés d'asepsie et de tonicité investissent et balaient
les îles de tous les côtés, le climat insulaire se distingue à la fois par une température moyenne inférieure
et des différences extrêmes moins tranchées, par une
véritable constance dans l'uniformité de la thermométrie

moyenne annuelle, par un renouvellement incessant
de l'atmosphère et, enfin, par des saisons moins accusées.

Pour résumer en une impression graphique les différences thermométriques qui caractérisent les trois
ordres de climats insulaire, littoral, continental, voici,
traduites en courbes et comparées entre elles sur un

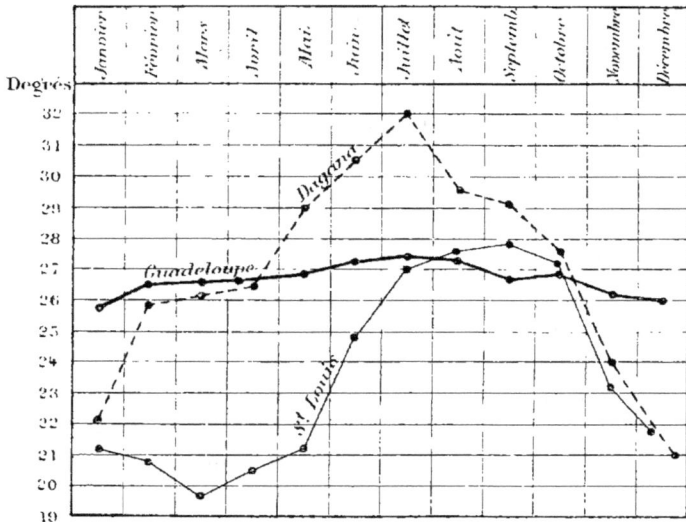

même tableau les moyennes des extrèmes de trois localités correspondant chacune à un climat type : climat
insulaire, Guadeloupe; climat littoral, Saint-Louis du
Sénégal; climat continental en plaine, Dagana (Sénégal,
intérieur) (1).

On voit que la courbe de la Guadeloupe (climat insulaire), est fortement tendue, avec de très faibles oscillations mensuelles. Au contraire la courbe de Saint-
Louis (climat de littoral) est brisée, avec des écarts très
accentués, mais moins toutefois que celle de Dagana

---

(1) Moyennes de la Guadeloupe empruntées à DUTROULAU, *Loc. cit.*
Moyennes de Saint-Louis et de Dagana données par BORIUS. *Loc. cit.*

(climat continental). Or ces trois localités sont situées à peu près sous la même latitude.

La température, il est vrai, est influencée par des circonstances géographiques un peu spéciales à Saint-Louis et à Dagana, comme du reste dans la presque généralité du Sénégal et du Soudan. En raison de l'aridité du sol et de la sécheresse des vents d'Est, elle offre des écarts considérables entre les minima et les maxima de l'année. Mais c'est là le propre du climat continental d'offrir plus de sécheresse par évaporation, plus de calorification directe par absence d'écran humide, plus de radiation calorique vers les espaces célestes dès l'arrivée de la nuit. C'est en quoi diffèrent fondamentalement les climats insulaires, remarquables par l'uniformité et la modération des moyennes, conditions qu'ils doivent exclusivement à l'humidité des vents océaniques, à l'enveloppement de vapeurs aqueuses qui les couvre. Et ces caractères différentiels s'accusent encore davantage si l'on considère respectivement les vastes plateaux du centre africain, par exemple, et les îles semées dans le canal de Mozambique, Mayotte, Nossi-Bé, Anjouan, etc.

CLIMATS RÉGIONAUX TYPES

Indo-Chine. — a). *Tonkin.* — C'est un climat absolument à part dans la série des climats tropicaux. Il offre cette particularité d'un hiver, dont il ne faudrait pas, certes, exagérer l'importance, mais qui, par le contraste météorologique qu'il oppose aux conditions générales de toute la zone, ne laisse pas d'être intéressant à tous les points de vue, en hygiène comme en climatologie. Les saisons y sont tranchées.

Elles comportent cinq mois tempérés, cinq mois chauds, deux mois de température variable. La première série commence à peu près généralement en novembre, avec la cessation des pluies. A peine observe-t-on quelques brouillards. La température baisse considérablement, tombe à 18, 16, 15 et même 14° dans l'aprèsmidi. En décembre la baisse thermométrique s'accentue : il n'est pas rare de constater 10°. En janvier on observe 9, 8 et même 7°, et le froid est parfois assez vif pour obliger à chauffer les appartements. Février est le mois par excellence des brumes ; il est par suite très humide et malsain. Le soleil se montre peu, et, sauf quelques jours, les brouillards voilent l'atmosphère d'une manière constante (Maget). Mars ne diffère guère, au point de vue de la température, de janvier et de février. Mais avec avril, bien qu'il règne encore une humidité prononcée, déjà le soleil prend de la force, et vers la fin du mois, au moment de l'établissement définitif de la mousson de Sud-Ouest (devenue Sud-Est en contournant les côtes de l'Annam) commencent les chaleurs caractéristiques de l'été (hivernage des pays chauds). Alors, durant les mois de mai et juin, jusqu'au moment où surviennent les grandes pluies, au moment où le soleil est au zénith, les chaleurs sont torrides. Le thermomètre oscille entre 32 et 36° atteignant parfois 37°.

Durant cette période l'atmosphère est lourde, orageuse, électrique ; l'organisme est accablé et subit l'influence énervante propre à la saison chaude et humide des régions équatoriales. A peine observe-t-on des écarts diurnes de 4 à 5° dans la température, qui affecte ainsi le caractère d'élévation, d'uniformité et de constance si pénible aux Européens. Les pluies torrentielles de juin et juillet n'apportent aucun soulagement, et l'évaporation du sol ne suffit pas à diminuer la chaleur ambiante. Au mois d'août seulement, bien que la température demeure toujours élevée dans le jour, on observe matin et soir une légère détente. Les nuits, insupportables en juin et juillet, deviennent meilleures. Enfin, en septembre, de fortes brises du Nord-Est, quelquefois un typhon, viennent bouleverser l'atmosphère et chasser les pluies, mettant fin à l'hivernage. Octobre est un beau mois où les ardeurs du soleil, encore vives entre dix heures et trois heures, sont cependant tempérées par de fortes brises du Nord-Est régulières, qui retrempent l'organisme débilité par les grandes chaleurs. Voici maintenant l'approche de l'hiver, la saison tonique par excellence et dont la physionomie qui vient d'être brièvement esquissée est assez caractérisée pour justifier l'opinion favorable que l'on a aujourd'hui du Tonkin.

Tel est le caractère général du climat de cette colonie. Des différences assez marquées existent dans les districts montagneux de l'intérieur; et, à mesure que l'altitude y croît, les conditions observées dans le delta, entre Hanoï et Haïphong principalement, se modifient par degrés. Sur les confins du Yun-Nan, sur le haut fleuve Rouge, la température est généralement plus basse dans sa moyenne générale, mais aussi les écarts extrèmes de maxima à minima plus forts : + 37 à + 4. Les hivers y sont plus accentués, à la fois brumeux et pluvieux, ce qui donne à tout le pays une humidité prononcée. Lorsque le vent du Nord souffle, il affecte un caractère de bise glaciale, et la température y tombe jusqu'à 6°, 5° et même 4° (1).

PATHOLOGIE RÉSUMÉE. — On y observe toutes les maladies de la région indo-chinoise. Dans le delta, le paludisme, dans les hautes vallées la fièvre des bois, qui n'en est qu'une des formes, partout indistinctement — mais seulement par cas individuels, — le choléra, la dysenterie, la diarrhée et l'hépatite. En outre de ces maladies endémiques, la fièvre typhoïde, le typhus, s'y manifestent par poussées épidémiques, par foyers spé-

---

(1) G. MAGET. *Arch. de méd. navale*. Climat du Tonkin, 1881, t. XXXV. BOURRU. *Ann. d'hygiène*, 1884, t. XI. H. REY. *Arch. de méd. navale*. Le Tonkin, 1887, t. XLVIII.

ciaux, surtout dans l'agglomération du delta. La peste enfin y a été observée, en 1896, provenant du Yun-Nan où elle est en permanence depuis un grand nombre d'années; mais chose singulière, malgré la population annamite qui offre un aliment tout prêt pour ce fléau, elle ne s'est pas propagée, et les quelques cas qui ont été observés se sont éteints sur place. Il a suffi de l'isolement et de la désinfection pour en avoir raison.

Si nous considérons la morbidité européenne, nous devrons faire remarquer que, par une exception qui peut paraître paradoxale, mais qui n'en est pas moins formellement reconnue comme traditionnelle en Indo-Chine, le choléra est très peu meurtrier pour les Européens. En dehors de quelques épidémies locales qui ont sévi sur les troupes surtout au moment de la conquête et des expéditions qui en ont été la conséquence, on n'observe que quelques cas isolés, presque toujours expliqués par l'intempérance ou le surmenage. Quant à la dysenterie, à la diarrhée et à l'hépatite, beaucoup plus fréquentes, elles reconnaissent surtout pour causes les écarts de régime habituel, l'abus de l'alcool, l'absorption d'une eau contaminée. En somme, si l'Européen s'applique à observer une bonne hygiène, s'il ne s'expose pas à la fatigue, aux intempéries, s'il est avant toute chose sobre et modéré, il échappe presque sûrement à la plupart des affections endémiques. La morbidité indigène se signale surtout par des maladies essentiellement liées à l'état social de la population. Il n'est utile d'en faire mention ici qu'au point de vue de l'influence qu'elles peuvent exercer sur l'hygiène des milieux européens en contact avec des agglomérations annamites. C'est ainsi que la peste, qui, comme le choléra, semble tout d'abord être confinée dans la population indigène, est susceptible, si elle prend une marche franchement épidémique, de constituer des foyers de haute infection dangereuse pour les Européens. L'épidémie de Hong-Kong en 1895,

celle de Bombay en 1896, témoignent qu'à la longue,
les Européens, d'abord exempts et protégés par leur
hygiène, peuvent à leur tour payer leur tribut au fléau.
De même pour le choléra. A l'inverse de la peste,
toujours plus ou moins endémique au Yun-Nan et qui
paraît ne pas devoir franchir facilement la frontière,
grâce aux précautions prises par les autorités sanitaires du Tonkin, le choléra, lui, est toujours endémique au Tonkin et en Annam, comme aussi, on peut
l'affirmer, au Cambodge. Chaque année, pour ainsi
dire, l'endémie se réveille de son assoupissement
hivernal et subit une poussée qui coïncide avec le
début de la saison chaude. Suivant Maget et quelques
autres observateurs, le choléra annamite prendrait
naissance à la suite du labourage des rizières. D'après
les informations que j'ai recueillies moi-même, informations absolument positives et émanant du service
que je dirigeais, le fléau suit toujours le cours descendant des fleuves, avec des crochets sur les affluents,
frappant les villages qui puisent leur eau d'alimentation à la rivière et s'arrêtant généralement à la limite
des eaux de marée, là où les eaux fluviales cessent
d'être potables par suite de la salure. Si des localités
maritimes comme Haï-Phong, par exemple, sont visitées
par le fléau, cette circonstance s'explique soit par une
contamination d'apport, soit par la pollution de la nappe
souterraine et des puits qu'elle alimente. C'est surtout
dans l'épidémie de 1895 en Cochinchine, que les faits
de cet ordre ont été probants. Le choléra fut signalé à
la fin de mai à Pnom-Penh (Cambodge) et suivit de là
le cours du Mékong, touchant tous les villages établis
sur les bords du fleuve, sans s'écarter pour ainsi dire
de la ligne du courant. Il fut très meurtrier pour les
indigènes dont quatre ou cinq mille périrent en deux
mois. A la fin de juin, l'épidémie touchait à Mytho,
Vinh-Long et Can-Tho, rayonnant autour de ces centres
le long des arroyaux en communication avec le fleuve,

mais respectant, sauf contagion par malades, les villages de l'intérieur qui s'alimentaient en eau dans les puits très éloignés de la ligne contaminée. Saïgon, pourtant en relation avec les lieux infectés par l'arroyau de la Poste, et malgré le voisinage de Cholon où l'épidémie se propagea, fut épargné grâce à son service d'eau potable absolument préservé de tout contage. Durant cette épidémie, un seul Européen succomba.

On voit donc que les épidémies qui règnent sur les indigènes ne sont pas bien menaçantes pour les Européens, et ce fait est surtout bien capable de mettre en lumière la valeur préservatrice de l'hygiène. Quant à la lèpre, également endémique en certaines localités de l'Indo-Chine, notamment au Tonkin, au voisinage d'Hanoï, de Sontai et en quelques autres districts soit du delta, soit de l'intérieur, je ne saurais considérer son existence comme indifférente (1). C'est une menace certaine pour la civilisation. Bien que de lente propagation, de contage difficile, ce n'en est pas moins une maladie transmissible de l'indigène à l'Européen, comme en témoignent les faits déjà assez nombreux, trop nombreux même, qui ont été observés ailleurs, en particulier à la Guyane.

Il serait donc prudent de s'en préoccuper au point de vue, non de l'hygiène privée assez désarmée dans l'espèce, mais à celui de la police sanitaire.

b) *Annam.* — Territoire encore peu connu, cette colonie appelle cependant l'attention des économistes par les richesses agricoles qu'elle est susceptible de produire. Placé sous un climat intermédiaire au Tonkin et à la Cochinchine, elle diffère du premier par un hiver beaucoup plus chaud, et du second, par une atténuation des chaleurs de l'été qui résulte seulement d'une altitude supérieure. Néanmoins, par sa climatologie générale,

---

(1) H. REY. *Loc. cit., Arch. de méd. navale*, t. XLVIII.

l'Annam se rapproche plutôt de la haute Cochinchine,
qui n'est d'ailleurs que le prolongement de son territoire et la continuation de son orographie.

c) *Cochinchine*. — Cette colonie, qui forme maintenant
un tout continu avec le Cambodge, l'Annam et le Tonkin
et concourt à former l'Indo-Chine française est, comme
on le sait, la plus ancienne de nos possessions en
Extrême-Orient. Elle est néanmoins une de ces colonies
dont on peut dire qu'elles sont à l'ordre du jour, en ce
sens que les richesses agricoles dont elle abonde ou
qu'elle est susceptible de produire offrent à notre activité industrielle, commerciale et financière un vaste
champ à exploiter. A ce titre, bien que près de quarante années déjà se soient écoulées depuis notre prise
de possession, et malgré les progrès véritablement
merveilleux que nous y avons réalisés, ce beau domaine
exotique est loin d'avoir livré à la colonisation toutes
les ressources de son sol fertile.

Constituée par les alluvions du Mékong qui se divise
en plusieurs bras importants avant de se jeter à la mer
et alimente par dérivation de nombreux canaux ou
arroyaux dont le réseau emprisonne la majeure partie
des basses terres, la Cochinchine représente une immense plaine, généralement très peu élevée au-dessus
de la mer, et inondée dans un certain nombre de parties.

La marée, qui refoule et renverse le courant du
Mékong et de ses bras principaux, se fait sentir dans
tous les canaux de la Basse-Cochinchine jusqu'à une
grande distance dans l'intérieur. Elle se fait sentir dans
la rivière de Saïgon, le Donnaï, jusqu'au delà de cette
ville. En somme, il faut dépasser Saïgon en remontant
vers le nord, ou vers Thudaumot et Bienhoa pour ren-
contrer les hautes terres.

C'est en ce point que viennent finir les montagnes et
les fortes collines de l'Annam méridional, dans la pro-

Hygiène coloniale.   6

vince de Binh-Thuan (de 4 à 800 mètres d'altitude et au delà, sur le haut Donnaï).

La Basse-Cochinchine doit à sa formation alluvionnaire une très grande fertilité. C'est la culture du riz qui y domine. La Haute-Cochinchine, au contraire, par ses plaines ondulées et ses collines, se prête aux cultures riches des contrées intertropicales et c'est de ce côté que peuvent se diriger les entreprises agricoles à capital européen. Mais il n'entre pas dans notre sujet de nous étendre là-dessus, et nous devons nous borner à indiquer sommairement les conditions hygiéniques qu'offre cette colonie.

La réputation de la Cochinchine a eu beaucoup à souffrir, à l'origine de notre établissement, des maladies qui ont sévi alors sur les troupes d'occupation. Pendant de nombreuses années, et aussi longtemps que, sourds aux avertissements des hygiénistes professionnels, les pouvoirs administratifs ont laissé en suspens les questions relatives au bien-être des troupes et des premiers services organisés dans notre possession, la diarrhée, la dysenterie, l'hépatite, les fièvres paludéennes, ont décimé les premiers occupants. Douze ans après la conquête, on pouvait voir encore à Saïgon un hôpital couvert en paillotte, et des cases de construction identique servant à loger les fonctionnaires. Il est juste de dire que déjà la troupe possédait des casernes neuves, d'un type qui depuis a servi de modèle, parfaitement hygiéniques et confortables ; et l'on commençait (1874) la construction de la ville européenne qui, depuis, s'est magnifiquement développée suivant le plan initial.

Mais plus de dix années avaient été perdues en controverses, en hésitation sur ce qu'on devait faire en Cochinchine, s'il fallait se borner à un simple dépôt de charbon et à une escale de guerre pour nos flottes ou même s'il ne convenait pas d'abandonner et de rendre à l'Annam une terre jugée par beaucoup comme inhabitable.

Et pourtant ni le corps médical, ni même la plupart des administrateurs indigènes n'avaient cessé de professer la plus grande confiance dans l'avenir. Dès 1864, le Docteur Richaud écrivait que l'on ne devait pas se laisser décourager par la mortalité qui sévissait sur les troupes (11 p. 100); que cette situation, sans doute déplorable, ne tarderait pas à se modifier évidemment dès qu'on s'occuperait un peu sérieusement de l'hygiène pratique : « Il n'y a pas lieu, écrivait-il, de se décourager ; Bombay, Calcutta, un grand nombre d'autres stations de l'Inde anglaise, Batavia, la Havane, ne sont, certes, pas plus favorisées. On doit compter, d'ailleurs, que l'hygiène générale du pays pourra bénéficier considérablement de l'occupation paisible. On verra disparaître beaucoup des causes actuelles d'insalubrité ; avec l'amélioration des logements, de l'alimentation, par la mise en culture régulière du sol livrée encore à une vieille routine, coïncidera une réduction sensible du nombre des malades (1). »

Ces espérances qui étaient partagées, au milieu du découragement général de cette époque, par un certain nombre de fonctionnaires et de colons, se sont pleinement réalisées. La Cochinchine jouit aujourd'hui d'un bon renom de colonie prospère, salubre, au moins par comparaison avec le passé. Il y a sans doute encore à y faire, et il y aura toujours à y faire au point de vue de l'hygiène ; mais beaucoup déjà s'y trouve réalisé.

La latitude à laquelle se trouve située la Cochinchine (Saïgon est par 10° 46' 47" nord) en fait un pays éminemment tropical, presque équatorial si l'on considère que le *cloud-ring*, la zone nuageuse des calmes équatoriaux monte jusqu'au 15° degré. Le soleil se lève presque toujours à la même heure, avec une variation de 36 minutes d'un solstice à l'autre (solstice d'été, lever à

---

(1) Richaud. Topographie médicale de la Cochinchine française. *Arch. de méd. navale*. t. I. p. 358.

5 h. 38 ; solstice d'hiver, lever à 6 h. 14). Les jours offrent donc une certaine égalité, et l'aurore et le crépuscule y sont d'une telle brièveté qu'ils ne comptent pour ainsi dire pas et qu'on se trouve en quelques minutes passé des pleines ténèbres à la lumière. Au reste, sauf différences graduelles et peu sensibles, ce sont les conditions astronomiques de toute la zone intertropicale, de plus en plus précises et tranchées à mesure qu'on se rapproche de l'équateur.

Les saisons de la Cochinchine se distinguent en saison fraîche et en saison chaude, et sont en relation avec la direction des moussons. Celles-ci viennent alternativement du Sud-Ouest et du Nord-Est. Lorsque commence la mousson de Sud-Ouest, vers le milieu d'avril, l'humidité équatoriale qu'elle refoule devant elle n'est pas encore assez prononcée pour déterminer des pluies. Il en résulte que la température, loin de diminuer, s'accroît au contraire, et, se combinant avec la persistance de la sécheresse du sol et de l'atmosphère, rend cette partie de l'année assez pénible.

Même les premières pluies qui surviennent en mai, mais qui ne sont pas encore régulièrement établies, ne modifient pas le caractère ardent des chaleurs. Ce n'est qu'en juin seulement que l'hivernage s'établit définitivement. Alors ce sont des alternatives de chaleur lourde, orageuse, avec des pluies diluviennes qui, au moment de leur chute, abaissent sensiblement la température de l'air. Il y a peu de journées sans orages, et cette situation se prolonge jusqu'en septembre.

Le lever du soleil, dans cette saison, a presque toujours lieu dans un ciel sans nuages. L'atmosphère est calme, la terre un peu rafraîchie par les ondées torrentielles de la veille. Vers midi, quelquefois avant, de gros nuages précédés de nimbus ou de cumulus se montrent à l'horizon. Ils montent lentement dans un air lourd, électrique, sans brise, dans le calme le plus complet de la nature. Vers 2 heures, 2 h. 1/2 et le plus souvent vers 3 heures, les premiers grondements de tonnerre se font entendre, lointains, répercutés dans l'horizon ; mais bientôt, avec une rapidité que la longue préparation de l'orage ne faisait pas prévoir, l'orage a envahi tout le ciel ; les éclairs se succèdent avec une intensité effrayante, les coups de tonnerre répondent aux coups de tonnerre, la pluie tombe, une pluie violente, à gouttes énormes, serrées, qui convertit en quelques minutes les rues et les chemins en ruisseaux, ravine les terres et les couvre d'une véritable nappe d'eau. En même temps, et dès le commencement de l'orage, décuplant la force du météore, le vent souffle en rafales désordonnées. Après quelques minutes, une demi-heure, il n'est pas rare de voir se produire une accalmie momentanée ; mais la pluie reprend de nouveau, et le calme définitif ne revient qu'après des ondées successives, vers la tombée de la nuit.

Ces phénomènes météorologiques, j'en parle par expérience, sont extrêmement fatigants. Et néanmoins on arrive à les désirer, comme la solution attendue, certaine, et la seule possible, de l'état électrique de l'air dans ces torrides journées de l'hivernage. J'ai vu, sur un navire, hommes de l'équipage et officiers, énervés par la chaleur orageuse d'une journée d'août dans le détroit de Malacca, s'exposer, avec une jouissance véritable, à toute la violence de la pluie d'un de ces orages; entraînement irréfléchi, d'ailleurs, et peu hygiénique.

Le changement de mousson, qui a lieu vers la mi-octobre, s'annonce par des sautes de vent alternant avec des calmes et quelques pluies, ainsi que par des variations assez sensibles dans la température.

C'est l'époque des typhons, bien qu'ils ne soient pas réguliers dans leurs apparitions, et que des années se passent sans qu'on en observe. Avec la mousson de Nord-Est commence la saison fraîche ; elle va de novembre à mars.

Elle est agréable, quoiqu'elle ne justifie pas beaucoup sa dénomination. Mais le contraste qu'elle offre d'une période longue de chaleur sèche, un peu tempérée, comme sensation physique, par une buée régulière, en opposition avec la période précédente, fait qu'on éprouve une véritable détente, un repos, un réel réconfort. Néanmoins cette saison ne saurait être comparée à la même période au Tonkin. La moyenne des minima n'y descend pas, en effet au-dessous de 25° et si, en de bien rares circonstances, quelques minima accidentellement inférieurs peuvent être observés, en décembre et janvier, ils descendent rarement au-dessous de 17°. Les mois de décembre et janvier, surtout le dernier, sont les plus frais de l'année.

Ces conditions de climatologie ne diffèrent pas beaucoup, somme toute, de celles qu'on rencontre ailleurs entre les tropiques. Elles montrent seulement qu'elles ne sont pas un obstacle sérieux à une acclimatation relative des Européens, puisque ceux-ci ont pu définitivement s'établir en Cochinchine et y fonder un établissement solide. Dès le début de l'occupation, en raison des retards apportés à la construction de logements bien aménagés, en raison aussi d'une alimentation défectueuse dont les premiers occupants durent se contenter dans un pays où la viande de bonne qualité faisait défaut, où la culture maraîchère n'existait pas, le climat fit de nombreuses victimes. Le paludisme dû aux rizières abandonnées, aux marais sans drainage, aux arroyaux encombrés de vase et desséchés pendant la saison sèche, se manifesta alors avec une grande fréquence. La diarrhée chronique, la dysenterie, l'hépatite, le choléra régnèrent pendant une dizaine d'années de 1862 à 1872 avec une intensité qui firent douter les meilleurs esprits de la possibilité de fonder dans ce pays une colonie durable.

Aujourd'hui cette possession recueille le fruit des efforts accomplis par l'administration locale. Une grande ville bien percée, largement ventilée, confortablement

bâtie, même luxueuse dans ses installations publiques
et privées, ayant un drainage du sol bien entendu, pos-
sédant des quais bâtis sur l'emplacement des anciennes
berges vaseuses, dotée de vastes rues plantées et
ombreuses, tel est le Saïgon actuel.

Partout des routes ont été construites, les arroyaux
entretenus, les rizières mises en cultures, les jetées
réparées et l'écoulement des eaux autrefois stagnantes
assuré dans tout le périmètre des principaux centres de
la colonie. En même temps le bien-être matériel a été
en quelque sorte créé par l'élève du bétail et le développement de la culture maraîchère, ainsi que par l'introduction du confortable dans toutes les demeures.
Aussi la morbidité générale est-elle aujourd'hui incomparablement inférieure à ce qu'elle était il y a vingt-
cinq ans, et pour ceux qui observent une hygiène personnelle et ne se livrent pas aux écarts de régime qui
sont le danger de tous les pays chauds, on peut dire
que le risque de maladie n'est pas de beaucoup supérieur à celle qu'ils courraient en Europe.

Au reste il convient d'observer que les affections
communes de nos pays tempérés, les bronchites, les
pneumonies, les pleurésies, sont rares en Cochinchine,
et que les seules affections endémiques à redouter,
celles des organes abdominaux, — diarrhée, dysenterie,
hépatite — sont plutôt dues aux imprudences individuelles, à des causes d'infections évitables qu'à des
influences météorologiques.

A cet égard, il reste un desideratum important à com-
bler en Cochinchine, celui de l'eau potable. Certes, on
a encore réalisé de ce chef, notamment à Saïgon, d'importants progrès.

La recherche d'eaux potables qui peut aboutir, semble-t-il, en descendant au delà de certaines couches de
sable superficielles, jusqu'à la rencontre des sables
compacts et des argiles dures qui forment le fond
solide de la plupart des localités de Basse-Cochinchine,

doivent être muliplices, en vue de doter de bonnes eaux l'alimentation publique. Celles qui sont utilisées dans la plupart des localités proviennent soit des cours d'eau, soit des puits, soit des citernes qui recueillent l'eau de pluie.

M. Lapeyrère, pharmacien principal de la Marine qui a publié dans les *Archives de médecine navale* un travail très important sur l'hydrologie des postes militaires de la Cochinchine a signalé comme caractéristiques fondamentales de ces eaux leur pauvreté en acide carbonique libre, en air et en sels calcaires.

Il a en outre établi qu'elles contiennent toutes des matières organiques, et qu'elles se décomposent avec rapidité.

On sait que les Annamites clarifient et purifient les eaux de puits et de rivières en les alunant, c'est-à-dire en y agitant un petit morceau d'alun à l'aide d'un morceau de bois. C'est à ce procédé que M. Lapeyrère a proposé de recourir à raison de 200 grammes d'alun pour 1 500 litres d'eau à clarifier, en l'associant au décantage et au filtrage sur amiante (1).

D'autres hygiénistes ont proposé l'ébullition, et il convient de dire que ce procédé offre toute la sûreté désirable, puisqu'il est le seul qui puisse, au point de vue microbien, produire la stérilisation de l'eau. Depuis, d'autres méthodes de stérilisation par la vapeur, produisant les mêmes effets que l'ébullition, ont été inventées et mises en pratique, qui relèguent au second plan tous les autres procédés. La question de l'eau potable n'en demeure pas moins pour l'alimentation publique en Cochinchine ainsi qu'au Tonkin un problème non résolu, et de la plus haute importance (2).

---

(1) LAPEYRÈRE. *Arch. de med. navale*, 1879, t. XXXII.

(2) MM. Bréaudat et Turié, pharmaciens des colonies, viennent de publier dans les *Annales d'hygiène et de médecine coloniale*, mars 1899, des analyses bactériologiques d'eaux de puits à Hanoï qui ont révélé dans ces eaux servant à l'alimentation publique la présence du staphylocoque pyogène et

Cambodge. — Le climat de cette possession se confond avec celui de la Cochinchine. Cependant, dans la saison sèche qui va de novembre à mai et pendant laquelle il ne pleut que très rarement, la température descend souvent jusqu'à 20°, et on observe parfois, en janvier et février, une baisse accidentelle jusqu'à 15°, ce qui constitue un bénéfice réel pour les Européens. Quant à la saison chaude, identique à celle de la Cochinchine, elle est également marquée par des pluies torrentielles et des orages violents. Néanmoins on s'accorde à attribuer au Cambodge un climat plus salubre que dans la basse Cochinchine ; il serait, sous ce rapport, analogue à celui de l'Annam et du Tonkin.

Les maladies endémiques sont au Cambodge les mêmes que dans toute la péninsule indo-chinoise. Le paludisme, pourtant moins actif qu'on pourrait le supposer (et ici c'est l'occasion de faire remarquer que les manifestations paludéennes sont bien moins fréquentes en Indo-Chine qu'en Afrique), la diarrhée chronique, la dysenterie, l'hépatite, le choléra, règnent au Cambodge comme en Cochinchine et au Tonkin.

Cependant ces maladies ont singulièrement diminué de fréquence depuis les progrès de l'hygiène, et toutes les améliorations introduites depuis vingt ans dans l'habitation et l'alimentation ont considérablement restreint le champ de leur activité. Ce changement montre mieux que toutes les théories possibles combien la volonté humaine est puissante, dès qu'elle est éclairée, pour modifier, discipliner et même enchaîner définitivement les influences climatiques réputées jadis fatales et invincibles.

Au Cambodge comme dans tout le reste de l'Indo-Chine, les facteurs météorologiques ne diffèrent pas de leurs homologues de la zone intertropicale. Là, comme

---

du bacterium coli. D'autre part M. Calmette avait déjà trouvé à Saïgon la bacille pyocyanique. Ces faits donnent encore plus d'importance à la question des eaux potables en Indo-Chine.

ailleurs, on retrouve les alternances saisonnières de
sécheresse et d'extrême humidité, de température élevée
avec tension électrique extrême dans les temps orageux.

Cependant, toute l'Indo-Chine, inférieure, Cambodge
et Cochinchine, se ressentant de sa situation entre
deux mers autant que de sa latitude peu élevée au-
dessus de l'équateur, présente ce caractère de tendance
à l'uniformité dans les moyennes de maxima à minima
qui rapproche son climat plutôt des climats insulaires
que des climats continentaux. Les températures
moyennes et mensuelles comparées de Manille et de
Saïgon montrent l'analogie.

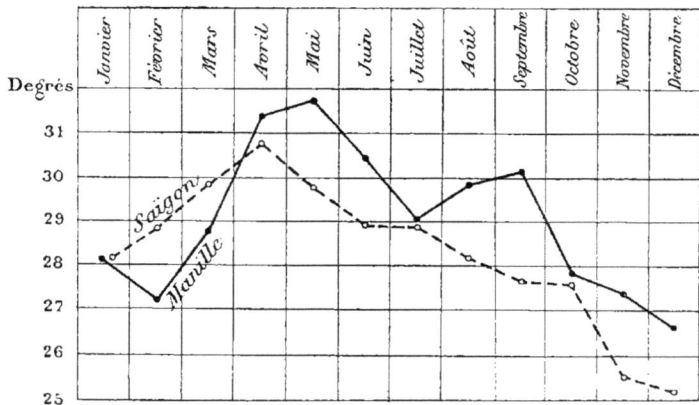

On voit que les deux courbes de température se
suivent dans leur direction générale, la seule différence
au profit de la Cochinchine est marquée par les écarts
inférieurs de novembre et décembre, et qui, seuls,
accusent l'influence continentale.

SOUDAN

Dans le haut Sénégal la saison sèche s'établit de bonne heure, par une anticipation marquée sur le moment où elle règne sur le littoral. Dès le mois d'octobre, coupé cependant encore de jours de pluie, le niveau des eaux baisse partout sur les affluents et bientôt la baisse s'étend au fleuve lui-même. En novembre le beau temps devient continu. On observe toutefois des brumes matinales, souvent assez intenses, qui ne se dissipent que vers sept heures au moment où la brise d'Est se lève. Ces brumes se reforment dans la soirée et se condensent dans la nuit en donnant lieu à une précipitation de rosée abondante.

Ces phénomènes sont constants dans tout le haut pays et caractérisent aussi bien la vallée du Niger que celle du Sénégal. Parfois le vent d'Est, qui est le vent dominant, est remplacé par des brises variables venant de l'Ouest, qui amènent avec elles des nuages et semblent annoncer un retour de pluies. Mais la durée de ces brises est très courte, et rarement dépasse-t-elle un ou deux jours. En janvier cependant, alors que la saison sèche est dans son plein sur le littoral, il est assez fréquent d'observer dans l'intérieur, dans le haut Niger, jusqu'aux montagnes de Kong, des petits orages amenés par des sautes de vents du Sud-Ouest. Ces nuées, accompagnées de tonnerre, donnent des petites pluies, quelquefois pendant deux ou trois jours, dans tout le bassin supérieur du Niger et dans les vallées du Bakhoy et de la Falémé. Mais outre que ces météores sont essentiellement irréguliers et ne se montrent pas chaque année, ils ne constituent ni par leur intensité ni par leur généralité un régime de pluies pouvant justifier le nom de petit hivernage qu'on donne quelquefois à l'époque de l'année où ils se manifestent. Ils ne sont rien autre que des orages de mer emportés vers l'intérieur du continent, orages partiels assez semblables sinon même identiques à ceux qui, au même moment — janvier, février, — s'observent aux Antilles.

Ils sont d'ailleurs sans influence sur la végétation qui ne reprend son essor qu'à l'établissement régulier de la grande saison des pluies, en avril ou au commencement de mai.

Celle-ci s'annonce par des chaleurs accablantes et bientôt par des tornades, orages violents constitués par un tourbillon impétueux qui se meut du Sud-Est à l'Ouest en passant par le Nord, analogues aux cyclones dont ils possèdent les caractères de violence.

Il tombe alors des pluies torrentielles qui transforment les moindres ruisseaux en torrents, font déborder les affluents des fleuves, élèvent ceux-ci au niveau de leurs berges.

Bientôt les vallées sont submergées; et parfois c'est à peine si l'on reconnaît le lit du fleuve (particulièrement le Sénégal) dans l'immense étendue d'eau qui recouvre la plaine. Çà et là quelques éminences se montrent comme autant d'îles, couvertes de hautes graminées ou de bouquets de bois où l'inondation n'a pu atteindre. On dirait d'un lac navigable et il est arrivé que des bateaux, trompés sur la direction à suivre et ne reconnaissant plus le courant du fleuve, se sont échoués dans l'intérieur des terres.

On m'a cité à Podor le cas d'un navire à vapeur d'un fort tonnage venu de Bordeaux et remontant le fleuve au mois d'août, à qui un accident de ce genre est arrivé.

On conçoit qu'avec un pareil régime de crues et d'inondations, qu'on a comparé justement au régime du

Nil, le Soudan, de même que toute la Sénégambie, soit
une terre vouée au paludisme. A voir, pendant la saison
sèche, l'extrême aridité du sol argilo-silicieux où l'on ne
rencontre plus que de maigres graminées et des arbres
le plus généralement ébranchés et dénués de feuillage,
quand le feu mis par les indigènes ne les a pas réduits
à l'état de poteaux noircis, on ne supposerait pas que
ce sol puisse se transformer en marais pendant six mois
de l'année.

Pour tous ceux qui ont vu et admiré la splendeur des
forêts de l'Amérique, la richesse des savanes, le déroul-
lement enchanteur des mornes boisés et toujours verts
de la plupart des contrées tropicales, il est difficile de
ne pas porter sur cette terre un jugement défavorable.

Tout le Soudan accuse la pauvreté durant la saison
sèche, non seulement le Haut-Sénégal et la vallée du
Niger, mais encore une bonne partie de la Sénégambie
jusqu'aux montagnes de Kong.

Le Docteur Noury, médecin de la marine qui accom-
pagnait la mission Brosselard (janvier à avril 1888)
signala ce caractère dans le haut Rio-Nunez et le Rio-
Compony. « La végétation de la région n'est rien moins
que luxuriante et est loin de répondre à ces belles descriptions du règne végétal que se sont complu à faire
les voyageurs qui ont parcouru la zone tropicale. C'est
à peine si nous avons vu deux ou trois fois pendant
notre·mission la végétation dans toute sa magnifi-
cence.

Des graminées et de hautes herbes desquelles émer-
gent çà et là des arbres rabougris à l'écorce rongée par
le feu ; par intervalles quelques fourrés ; par places, de
beaux arbres et de la verdure le long des ruisseaux,
qui viennent trancher sur la monotonie du paysage et
reposer agréablement les yeux, tel est, en réalité, le
tableau de la végétation du Foréah.

Nous avons été quelque peu déçus à l'aspect de cette
végétation qu'on nous avait dépeinte si riche, et nous

sommes forcés de reconnaître que le pays est loin d'avoir la fertilité qu'on lui attribue généralement; au dire de gens compétents qui ont parcouru les deux régions, le Foréah présenterait, comme aspect général, assez d'analogie avec le haut Sénégal; quand au Foutah-Djalon, il paraît mieux partagé, mais nous n'avons pas pénétré assez avant pour formuler un jugement complet sur la question (1). »

Liotard, qui a étudié avec beaucoup de compétence l'histoire naturelle du Soudan, fait remarquer que ce pays « qui offre pendant la saison sèche un aspect désolant », est une vraie terre à graminées (2). La raison de leur naissance à la fois exubérante et soudaine au moment de la saison des pluies c'est précisément le manque de couvert, l'absence de vastes forêts habituelles aux tropiques, et l'action combinée d'un sol argileux friable, dénudé, exposé aux ardeurs les plus intenses du soleil avec l'abondance des pluies et la crue des rivières.

Toutes ces conditions, qui font du Soudan, au point de vue de l'agriculture, une terre de second ordre, sont précisément celles qui lui donnent son caractère d'insalubrité. Inondations, imperméabilité des couches argileuses assises sur des roches primitives, formations d'innombrables cuvettes et stagnations dans les marigots, phénomènes qui s'étendent à toute l'immense région comprise entre le Sénégal, le Niger et la mer, tels sont les caractères fondamentaux du pays pendant la saison des pluies. Comment s'étonner que non seulement le paludisme y règne avec l'intensité qu'on lui connaît, mais encore que les immondices de toutes sortes, que les déchets organiques de toute provenance, qui infectent le sol au voisinage des marais soient une

---

(1) NOURY. Contribution à l'étude de la flore de la Sénégambie. *Arch. de méd. navale*, t. LI, p. 204, 1889.

(2) LIOTARD. Histoire naturelle du Soudan. *Arch. de méd. navale*, t. LII, p. 161-162, 1889.

cause puissante de maladies endémo-épidémiques ? Car alors la pollution de toutes les eaux stagnantes est considérable. Tous les médecins qui ont observé et écrit sur le Soudan ont insisté sur ce fait que les villages d'indigènes évacuent leurs ordures sur le territoire d'alentour et plus spécialement dans les ravines au bord des marigots, sur les berges des fleuves et de leurs affluents.

Déjà Loupy, en 1859, dans sa thèse de Paris, décrivant l'hygiène d'une colonne opérant dans la Falémé, déplorait que les cantonnements eussent toujours lieu sur l'emplacement des villages conquis. Il montrait qu'aussitôt que les Européens prenaient la place précédemment occupée par les noirs, couchant dans leurs cases ou stationnant dans leur périmètre immédiat, des fièvres graves à allure typhoïde se manifestaient dans leurs rangs. L'histoire des opérations de guerre au Soudan n'est qu'une longue suite d'erreurs de ce genre. Partout, en effet, où se trouvent des agglomérations de noirs, le sol est profondément stercoralisé par suite de l'habitude traditionnelle qu'ont les indigènes de ne pas s'écarter de leurs cases et de jeter toutes les immondices dans de petites fosses contiguës. On conçoit qu'advenant la saison des pluies et les inondations qui en sont la suite, les terrains détrempés deviennent fébrigènes et donnent naissance à des maladies infectieuses pour les Européens.

Au point de vue de la température, le Soudan est un pays torride, infiniment plus intolérable que les régions équatoriales durant la saison des pluies.

Pendant la saison sèche, de novembre à mai, la température du matin, prise à 6 heures, est, à la vérité, assez basse : elle descend parfois à 14 et par exception à 12°; mais dans la journée, vers 2 heures, elle monte à 33, 34, 35, 36° pour, à huit heures du soir, redescendre à 18, 19° au plus bas.

Voici, pour quelques postes du Soudan, un tableau

de température donné par le Dr Laffont (*Arch. de méd. navale*, travail cité) :

		THERMOMÈTRE		
		6 h. m.	2 h. 5 s.	8 h. 5 s.
20 novembre . .	Kayes.	20,5	34	29
1er décembre . .	—	17,5	34	27,5
20 — . .	—	13,5	33,5	24,5
29 — . .	Bafoulabé	13	34	22,5
10 janvier . . .	Kita.	16	32	22,5
15 — . .	Niagassola. . . .	18	32,5	23,5
24 — . . .	Siguiri.	16	33	24
1er février . . .	Niger	17,5	31	25
10 — . .	—	16	35,5	24,5
20 — . .	—	22	38	27
20 mars. . . .	—	23	39	29
26 —	—	21	41	27,5
28 —	—	21	41,5	28
31 —	—	28	41	32
13 avril	Niagassola	24	43,5	25
17 —	Kita.	25	40	27
27 —	Bafoulabé	25,5	43	32
28 —	—	27	43,5	33
29 —	—	25	44	33
30 —	—	26	44	32

Pendant la saison des pluies la température ne présente plus d'écarts considérables ; elle tend à s'uniformiser dans une moyenne élevée. Le thermomètre accuse en juin, 27 à 28° à 6 heures du matin, 40, 42, 44 à 2 heures de l'après-midi, de 29 à 32° le soir, suivant les circonstances et les localités. On traverse alors des périodes de chaleur étouffante qui donnent à l'Européen des nuits sans sommeil, où l'agitation et l'énervement alternent avec de lourdes et fatigantes somnolences. Une pareille thermométrie, jointe à la tension électrique qui est surtout des plus pénibles au moment des tornades et combinée avec l'élévation extrême de la tension de la vapeur d'eau atmosphérique, prédispose à la débilitation générale de l'organisme. L'appétit se perd, les digestions deviennent languissantes, difficiles, et l'homme devient une proie facile de l'accès paludéen, des fièvres d'auto-intoxication typhique, des contages de toutes sortes qui le guettent dans les plaines submergées ou marécageuses.

« La saison d'été, dit Lota, commence du 1ᵉʳ au 15 novembre et se termine du 1ᵉʳ au 15 mai. Caractérisée par l'absence à peu près complète de pluie et d'orage, elle s'accompagne d'une tiédeur qui va toujours en s'accentuant et atteint son maximum d'intensité dans la première quinzaine d'avril pour la région voisine du Niger, dans la première quinzaine de mai pour celles qu'arrose le Sénégal. La campagne revêt alors une teinte uniforme et jaunâtre ; tout est brûlé ; la main de l'homme, venant en aide à la nature, a semé partout l'incendie ; poussée par la brise, la flamme s'épand, envahit la plaine, et monte en serpentant jusqu'au haut des montagnes qu'elle dénude. Sur le sol desséché et noirci, des traces innombrables se montrent : empreintes de fauves, pieds d'hommes, sentiers tortueux que l'herbe cachait, tout est démasqué, et l'argile durcie expose au grand jour les traces des années précédentes. Les routes sont poudreuses ; sous les pieds des chevaux, les roches détachées résonnent. Les sources sont taries ; au fond des ravins, un peu de terre humide, une flaque d'eau, voilà ce qui reste de torrents infranchissables deux mois auparavant ; la fraîcheur et la verdure s'y donnent rendez-vous ; bosquets charmants à l'œil qui rompent agréablement l'aridité du pays, oasis que la fièvre habite et que des colonnes de fourmis, des scorpions et des cent-pieds rendent peu fréquentables. Là où s'étendaient de vastes marécages, on ne voit plus que la terre noircie, crevassée et durcie...

« Dans la journée, la chaleur est extrême ; le thermomètre atteint à l'ombre 40 et 46°, et au soleil 70 et 80°. Dans les caisses que nous transportons à dos de mulet les bougies fondent et se déforment. » Par contre : « Les nuits sont splendides et délicieuses avec leur ciel sans

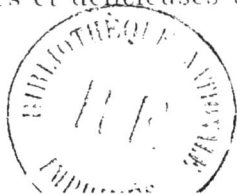

Hygiène coloniale. 7

nuages et leur fraîcheur réconfortante ; le thermomètre descend alors à 10, 8°, et quelquefois même à 2°,5, comme l'a constaté un de nos collègues dans la plaine de Koundou (1). »

Existe-t-il au moins au Soudan des altitudes capables de remédier à une climatologie aussi inhospitalière ? Aucune. Il y a bien certainement des collines qui ont reçu de quelques enthousiastes le nom pompeux de montagnes ; mais si l'on en excepte le massif du Fouta-Djallon, dans toute l'étendue de la vallée du Niger, de celle du Sénégal et de leurs affluents, on ne trouve que des hauteurs de 4 à 5oo mètres. Assurément capables de protéger dans une certaine mesure contre le paludisme de la plaine et de la vallée, elles sont totalement insuffisantes pour compenser ce que le climat général du pays comporte de dangereux pour l'Européen au point de vue de la température.

Parmi ces hauteurs on signale le plateau de Segala Kourou (4o4 mètres d'altitude au-dessus du niveau de la mer) à 5 kilomètres de Kayes, comme pouvant servir de sanatorium à cette localité. C'est un des reliefs les plus accentués de la chaîne de hauteurs qui s'étendent sur la rive gauche du Sénégal, entre Kayes et Bafoulabé. La nature du sol y est caractérisée par des roches basaltiques à la base et sur les pentes, en haut par des cailloutis ferrugineux plus ou moins roulés dans l'argile dure. Segala-Kourou est assez boisé ; on y trouve des caïls-cédras, des bambous, une sorte d'ébène, et de nombreuses graminées. Plusieurs marigots y prennent naissance, parmi lesquels le Kaffa-Kô qui descend vers l'Est et se jette dans le Sénégal. Sur son cours, il présente un bassin naturel de retenue entre deux biefs, constitué par des barrages de roche, où l'eau, d'assez bonne qualité, dit-on, s'accumule et constitue une nappe d'eau qui traverse la saison sèche sans se tarir.

---

(1) LOTA. Deux ans entre Sénégal et Niger. *Thèse de Paris.* 1887.

Kita (330 mètres) dans le Fouladougou, sur le cours moyen du Bakoy, Bammako (316 mètres). Siguiri (340 mètres), Sansand (350 mètres) sur le Niger, Kankan (370 mètres), Bissandougou (410 mètres) (ancienne capitale de Samory) sur le Milo, affluent du Niger. n'offrent pas de meilleures conditions hygiéniques que Segala-Kourou. Toutefois, eu égard à l'éloignement de ces postes qui sont à des distances de Kayes variant de 250 à 500 kilomètres et plus, et à la nécessité pour les Européens d'échapper, ne fût-ce que pour quelques semaines aux influences désastreuses du climat de la vallée, il est certain que ces altitudes pourraient servir de sanatoria temporaires, mais, il faudrait y faire des installations convenables. On a signalé dans le voisinage de chacune de ces localités des plateaux peu éloignés, où ces installations si utiles, si humaines, pourraient être établies avec profit (1).

Mais ces sanatoria, il faut bien le reconnaître, ne pourraient remplir qu'un but, d'ailleurs suffisant : celui de recevoir les malades trop menacés par l'existence des postes et par le voisinage des villages nègres. Ils ne constitueraient qu'une étape d'évacuation de malades. Même réduits à ce rôle, ils sauveraient encore nombre d'Européens.

Quant aux altitudes de colonisation, aptes tout à la fois à servir de résidence aux fonctionnaires européens et au principal groupement des maisons de commerce, il n'est pas douteux qu'il ne faille aller les chercher au Foutah-Djallon. Là, dans ce pays vraiment montagneux, nœud orographique du Soudan français, où les cotes d'altitude atteignent 800, 900, 1000 mètres et au-dessus, au milieu d'une région fertile, il serait facile de s'établir solidement. Au point de vue militaire, le Foutah-Djallon commande les sources et les bassins du Niger

---

(1) On vient de transférer tout dernièrement le chef-lieu administratif du Soudan de Kayes à Bammako sur le Niger.

et du Sénégal ; il domine comme une citadelle naturelle la partie la plus intéressante du Soudan français ; il peut enfin être facilement mis en communication rapide avec le littoral atlantique par Konakry à l'aide d'un chemin de fer. C'est la possession et la mise en valeur de cette région qui, seules, peuvent permettre aux Européens de mettre un pied solide dans cette partie de l'Afrique, en leur donnant les garanties hygiéniques qu'il est impossible de trouver ailleurs.

AFRIQUE ÉQUATORIALE

La climatologie des côtes du golfe de Guinée diffère peu de celle du Gabon-Congo. La prédominance de l'anneau équatorial dans l'hémisphère nord où il remonte jusqu'au-dessus de 15° est la cause de l'abondance des pluies dans cette région, abondance beaucoup plus marquée, ainsi que nous le verrons tout à l'heure, que dans les localités d'égale latitude situées dans l'hémisphère sud. Les colonies européennes qui sont comprises entre le Niger et l'Océan ont donc un climat très analogue à celui des régions englobées sous les noms de Congo français et Congo belge ou État indépendant. On y observe les mêmes phénomènes physiques, orages violents dans la saison des pluies, saison d'été peu accentuée surtout dans l'intérieur, et, sous le rapport de l'insalubrité, ces colonies ressemblent absolument à celles des régions franchement équatoriales. Cependant certaines particularités des côtes y rendent le littoral peut-être plus malsain encore. En effet, par une disposition presque générale, à la côte d'Ivoire, au Dahomey et à Lagos surtout, la lutte établie entre la poussée de l'Océan et la force du courant des fleuves et rivières détermine la création de lagunes d'eau saumâtre, d'une superficie très étendue, qui sont limitées d'un côté par les terres de l'intérieur, et, de l'autre, par les barres de sable que le vent et la marée battant la côte — souvent furieusement — amoncellent tout le long de ces rivages inhospitaliers. Il en résulte sur le littoral un paludisme particulièrement intense, et probablement aussi est-ce là une source d'infections variées, depuis la fièvre typhoïde jusqu'à l'hépatite et la dysenterie. Car les bords de ces lagunes sont les réceptacles d'une quantité énorme de débris organiques à la production desquels concourent les populations indigènes pour une très large part.

Mais à l'intérieur, pour l'ensemble de ces territoires, il est superflu d'en séparer la notion climatique et la valeur hygiénique de celles qui caractérisent les vastes régions qui leur font suite. Tout ce qui concerne le Gabon et le Congo leur est donc finalement applicable.

La climatologie du Congo, ensemble les parties française et belge, est caractérisée par une thermométrie et une hygrométrie à la fois élevées et constantes. Comme cela est la règle pour les régions africaines qui sont côtières de l'Atlantique, le littoral des contrées congolaises bénéficie de l'influence du courant antarctique (courant de Benguela) jusqu'au point où ce courant, en se dirigeant vers l'ouest, devient courant équatorial. J'ai déjà indiqué cette condition particulière à propos des considérations générales sur la climatologie intertropicale. C'est ainsi que la température annuelle moyenne de ce littoral est fixée aux environs de 26° centigrades, tandis qu'en remontant le bassin du Congo, vers l'intérieur, cette même température atteint 28°. Conséquence bien remarquable de l'action exercée par le courant antarctique, les températures moyennes précitées varient peu, tant qu'on suit une même direction de l'ouest à l'est au-dessous de l'équateur. Mais si on s'élève au-dessus et qu'on remonte soit le cours du fleuve, soit celui d'un de ses affluents de rive droite, de l'Ubanghi ou de la Sangha, alors la température moyenne annuelle s'élève progressivement, passe par 29° pour atteindre enfin 30° qui est l'équateur thermique, vers la latitude de 15° nord. C'est qu'en effet, l'action réfrigérante du courant antarctique s'arrête au niveau de l'équateur géographique, puisque c'est à ce niveau qu'il

s'infléchit brusquement vers l'ouest pour aller baigner
les côtes du Brésil et des Guyanes. Circonstance aggra-
vante de ce changement de direction du courant polaire,
un contre-courant, venu de la branche du nord-équato-
rial sous le nom de contre-courant de Guinée et qui est
un courant d'eau chaude, vient baigner toutes les côtes
qui bordent le golfe de même nom pour finir à peu près
au Gabon, c'est-à-dire à l'équateur où il se confond d'ailleurs avec le courant sud-équatorial. Cette distribution
des courants marins donne l'explication du déplacement
vers le nord de l'équateur thermique. Elle fait comprendre
pourquoi toutes les localités congolaises au-dessous de
l'équateur ont, *à latitude de même valeur*, des températures moyennes annuelles inférieures à celles qui sont
situées au-dessus. Elle rend enfin compte de l'élévation
progressive de ces mêmes températures à mesure qu'on
pénètre dans l'intérieur du continent et qu'on s'éloigne
par conséquent du voisinage de l'atmosphère maritime.

En résumé les côtes de l'Afrique équatoriale sont un
peu moins chaudes — en moyenne annuelle — que les
régions de l'intérieur, de deux à trois degrés environ.
Mais, ainsi que je l'ai dit antérieurement, ce ne sont pas
les températures moyennes annuelles base des isothermes, qui peuvent donner du climat thermique une
idée juste. Ce sont les variations ; c'est l'écart des
maxima et minima journaliers, mensuels et annuels.

La variation diurne de la température dans cette partie
de l'Afrique est en moyenne de 7 à 8°, sous réserve des
altitudes qui ne l'influencent guère, d'ailleurs, qu'à
raison de 1° de baisse par 180 mètres environ. Le
thermomètre monte aussitôt après le lever du soleil, et
assez brusquement, de manière que la température
s'accroît de près de 5° entre 6 heures et demie et
10 heures. De 10 heures à 1 heure et demie la hausse est
encore de 1°,8, près de 2° ; à partir de 3 heures jusqu'à
9 heures, le termomètre baisse de 3 à 4° et à peu près
d'autant jusqu'à 6 heures du matin. Ces observations du

Congo français sont corroborées, à très peu de différence près, par celles faites au Congo belge. Quant aux moyennes mensuelles, elles se rapprochent beaucoup des moyennes annuelles, c'est-à-dire que déjà l'écart moyen est des plus faibles, de 1 à 2° centigrades à peu près.

Il résulte de cette situation qu'en somme l'élévation de la température est constante, que les variations diverses ne sont pas assez étendues pour modifier avantageusement les impressions physiques, que l'année équatoriale ne renferme pas de saison qui puisse être qualifiée de fraîche, car on ne peut attacher ce caractère aux trois mois de juin, juillet et août (au sud de l'équateur) où la température moyenne fléchit d'environ 2°. Il est vrai, cependant, que, même cette faible différence atténue assez sensiblement la lourdeur du climat, et que tous ceux qui ont vécu l'existence des pays chauds à température presque constante, savent combien les plus faibles écarts sont bienfaisants. Mais au point de vue biologique, qu'est-ce qu'une diminution de 2° centigrades sur la moyenne d'un mois, quand la température moyenne oscille entre 26 et 28° ? Le corps n'en reste pas moins affaibli, les fonctions n'en sont pas moins déprimées, et la sensation de bien-être résultant d'un écart de 2 même de 3° (s'agissant d'une moyenne) est bien fugace et de bien faible portée physiologique.

C'est que le facteur hygrométric intervient toujours, c'est que l'Afrique équatoriale est extrêmement humide. Du fait même de l'ambiance nébuleuse créée par la rencontre des alizés et du refoulement des masses de vapeur sous la forme annulaire parallèle à l'équateur (cloud ring des Anglais), entre le 10° degré Sud et le 15° degré Nord, toute l'atmosphère équatoriale est lourdement chargée d'une humidité qu'elle pousse et répand sur les côtes et de là sur le continent. Aussi les saisons sont-elles, dans ces régions, bien loin d'être marquées comme au Sénégal.

Théoriquement, en effet, par suite de la marche du

soleil entraînant à sa suite l'anneau de vapeurs équatoriales, il devrait y avoir les quatre saisons décrites en géographie, et qui seraient chacune, sous l'équateur, d'égale
durée, tandis que sous les tropiques, les quatre saisons fusionnant deux à deux, donneraient une division
régulière de l'année en deux grandes saisons : sèche et
pluvieuse. Par suite de la prédominance de l'anneau
équatorial dans l'hémisphère nord, les choses ne se
passent pas ainsi et, nulle part, entre l'équateur et les
tropiques, dans le Nord comme dans le Sud, les saisons
ne se conforment à la théorie physique.

M. Lancaster, qui a fait dans le rapport sur le Congo
une remarquable étude de météorologie, assigne aux
saisons équatoriales les caractéristiques suivants :

« 1° La *saison des pluies la plus importante* est celle
amenée par le soleil allant du tropique Sud au tropique
Nord. Cela tient à la prédominance des mers dans l'hémisphère Sud, le soleil, pendant son voyage dans le
Sud ayant pu charger l'atmosphère de plus d'humidité ;

2° La *petite saison des pluies* arrive avec le retour du
soleil du tropique Nord ;

3° La *grande saison sèche* a cours pendant que le soleil
se rend vers le tropique le plus éloigné du point que
l'on envisage, c'est-à-dire lorsqu'il se rend au tropique
Nord pour les points qui sont situés dans l'hémisphère
Sud, et *réciproquement*.

4° La *petite saison d'été* se fait sentir pendant la
marche du soleil vers le tropique de l'hémisphère le
plus proche, c'est-à-dire de celui dans lequel se trouve
le poste envisagé.

Les saisons se succèdent dans l'ordre suivant :

	Hémisphère Nord	Hémisphère Sud
Soleil au nord de l'équateur (de l'équateur au tropique N. et du tropique N. à l'équateur).	Grande saison des pluies. Petite saison sèche. Petite saison des pluies.	Grande saison sèche

Hémisphère Nord.	Hémisphère Sud.

Soleil au sud de l'é-
quateur (de l'équateur
au tropique S. et du tro-
pique S. à l'équateur).

Grande saison sèche.

Petite saison des pluies
Petite saison sèche.
Grande saison des
pluies.

On voit ainsi la différence qui existe dans cette succession, consistant en ce que dans l'hémisphère Nord la grande saison des pluies suit la grande saison sèche, tandis qu'elle la précède dans l'hémisphère Sud.

La poussée du *cloud ring* vers le Nord, que nous avons signalée, en limitant les oscillations de la bague nuageuse à 18° N. et 10° S. est cause des modifications qui se présentent dans cette succession des saisons.

Elle a pour effet :

1° De retarder l'arrivée des pluies dans l'hémisphère Sud comparativement à ce qui se passe dans l'hémisphère Nord, où elles ne font jamais défaut dans les points situés à une distance telle de l'Équateur que, s'ils étaient dans le Sud, ils présenteraient des saisons bien tranchées.

Cela tient à ce que la zone nuageuse ne s'éloigne jamais assez pour que les pluies y fassent complètement défaut (côté du golfe de Guinée, Benin anglais, Dahomey, côte d'Ivoire, Guinée française, colonies allemandes).

2° En dehors de la région équatoriale, c'est-à-dire la région tropicale, cette poussée ne permet pas à la zone nuageuse de rejoindre, lors de la plus grande latitude Sud la zone nuageuse tropicale ; il en résulte entre les 11e et 13e degrés Sud une perturbation qui, pour certains points, se traduit par une absence presque complète de pluies (1). »

Mais ces divisions et ces remarques, basées sur les mouvements théoriques de l'atmosphère équatoriale,

(1) Rapport sur le climat du Congo, rédigé par une commission composée de MM. A. Bourguignon, J. Cornet, G. Dryepondt, Ch. Firket, A. Lancaster et Meuleman. Bruxelles, 1898.

sont loin, ai-je dit, de correspondre à la réalité météorologique. En principe, elles classifient des circonstances de lieux de nature accidentée, souvent modifiées
dans l'année ou d'une année à l'autre. Elles marquent
une direction générale des forces physiques ; mais, de
l'aveu même de tous les auteurs ou observateurs qui
ont tenté de les disposer suivant un ordre régulier, elles
ne peuvent pas constituer autre chose qu'une esquisse
dont les contours sont d'ailleurs loin de présenter une
précision invariable.

D'abord le régime des côtes est déjà différent de
celui de l'intérieur. Puis l'altitude intervient qui joue
un rôle encore important ; et puis, ce sont les détails du
pays : lacs, fleuves, forêts qui impriment à la météorologie de nouvelles caractéristiques. Sur le littoral qui va
du golfe de Guinée au Benguela, les pluies, — j'entends
les pluies équatoriales, violentes, — commencent fin
octobre pour durer jusqu'à la fin décembre. Ici, suivant
l'ordre, devrait se placer une petite saison sèche — si l'on
veut appeler de ce nom une période qui porte sur
janvier et une partie de février, et au cours de laquelle
il tombe des averses aussi drues que pendant nos
orages d'Europe, donnant jusqu'à 80 à 90 millimètres
d'eau chacune — mais alors le mot de sécheresse n'aurait plus sous l'équateur la même signification que dans
la langue usuelle. C'est qu'en réalité la petite saison
sèche est discutée ; elle ne paraît pas avoir de raison
d'être. On la nomme ainsi par opposition à la grande
saison des pluies où la chute d'eau est pour ainsi dire
continue, avec des accalmies de quelques heures. Mais
cette petite saison sèche est fortement mouillée. En
février, nouvelle recrudescence des pluies, qui dure
jusqu'en avril, quelquefois même en mai. Ce sont de
véritables trombes d'eau, accompagnées fréquemment
de tonnerre et d'état électrique, parfois de sautes de
vent brusques et de la dernière violence reproduisant
au Congo le phénomène effrayant des tornades de la

Sénégambie et du Soudan pendant l'hivernage. Ces tornades, d'ailleurs, et ces orages, et cet état électrique de l'atmosphère qui sont un supplice pour les Européens, se montrent dans toutes les saisons de pluies abondantes. Et ce sont plutôt ces météores qui pourraient, mieux que la pluie peut-être, servir à différencier les saisons.

En mai se dessine alors, — mais sur le littoral toujours — la période qui porte le nom de grande saison sèche. Là, en effet, sauf quelques rares ondées, il ne se montre plus que des brouillards et qu'une nébulosité humide, basse, qui constitue la sécheresse du Congo, malgré que l'humidité de la terre moyenne ne soient pas souvent inférieure à 0,75 (0,79 au Congo belge, d'après M. Lancaster).

Toujours est-il que cette nature habituée aux fortes pluies languit dans cette période relativement sèche. La végétation sommeille. La température fléchissant en même temps de 1°,05 à 2° en moyenne mensuelle, les indigènes éprouvent une sensation de froid et l'on voit apparaître parmi eux les maladies du refroidissement, bronchites, pneumonies, rhumatismes. Cette situation se prolonge ainsi jusqu'à la fin de juillet, époque à laquelle les pluies reparaissent, espacées d'abord, chassées en côte par quelques coups de vent de la mer, puis de plus en plus régulières jusqu'en octobre, où alors recommence la période diluvienne qui, seule, a reçu le nom de saison des pluies.

En s'éloignant du littoral, soit qu'on suive le Congo ou ses affluents, soit qu'on pénètre dans l'Est du Gabon, les saisons, encore un peu marquées à la côte, tendent à perdre les quelques nuances qui les distinguent. Peu à peu les périodes de semi-sécheresse disparaissent, et l'année est tout entière pluvieuse.

Alors aussi interviennent les questions d'altitude et de boisement régional. Les pluies du centre de l'Afrique équatoriale sont torrentielles, comme si, ce qui d'ailleurs est probable, la masse de vapeurs océaniques provenant de l'anneau équatorial trouvait des condensateurs naturels dans les altitudes et dans les forêts. Tandis qu'il tombe à la côte, au Gabon, dans le golfe de Guinée, tout le long du littoral qui le borde et qui englobe les colonies du Niger, du Dahomey, de la côte d'Ivoire et de la Guinée française, de 200 à 400 millimètres d'eau en moyenne, durant l'hivernage, dans l'intérieur, vers le haut Ubanghi, dans le haut Congo la quantité d'eau atteint jusqu'à 1 400, 1 500, 1 600 et 1 800 millimètres ! (Lancaster).

L'ensemble de ces conditions météorologiques donne à l'Afrique centrale sa physionomie propre. Sauf quelques mois d'éclaircies relatives et de température plus basse d'un à un demi-degré sur la moyenne annuelle, le régime climatique est gouverné par une humidité extrême et par une température moyenne toujours élevée et peu variable (26 à 27°). Si la végétation est naturellement exubérante, riche d'espèces, et si cette terre jouit d'une fécondité remarquable, c'est à cette association de météores qu'elle le doit. Mais un pareil climat est peu fait pour l'Européen. Au milieu des marécages, dans un hivernage à peine interrompu, sous les pluies diluviennes qui le caractérisent, sous un ciel toujours chargé d'électricité, dans une atmosphère lourde, orageuse, où la vapeur d'eau atteint une tension moyenne annuelle de 18 à 20 millimètres (contre 8 ou 9 dans nos climats), l'Européen voit toutes ses fonctions troublées. J'ai expliqué ailleurs les réactions déterminées par ces éléments climatiques. Je n'y reviendrai pas.

D'ailleurs la mortalité européenne dénonce l'insalubrité de ces régions. Peu de personnes échappent à la fièvre paludéenne, à l'anémie, et l'on y observe l'hépatite, la dysenterie, la fièvre bilieuse hématurique qui font ici les mêmes ravages que dans les lagunes du golfe de Guinée.

MADAGASCAR ET DÉPENDANCES

Madagascar. — Il serait intéressant de connaître exactement, dans les variations probablement nombreuses qu'il comporte, le climat de la grande île africaine. Mais en l'état actuel, eu égard aux notions encore imparfaites que nous possédons sur la topographie d'un pays dont l'étendue dépasse celle de la France, il serait prématuré d'établir sur des données partielles et sujettes à correction les éléments définitifs de sa climatologie.

Néanmoins, nous savons que Madagascar, qui, par sa situation géographique dans l'hémisphère austral, est presque entièrement comprise dans la zone tropicale, réalise sur son littoral toutes les conditions climatiques communes à cette zone, et présente, au contraire, dans l'intérieur du pays, sur les hauts plateaux qui le couronnent, quelques-unes de celles qui appartiennent en propre aux pays les plus méridionaux de la zone tempérée.

Ces hauts plateaux, d'une altitude qui varie entre 1100 et 1200 mètres de moyenne, sont compris entre deux principales chaînes de montagnes qui courent parallèlement à la côte orientale et qui envoient vers la côte occidentale une série de contreforts rayonnés, dont l'altitude décline progressivement en circonscrivant des plateaux sablonneux ou schisteux qui sont d'une aridité extrême durant la saison d'été.

Ces contreforts sont coupés de rivières et de torrents qui coulent et se précipitent par d'étroites gorges vers les vallées inférieures, pour de là gagner la côte occidentale, basse, où ils forment assez souvent des marécages.

Sur la côte orientale les reliefs sont plus rudes. Le système des montagnes de l'île, beaucoup plus rapproché de ce littoral, est caractérisé par une montée abrupte d'abord extrêmement difficile, et qui, partant pour ainsi dire de la mer, s'élève brusquement, sans plateaux de transition, jusqu'aux altitudes les plus hautes du pays.

Cette situation fait qu'on passe très rapidement des chaleurs élevées et continues du littoral (Tamatave, Vohémar, Andovoranto, Mahanoro) aux températures variables, marquées par des écarts considérables, des sommets de l'Ankaratra. Tandis, en effet, qu'on observe à Tamatave des températures allant jusqu'à 37° en janvier, à la même époque le thermomètre dépasse rarement 29° à Tananarive. La comparaison des écarts thermométriques dans les mêmes localités fait encore mieux comprendre les différences qui existent entre le climat des hauts plateaux et celui des côtes. A Majunga (côte occidentale) la température maximum est, en novembre, de 34°,4 ; la température minimum, en août, est de 23°,5, écart = 10°,9 (Quennec) (1) ; à Tananarive, la température extrême donnée par Grandidier, est, en novembre, de 28°,5 ; le minimum en août est de 6° ; écart = 22°,5 (2). Il résulte du rapprochement de ces chiffres, que les hauts plateaux de Madagascar, qui jouissent, dans leur ensemble, de la même climatologie, offrent ce précieux caractère d'une thermométrie à extrèmes très distants, sans toutefois qu'aucun deux soit au delà d'une limite modérée.

On sent ici toute la différence qui sépare le climat de cette île de celui du Sénégal, par exemple. Dans cette dernière colonie, en effet, il n'est pas rare d'observer des extrêmes séparés par des écarts de 25, 26, 27 et même 28° ; mais ces extrèmes sont pour le minimum 13° et le maximum 41° (climat de Dagana) (3). Au total,

(1) Quennec. Majunga. *Arch. de med. nav.*, août 1895.
(2) Grandidier. Madagascar. 1885-1886.
(3) Borius. *Loc. cit.*

si l'on envisage le climat des hauts plateaux de Madagascar sous le rapport de la température, on peut dire qu'il est non seulement très supportable, mais encore qu'il est favorable à l'acclimatement. Aussi n'y a-t-il pas lieu d'hésiter sur la marche à suivre pour procéder à la colonisation de cette île. Sauf certaines localités côtières plus propices que beaucoup d'autres à la culture des denrées tropicales, café, vanille, etc., etc., et en faveur desquelles il peut être fait exception à ce titre, c'est vers les plateaux que doivent être dirigés les colons. Là seulement on est fondé à espérer un acclimatement assez durable des Européens.

En dehors des grands plateaux supérieurs, Imerina, Bétsiléos, on rencontre à Madagascar de nombreuses localités de montagne, surtout vers le Nord, susceptibles d'être également choisies comme centres de colonisation.

A l'extrême pointe de l'île, juste par le 12e degré se trouve la baie de Diégo-Suarez, qui fut, avant la conquête définitive du pays, notre premier établissement. D'une étendue immense qui l'a fait justement comparer aux plus vastes rades du monde, la baie de Diégo-Suarez se découpe en un nombre assez considérable de baies secondaires (Tonnerre, West-Pool, Cailloux-blancs, etc.), où se trouvent de nombreuses petites anses (Melville, des Amis, etc.), où viennent mouiller les boutres arabes qui font le cabotage des îles et du canal de Mozambique. Le littoral de la baie de Diégo-Suarez, est, dans sa généralité, bas et marécageux ; des lignes épaisses de palétuviers signalent l'embouchure vaseuse des ruisseaux qui y débouchent et contribuent à lui donner un caractère insalubre.

Le sol y est surtout formé d'une couche de terre ferrugineuse reposant sur une couche argileuse, dure, imperméable. L'eau y est rare, d'assez mauvaise qualité ; quelques maigres ruisseaux, desséchés dans la saison sèche, se gonflent en torrents durant la saison des pluies et drainent les eaux superficielles des plateaux avoisinants. Mais l'infiltration des terres jusqu'à la couche imperméable donne naissance à une nappe souterraine peu profonde qui subsiste longtemps encore après les pluies et dont la lente évaporation a été considérée comme une source de fièvres dans le pays.

Les abords de la baie, du côté de la terre, sont mamelonnés et s'élèvent progressivement en plateaux étagés jusqu'aux hauteurs qui constituent, à une vingtaine de kilomètres au Sud, le massif de la montagne d'Ambre.

La climatologie de Diégo-Suarez est essentiellement tropicale. Le courant équatorial s'y fait sentir et tend à y élever la température. Le tableau de météorologie ci-dessous, emprunté à l'excellent travail de M. le Dr Cartier, résume parfaitement le caractère du climat de cette localité (1).

DÉSIGNATION des mois.	Pression barométrique moyenne.	Thermomètre sec. 6 h. m. Moyenne.	Thermomètre sec. 1 h. s. Moyenne.	Thermomètre mouillé, 6 h. m. Moyenne.	Thermomètre mouillé, 1 h. s. Moyenne.	Humidité relative moyenne en centièmes.	Hauteur de pluies en millimètres.	Nombre de jours de pluies
Janvier . . .	760,9	25.3	29,8	23,9	27,0	85	382	23
Février . . .	762,5	25,0	28,9	24,2	26,8	89	93	9
Mars	761,5	25,3	29,1	23,7	27,3	87	71	12
Avril	763,5	25,1	29,4	23,2	25,8	80	11	3
Mai	765,5	24,3	28,7	22,2	24,9	78	»	»
Juin.	765,9	22,8	27,6	20,6	24,0	77	9	3
Juillet. . . .	766,8	21,6	26,6	20,4	23,9	84	28	10
Août.	766,6	20,6	25,9	19,6	23,1	83	9.9.8.	2
Septembre . .	767,6	22,3	26,9	20,5	23,7	82	»	»
Octobre . . .	766,3	23,9	27,8	22,3	25,2	85	6	5
Novembre . .	765,4	24,5	28,3	22,8	25,4	83	8	3
Décembre . .	763,8	25,2	28,8	24,2	26,0	85	119	9

(1) A. CARTIER. Diégo-Suarez, acclimatation et pathologie. *Arch. de méd. nav.*, t. XLIV, p. 407

Hygiène coloniale.   8

On voit par ce tableau que la température oscille peu du matin à l'après-midi et d'un mois à l'autre. Les écarts diurnes y sont faibles; les plus accusés variant de 4 à 5° environ. Il manque d'ailleurs les températures de nuit pour juger des écarts nycthéméraux; mais, d'après M. Cartier, ils ne dépasseraient pas 8°. Enfin, la température moyenne de la saison sèche, d'avril en décembre, est de 25°,6, celle de l'hivernage ou saison humide, de décembre à avril, de 27°,2. En résumé, température constante, à faibles écarts, plutôt moyenne qu'accentuée. Cette circonstance est due à la situation de Diégo-Suarez, où règne toujours une brise de mer assez forte, qui ventile activement l'atmosphère.

Les vents qui soufflent sur Diégo-Suarez sont alternativement du S.-E. pendant la saison sèche, passant à l'Est en fraîchissant chaque après-midi, et du S.-O. au N.-O. et N. pendant la saison chaude ou pluvieuse. Leur force est toujours plus grande que dans l'intérieur des terres, en raison de la configuration géographique de l'extrémité de Madagascar, très allongée, sur laquelle se brise le courant équatorial. Ils contribuent à rafraîchir l'atmosphère beaucoup plus vivement qu'en aucun autre point de l'île, et cette circonstance s'explique par ce fait que les brises du large arrivent ici sans obstacles. Ce sont surtout les brises de la saison sèche, celle du S.-E. qui jouissent de cette propriété, et la violence des rafales qui soufflent sur la baie et sur la presqu'île est considérée comme la cause des refroidissements auxquels sont exposés les Européens. On sait en effet que même aux pays chauds, même dans les régions où la température demeure presque uniformément élevée, les sensations de froid sont fréquemment perçues par les Européens et les Indigènes. Elle résulte d'une évaporation trop rapide et trop accentuée de la sueur. C'est un phénomène subjectif d'ordre physiologique, qui entraîne des troubles nerveux d'où peuvent, à leur tour, naître certaines affections. Il arrive alors, en effet, que des états morbides latents, tels que des dyspepsies intestinales, des engorgements légers du foie jusque-là insoupçonnés ou tout au moins tolérés, reçoivent un coup de fouet de l'impression frigorifique et évoluent d'une manière aiguë en catarrhe intestinal, dysenterie, hépatite, etc. Ces conséquences, d'ailleurs communes, il convient de le remarquer, à un grand nombre de localités intertropicales ont été signalées comme étant d'une observation courante à Diégo-Suarez.

Dans le Sud de cet établissement, à une vingtaine de kilomètres environ, se dessine un massif montagneux assez considérable auquel on a donné le nom de montagne d'Ambre. C'est la continuation et comme la dernière expansion du système de montagnes qui forme l'arête de partage des versants de Madagascar, et qui court de la pointe méridionale jusqu'à l'extrémité septentrionale de cette île. La cote d'altitude de la montagne d'Ambre atteint 1360 mètres. Le sol est volcanique; il présente de distance en distance des plateaux excavés en forme de cratères, dépression que la saison des pluies transforme en marécages, et que le vent d'Est, dans la saison sèche, réduit à une aridité extrême.

Plus on s'élève du littoral vers les sommets, plus l'horizon s'accidente, plus les plateaux se superposent et varient d'aspect. Vers 7 à 800 mètres, on ne rencontre plus que des espaces boisés et herbacés. A cette altitude, les brouillards, la rosée, la plus grande fréquence des pluies conservent la végétation et la préserve contre les ardeurs de la saison sèche.

Finalement, vers 900, 1000 mètres et au-dessus, la brousse devient épaisse, invariablement verdoyante, et la forêt commence pour se répandre en une futaie inextricable sur les sommets d'alentour. Les ficus, les fougères arborescentes, les lianes innombrables, les orangers sauvages, s'entremêlent, et protègent dans des sous-bois perpétuellement humides de nombreuses

variétés de lichens et d'orchidées, dont le polymor-
phisme et l'étrangeté des couleurs donnent à ces solitudes forestières le cachet très caractéristique de la végétation tropicale. Ce coin de montagne de Madagascar
est en somme la réduction, mais aussi la représentation
fidèle des régions montagneuses et boisées de la grande
île africaine. A peu de chose près, avec des différences
dans la venue des arbres, et aussi dans la qualité des
essences qui varie du Nord au Sud en suivant la loi de
variation florale des latitudes, c'est le même aspect des
terres dans les hautes vallées et sur les plateaux où les
forêts ont été conservées. Tantôt ce sont des plaines où
paissent à l'aventure des troupeaux de bœufs à bosse,
plaines herbeuses pendant la saison des pluies et que la
saison sèche transforme en solitudes poussiéreuses et
de teinte rougeâtre; tantôt ce sont des lits de torrents,
bordés d'arbres au port élevé, puis des mamelons
étagés et se superposant en ligne de faîte couverte de
forêts. Il n'est pas rare de trouver sur ces hauteurs
d'anciens cratères de volcans transformés en lacs, et
jusqu'à la montagne d'Ambre on observe des dispositions de ce genre.

On conçoit que l'altitude, combinée avec la persistance de la végétation qui en est la conséquence, donne
aux hauteurs de Madagascar certains avantages climatériques qui contrastent puissamment avec les conditions de même ordre observées sur le littoral.

Nous avons vu plus haut ce qu'il en était pour l'Imé-
rina et les Betsiléos d'une part, Tamatave et Majunga
de l'autre. A la montagne d'Ambre, dans tout le massif
qui rayonne autour d'elle et forme l'ossature de la
pointe Nord de l'île, mêmes observations et mêmes con-
trastes. La différence moyenne des températures cons-
tatées entre Diégo-Suarez et la montagne d'Ambre
(température prise à la cote 1100 mètres, A. Cartier),
accuse un écart de 8° au profit des hauteurs. Quand il
fait 28° à Diégo, il fait 20° à Ansatroukala, dans le massif

d'Ambre. A noter que les écarts nycthéméraux sont de beaucoup plus importants, comme c'est la règle dans les pays de montagnes. En somme on retrouve à Madagascar, aussi bien au Nord qu'au Sud, partout où l'on s'élève à plusieurs centaines de mètres au-dessus de la mer, toutes les conditions de température et d'humidité qui sont liées à la cote d'altitude et à l'existence de bois abondants, et qu'on observe plus spécialement dans les Antilles, par exemple. A côté d'une certaine uniformité dans l'élévation de la température des plaines du littoral, constituée et maintenue par l'enveloppement maritime — fait spécial au climat des îles — on note des variations en baisse sur les hauts plateaux, absolument comme dans l'intérieur des continents; la seule différence à signaler et imputable encore ici à l'influence de l'atmosphère maritime, c'est l'extrême humidité des hauteurs. Dans l'intérieur des continents, à latitude et altitude égales, cette humidité est absorbée par l'air des plaines, air asséché par le rayonnement. Dans les îles, au contraire, comme on le sait déjà, les courants atmosphériques maritimes jettent sur les montagnes des localités insulaires d'énormes masses de vapeurs qui s'accumulent d'autant plus sur les hauts plateaux qu'elles sont retenues et comme condensées par l'épaisse végétation des forêts.

Aussi observe-t-on fréquemment sur ces hauteurs des maladies dues au refroidissement humide des nuits, telles que des angines, des bronchites, des pneumonies, des dysenteries, et ce n'est que par une disposition hygiénique de l'habitation, combinée avec déboisement rationnel des lieux voisins qu'on peut obvier à ce sérieux inconvénient.

A Madagascar comme dans tout autre climat d'altitude intertropicale, il est indispensable d'y remédier si l'on veut tirer de l'établissement des Européens sur les hauteurs toutes les conséquences favorables qu'il comporte en principe pour l'acclimatement.

En résumé, le climat de Madagascar, envisagé dans les parties centrales et élevées de cette île, offre des conditions plutôt avantageuses pour l'avenir de la colonisation européenne. C'est, au moins sur les hauts plateaux, une terre de peuplement possible. Elle est certainement comparable à une notable partie de la colonie anglo-hollandaise du Cap; elle possède, d'autre part, d'étroites analogies avec les deux îles voisines de Maurice et de la Réunion. Nul doute qu'avec des moyens de communication èntre les postes de la côte et le plateau central, permettant aux immigrants de ne pas stationner trop longtemps sur un littoral insalubre et les mettant à même de se transporter rapidement dans la zone colonisable, Madagascar ne soit appelé à un avenir qui datera dans les périodes heureuses de la colonisation européenne.

Dans le voisinage de Madagascar et considérées géographiquement comme politiquement dans ses dépendances, il existe un certain nombre d'îles qui depuis longtemps déjà sont le siège d'établissements coloniaux. C'est, d'une part, au N.-O. et à l'entrée du canal de Mozambique, le groupe des Comores qui comprend la grande Comore, Mohéli, Anjouan et Mayotte, puis à l'entrée de la baie de Passadama et proche de la côte de Madagascar l'île de Nossi-Bé; d'autre part, sur la côte orientale, au Sud de la baie d'Antongil, l'île de Sainte-Marie de Madagascar. Ces îles participent des conditions climatériques générales de la grande terre. Néanmoins, comme il existe un courant d'affaires que l'exploitation de Madagascar ne peut pas faire disparaître entièrement, il est utile d'en dire quelques mots et d'en apprécier, d'ailleurs très brièvement, les caractères hygiéniques.

L'île Sainte-Marie est constituée par une bande de terre très étroite, courant parallèlement à la côte de Madagascar et dirigée du S.-S.-O. au N.-N.-E. Un bras de mer de 7 milles environ la sépare de la grande terre.

Elle est longue de 48 à 50 kilomètres et en atteint 5 dans sa plus grande largeur. Le littoral qui regarde l'Océan indien est couvert de récifs formés par une ceinture ininterrompue de polypiers. Cette ceinture contourne l'île, mais s'échancre sur la côte occidentale, dans le chenal qui le sépare de la côte de Madagascar, pour former une baie où les navires trouvent un excellent mouillage. Cette disposition des lieux influera sans doute dans l'avenir sur les destinées de Sainte-Marie qui parait devoir conserver une certaine importance comme port.

Au point de vue de la climatologie, cette petite île passe pour insalubre. Pourtant les épidémies y sont rares ; on note que le choléra qui a sévi à Maurice et à la Réunion l'a toujours épargnée, mais le paludisme y règne, entretenu par des marécages qui entourent le principal centre de l'île, et qu'on n'a rien fait pour assainir.

La température moyenne annuelle est de 25°,5. Les écarts annuels les plus élevés ne dépassent pas 11°, les mensuels 9°, et les diurnes 8°. On peut donc considérer que Sainte-Marie jouit d'une température assez égale, et qu'elle résume sous ce rapport les propriétés habituelles aux climats insulaires. D'ailleurs, sous le rapport des saisons, l'analogie est encore plus étroite, malgré l'extrême rapprochement de la grande terre. La saison sèche, qui est tranchée à Madagascar, l'est beaucoup moins à Sainte-Marie ; elle compte des jours de pluie assez nombreux pendant les mois de septembre, octobre et novembre. Au reste, le régime des pluies, tout à fait insulaire, y est très abondant. Borius donne comme moyenne 156 jours de pluie par année durant une observation de cinq années, avec une moyenne de hauteur d'eau tombée = 2^m,646. Il en résulte donc que Sainte-Marie, comme les îles en général, est à la fois caractérisée par des pluies abondantes, parfois excessives, et par une température à peu près constante et

uniforme. En somme, le climat de cette petite île n'est
ni meilleur ni pire que nombre de climats insulaires de
la région intertropicale, et ne s'en distingue par aucun
caractère particulier.

Sur la côte occidentale de Madagascar, à l'opposé de
Sainte-Marie et sensiblement plus au nord qu'elle, se
trouve l'île de Nossi-Bé. C'est une petite terre de
22 kilomètres de long sur 16 de large dont la superficie
totale n'atteint pas 30 000 hectares. Son importance, qui
n'a d'ailleurs jamais été considérable et qui résultait
uniquement de l'établissement que nous y entretenions,
disparaît presque entièrement devant le fait de la prise
de possession de la grande terre. Cependant Nossi-Bé
est cultivée, elle possède des exploitations agricoles
assez prospères, et les intérêts économiques qui s'y
attachent justifient la mention qui doit en être faite. Sa
climatologie, tout à fait incertaine, malgré l'extrême
proximité de la côte de Madagascar, se caractérise par
une température annuelle moyenne de 26°,3. Le thermomètre donne en mai, juin, juillet et août une moyenne
de 24°,5, et en décembre, janvier et février 28°,1, avec
des ascensions accidentelles et diurnes dans la saison
sèche, jusqu'à 30° (Léon). Les matinées et les soirées
sont fraîches, les nuits reposantes durant la saison
sèche, lourdes au contraire et pénibles à supporter
pendant la saison des pluies, en raison de l'extrême
humidité qui se combine alors à une température oscillant à peine entre 32° et 27°,5. « Le trait dominant de la
thermométrie à Nossi-Bé, a dit M. le professeur Léon,
c'est la petite amplitude des oscillations nycthémérales et même saisonnières et annuelles; la différence
diurne dépasse rarement 6°, et l'écart maximum annuel
n'a été que de 12°,3, le minimum s'étant produit le
23 juillet à 5 heures du matin, avec 19°,5 et le maximum
le 8 janvier avec 31°,8. Cette constance dans la hauteur
thermométrique donne un cachet bien spécial au climat de
cette région ; on ne la retrouve pas sur les grands conti-

nents ; elle est au contraire assez fréquente sur les terres insulaires, et elle constitue la règle à la surface des océans. Elle restreint singulièrement le cadre nosologique des régions où elle domine, et si elle favorise l'éclosion et la diffusion des miasmes paludéens, elle rend, sinon inconnues, au moins très rares toutes les affections dues aux variations brusques et considérables de la température, si fréquentes dans nos possessions continentales d'Afrique et d'Asie (1). »

Telles sont les conditions climatériques de Nossi-Bé. Rapprochées de celles de Sainte-Marie de Madagascar et de Diego-Suarez, elles donnent assez exactement la formule sanitaire de tout le littoral de la grande île africaine. En résumé, l'élévation de la température, la forte humidité de la saison chaude, l'existence de marécages jusqu'ici abandonnés à leur état naturel, caractérisent le climat du littoral dont ces petites îles dépendent. Ce n'est qu'en s'élevant à l'intérieur de Madagascar, vers les vastes plateaux qui dominent l'île et en occupent une part considérable — assez considérable d'ailleurs pour satisfaire aux plus légitimes besoins de la colonisation européenne — qu'on rencontre enfin les conditions générales que réclament les exigences de l'acclimatement.

Quant au groupe des Comores, situé en plein canal de Mozambique, le climat des îles qui le composent est uniformément caractérisé par l'élévation de la température. Celle-ci, pendant la saison sèche, qui va de mai à octobre, a pour moyenne 27° environ ; pendant la saison des pluies, de novembre à mai 30°. Les écarts, dans l'une et l'autre saison, sont relativement faibles, et ne dépassent pas 8 à 9°. Les vents y sont réguliers, les ouragans tout à fait rares et exceptionnels. Le baromètre y accuse une fixité remarquable, aux environs de

---

(1) Dr A. Léon, médecin en chef de la marine en retraite ; extrait du *Bulletin de la Société de Géographie commerciale de Bordeaux*, 1894.

760 millimètres. La salubrité de ces îles a été tour à tour très décriée et exagérément vantée. En fait, sauf la variole qui y est assez souvent importée de la côte ferme de Mozambique par les boutres arabes caboteurs, on n'y observe pas d'épidémie. Mais à Mayotte, comme dans les autres îles du groupe, comme dans toutes les contrées insulaires ou continentales de la zone intertropicale, le paludisme y exerce ses ravages. Mais là aussi comme ailleurs on y englobe et confond fréquemment des fièvres qui lui sont étrangères, comme la fièvre typhoïde et les embarras gastriques. Au surplus il existe à Mayotte, Mohéli et à la grande Comore, de nombreuses localités exemptes de marais et où le paludisme essentiel est rare. Et là où les terres sont livrées à une culture méthodique, la salubrité est aussi bonne qu'elle peut l'être dans des régions tropicales assainies et où l'on ne compte plus que le climat météorologique comme adversaire.

QUATRIÈME PARTIE

RÈGLES D'HYGIÈNE PRIVÉE ET PUBLIQUE

Habitation. — L'habitation de l'Européen doit réaliser beaucoup de confortable. Les misérables masures en paillotte, en pisé, ou en coffrage de bois monté sur dés de pierre que l'on trouve en trop grand nombre encore dans les colonies, sont la honte de la colonisation. Elles en sont aussi le danger. Elles constituent en effet des foyers de fièvre, d'anémie pernicieuse, et c'est dans ces baraques que les maladies infectieuses, fièvre jaune, fièvres bilieuses, hépatites, diarrhée, dysenterie, exercent leurs plus cruels ravages. Il n'est pas de période épidémique où l'on n'ait été obligé d'en détruire. C'est ce qu'on fut obligé de faire notamment au Soudan, pendant le cours des années de fièvre jaune, en 1879-1882, et en 1892 ; et l'on ne peut que regretter que des considérations économiques aient empêché d'en brûler davantage.

Quiconque a visité les établissements des Européens sous les tropiques n'a pu qu'être péniblement impressionné par la pauvreté des installations prises dans leur ensemble. On sent qu'il a manqué quelque chose à leur création, soit la foi dans la durabilité de l'occupation, soit les moyens financiers d'exécution. Ce n'est que tardivement, à mesure des progrès accomplis malgré tout, que certaines colonies en sont arrivées à une amélioration assez sensible. Tels la Cochinchine et le Tonkin. Au début, comme le disait déjà, en 1864, le

Dr Richaud, médecin en chef à Saïgon, on commit la faute de construire à faux frais les logements européens, paillottes sur bâtis de bambou, à l'imitation trop servile des indigènes. Ces cabanes, érigées sur un sol marécageux, non préalablement drainé, furent des nids d'infection. Et les médecins de la marine, débordés par le nombre croissant des malades, dénonçaient ces paillottes à l'autorité coloniale. Malheureusement leur voix ne fut guère entendue que dix ou quinze ans plus tard. Le provisoire de 1861-1864 devait en effet durer jusque vers 1875, et coûter des milliers d'existence.

Et aujourd'hui encore, malgré les incontestables progrès réalisés, les centres européens un peu étendus représentent un ensemble composite d'édifices confortables, parfois somptueux, perdus dans des pâtés de bicoques, qui rappellent les premiers jours de la conquête, et continuent d'être un danger pour la santé publique. Fièvre dengue, diarrhée, dysentérie, choléra, tous les fléaux transmissibles habitent les banlieues asiatiques ou africaines, comme les fièvres éruptives, la diphtérie, nos faubourgs de grandes villes en Europe.

C'est qu'il y a eu, dès l'origine, non seulement la faute des premiers habitants qui n'ont su ni voulu observer les règles fondamentales de l'hygiène de la maison, mais encore le désintéressement fâcheux ou l'ignorance blâmable de l'administration supérieure qui les y a encouragés en les laissant faire.

Certainement, étant donnée l'influence prépondérante qu'exerce le logement sur la santé de l'Européen aux pays chauds, l'autorité avait pour devoir, non pas seulement de tracer un plan de rues, mais de régler, au nom de la salubrité publique, le dispositif même des constructions à y faire, tant privées que publiques. A une époque où rien n'existait encore, il eût été facile d'astreindre à un plan minimum capable à la fois de sauvegarder l'intérêt pécuniaire du propriétaire et l'intérêt de l'association urbaine qui allait se fonder et se développer progressivement.

N'avait-on pas, pour se déterminer à une action publique dans ce sens, le spectacle de vieilles cités coloniales du xviie siècle, insalubres au premier chef par le vice de leur agglomération, autant que par l'insuffisance des édifices privés ? Quand on savait à quelles dépenses l'hygiène publique était condamnée à Rio-de-Janeiro, et dans la plupart des villes de l'Amérique intertropicale et des Antilles, pour assainir l'atmosphère et le sol de leurs rues, de leurs maisons, de leurs cours, n'était-il pas logique d'aller dès à présent au-devant de ces difficultés de l'avenir ? Dépenser tout de suite, en hygiène publique, suivant un plan méthodiquement ordonné, c'est économiser doublement, en vies humaines et en argent. A supposer, ainsi qu'on l'affirme parfois, trop légèrement, je veux le croire, qu'il n'y a que ce dernier point qui touche les administrations, l'intérêt financier leur commandait de prévoir et d'ordonner.

Il est certain, — et maintes fois je l'ai entendu dire par des résidants, — que c'eût été un devoir pour les gouvernements européens d'obliger leurs nationaux construisant en pays tropical à observer rigoureusement des règles d'hygiène au lieu de les laisser bâtir selon leurs caprices ou leurs intérêts des logements appelés par leurs dispositions à être non seulement nuisibles à leurs occupants, mais encore dangereux pour la communauté. Mais ce qui est fait est fait. On ne peut plus songer pour ce qui existe qu'à des améliorations graduelles ; le temps et aussi le progrès général des sciences, une plus saine appréciation des intérêts véritables de la colonisation européenne en pays chaud aideront au développement de l'hygiène.

Dans un demi-siècle d'ici, la plupart des villes insalubres du golfe du Mexique, de l'Amérique du Sud, de l'Afrique tropicale, auront été peu à peu remaniées. Le percement de quartiers largement ventilés, la réfection du plus grand nombre de maisons basses, sales, mal aérées, souvent entourées de mares où croupissent les immondices, auront transformé comme on l'a fait depuis trente ans à Vera-Cruz, plus d'une localité pestilentielle en cité véritablement hygiénique.

Le but à poursuivre et qui est tout tracé, c'est d'éteindre les foyers d'épidémies infectieuses aux pays chauds. Il y a évidemment beaucoup à faire, et la tâche dépasse la mesure de plusieurs générations si l'on considère les travaux à entreprendre pour endiguer les fleuves, drainer les plaines submergés aux hautes eaux, colmater les alluvions, assainir les marécages. Mais la première partie du programme de colonisation c'est évidemment l'établissement des colons ; c'est la maison d'habitation, les locaux d'exploitation agricole ou commerciale. C'est là le premier effort à accomplir, et c'est celui du présent. Il convient donc que l'administration publique et l'initiative privée soient l'une et l'autre instruites des conditions requises pour assurer la salubrité des habitations destinées aux Européens dans les pays chauds. Sous ce rapport, plusieurs choses sont à considérer successivement.

1° *Choix de l'emplacement*. — Il est vrai qu'on n'en est pas toujours le maître. Au début d'une occupation militaire, des raisons stratégiques ont pu déterminer cet emplacement comme, par exemple, à Kayes, au Soudan ; comme à Saint-Louis du Sénégal et comme, du reste, dans la plupart des colonies africaines.

D'autres raisons, celle, par exemple, de l'existence antérieure d'un centre indigène qui commandait politiquement et commercialement à toute une région, ont pu motiver l'établissement européen dans la même localité. Quoi qu'il en soit, le choix a souvent été malheureux et l'on s'est trouvé, par la suite, ou trop à l'étroit, comme à Saint-Louis du Sénégal, ce qui cons-

titue une cause d'insalubrité par accroissement de la
densité de population, ou exposé à des causes infectieuses dépendant de la situation et de la nature du
sol, ce qu'on n'avait pas prévu d'abord, comme à
Kayes et Bafoulalé et quantité d'autres postes sou-
danais (1).

La première règle à observer, pour l'assiette d'un
établissement européen en zone tropicale, c'est de
rechercher un plateau convenablement drainé, bien
sec, suffisamment ventilé. Au voisinage de la mer, les
localités ne manquent pas. Ce sont incontestablement
les meilleures, puisqu'elles reçoivent directement l'influence de l'atmosphère marine, absolument pure de
tout germe. Il en est, cependant, tout le long du littoral africain, même en y comprenant Dakar pourtant si
admirablement situé, qui subissent l'influence nuisible
des lagunes côtières et des marécages qui y abou-
tissent. Quand les vents viennent de la mer, ils traversent ces lagunes, se chargent d'émanations mias-
matiques et apportent la fièvre dans les localités situées
au delà, comme, par exemple, à Porto-Novo du Dahomey
et Lagos. Il n'est pas même jusqu'à Libreville, au
Gabon, qui, bien que placée rationnellement, n'ait à
subir certains vents de la partie Sud à Ouest qui lui
apportent l'air malsain de la rive opposée de l'estuaire.

Qu'il s'agisse donc de région intérieure ou de région
littorale, la règle est la même ; rechercher un plateau
convenablement drainé, bien sec, suffisamment ventilé,
et situé toujours au vent des marais, s'il en existe. Dans
ce dernier cas, par mesure de prudence, ou bien conserver un rideau de bois prélevé sur la brousse préexis-
tante, ou en disposer un par plantation systématique,
de manière à protéger encore plus l'habitation ou le

---

(1) L'abandon de Grand-Bassam, à la côte d'Ivoire, que les journaux
annoncent comme décidé (mai 1899) es' une preuve nouvelle de cette
imprévoyance. Et ce n'est pas fini.   G. T.

groupe d'habitations futures contre les vents malsains. Il est utile de se rappeler que le vent malarial diminue d'activité plus rapidement en hauteur qu'en distance horizontale. Les germes sont lourds, si impalpables et invisibles qu'ils soient. Leur densité, évidemment variable pour chaque espèce, les porte à retomber aussitôt que la vitesse du vent le permet. En direction rectiligne, et si le vent est fort et soutenu, leur transport peut se faire à des distances considérables, traverser des mers, s'abattre sur des continents éloignés; c'est ainsi que l'introduction de la fièvre intermittente dans l'île Bourbon, où elle était pour ainsi dire inconnue, il y a une quarantaine d'années, a été imputée à des vents d'est venant de Maurice où elle règne endémiquement. Ce qui du moins est constant, c'est que les vents passant sur des marais déterminent des fièvres dans des localités mêmes distantes de plus de 20 à 30 kilomètres, ainsi qu'on l'observe à Dakar, Rufisque, Carabane, Sierra-Leone, Liberia, Grand-Bassam, Porto-Novo, Lagos, Kabinda, Saint-Philippe-de-Benguela, Mossamèdes, San-Paul-de-Loanda, et généralement dans la plupart des localités africaines.

Il est acquis, au contraire, que l'altitude, même modérée, met à l'abri de l'influence maremmatique. Sans parler de l'abaissement de température qui en est la conséquence physique, et grâce auquel certains marais peuvent cesser d'être actifs en Europe, le seul fait de l'élévation d'une région constitue un obstacle réel du transport des germes paludéens. Ce phénomène, sensible dans les régions tempérées, l'est peut-être encore plus dans les contrées tropicales, en raison surtout de l'activité ordinairement plus grande, plus intense, des foyers fiévreux.

D'après Léon Colin, une altitude de 500 mètres au moins est nécessaire pour protéger en Italie. Les médecins anglais estiment qu'aux Indes le paludisme de la plaine ne rayonne pas jusqu'aux hauteurs de 7 à

800 mètres. Beaucoup de médecins des colonies françaises estiment que déjà une altitude de 2 à 300 mètres suffit pour rendre la maladie infiniment moins active. Disons tout de suite que ce ne sont que des appréciations de circonstances n'ayant qu'une valeur relative. Il arrive en effet que dans les vallées du Niger, du Sénégal, du Congo et de leurs affluents, où le paludisme règne avec intensité dans certaines plaines envahies par les crues de l'hivernage, les Européens qui sont assez heureux pour être établis sur des collines de 2 à 300 mètres en souffrent bien moins que ceux fixés dans les vallées. Envisagées à ce point de vue, on a raison de dire que ces altitudes, si modérées pourtant, sont un refuge contre le paludisme. L'expérience en a été faite au Soudan, et avait même servi de base aux propositions qui avaient été formulées vers 1891 pour construire un sanatorium à Kita. Et en fait, les malades de cette région se guérissaient assez rapidement des fièvres contractées au bord du fleuve, dès qu'on les évacuait sur les hauteurs voisines.

La conclusion, c'est qu'en réalité il est utile de combiner à la fois l'altitude et l'éloignement des marais dans le choix d'un emplacement. En protégeant l'habitation contre l'influence de ceux-ci, l'altitude promet encore des avantages qui sont appréciables, savoir : la diminution de température, la ventilation plus efficace, l'abaissement de la tension de vapeur d'eau atmosphérique.

2° *Préparation du terrain.* — Il y a à peine quinze ans, c'était presque parler une langue nouvelle aux coloniaux que de leur prescrire de préparer le terrain à bâtir. Jusque-là, sauf de très rares exceptions, on se bornait généralement dans les colonies à niveler le sol, à le purger des racines qu'il pouvait encore contenir, à débroussailler les alentours immédiats de la future habitation. Les premières cases qui eurent des sous-sols utilisés en cave ou magasin passèrent pour des merveilles d'hygiène. Si elles étaient un progrès sur la paillotte

posée à plat sur le sol battu et nivelé, pourtant elles ne
valaient pas mieux, peut-être même valaient-elles moins
que les cases élevées sur pilotis avec la large ventilation que ce système comporte.

La première condition à réaliser, c'est le drainage du
sous-sol. Si l'habitation doit s'élever sur fond de sable,
cette précaution peut être laissée de côté, car le sable
est essentiellement perméable ; et si la couche en est
profonde, il n'y a pas d'humidité à redouter, aucune
stagnation d'eau ne pouvait se constituer au voisinage
immédiat des fondations. Cette condition existe dans
un grand nombre de localités de l'Indo-Chine inférieure,
ou l'alluvion moderne repose sur des couches de sable
qui atteignent parfois une puissance de 20 à 30 mètres
et davantage. Mais, en Afrique, les assises d'argiles
molles ou dures se montrent presque partout, à
des niveaux différents suivant les régions, mais souvent rapprochées du sol et constituent la couche imperméable qui retient les eaux de filtration. Ainsi, à Dakar,
le sol est formé immédiatement par une couche très peu
meuble de sable argilo-ferrugineux couvrant une roche
de même nature dure et imperméable.

C'est sur ce fond que reposent les édifices publics et
les maisons particulières de la ville. Or on a attribué,
avec raison je crois, l'insalubrité de certains logements
à l'absorption par les fondations de l'humidité organique du sous-sol. Au reste il n'y a pas de place pour
d'autres hypothèses, la situation générale de Dakar sur
la pointe du cap Manuel, entre deux mers, accessible à
une large ventilation, réalisant les meilleures conditions
possibles quant à l'atmosphère.

Il faut donc de toute nécessité remédier par un
drainage profond au vice de l'imperméabilité du terrain
d'assise qui résulte de l'existence d'une épaisse couche
d'argile. C'est ce qu'à Dakar on a compris en établissant
un réseau d'égouts. Malheureusement ce réseau ne
paraît destiné qu'à assurer l'écoulement à la mer des eaux

et des immondices provenant des rues. Il est donc insuffisant et devra être tôt ou tard complété par le drainage souterrain des maisons et de leurs dépendances.

C'est cette opération qui devrait être faite tout d'abord, dès qu'on se décide à bâtir ; or elle s'impose surtout en Afrique, pour les raisons géologiques indiquées plus haut.

En conséquence, nulle construction ne devrait être autorisée, si elle doit servir à l'habitation, sans que les conditions ci-après fussent remplies.

Le sol sera parfaitement asséché. S'il existe de la terre végétale, elle devra être enlevée, en raison des substances organiques qu'elle renferme. Le plan de l'excavation devra recevoir un lit de béton très dur, d'une résistance calculée à l'aplomb des murs pour supporter les fondations. En outre, la surface sous-jacente devra être soigneusement drainée. A cet effet, des drains seront disposés en séries croisées et superposées l'une à l'autre, chaque drain étant séparé du plus proche par un maximum de 2 mètres. La direction finale de ces drains suivra, avec une pente suffisante, celle de l'écoulement des eaux de superficie et ils devront aboutir au collecteur de la rue. S'il s'agit d'une habitation isolée à la campagne, factorerie, poste militaire, habitation d'exploitation agricole, comme il n'y a pas d'égout voisin pour recevoir les eaux recueillies et drainées au-dessous des fondations, il conviendra de les acheminer par un ou deux drains collecteurs jusqu'à une certaine distance de l'habitation. Le mieux serait, dans ce dernier cas, qu'on pût disposer soit d'une pente assez rapide du terrain permettant de jeter les eaux recueillies sur la pente elle-même, soit du voisinage d'un cours d'eau où on pourrait naturellement le faire aboutir. Quel que soit le procédé employé, résultant d'ailleurs lui-même de la nature des lieux, le drainage profond du sous-sol des habitations est une véritable nécessité de l'hygiène. Indispensable en Europe et reconnue comme telle par les autorités sanitaires de

toutes les nations, elle l'est peut-être encore plus dans
nos colonies ; elle l'est au plus haut point en Afrique,
en raison de l'activité des fermentations dont le sol de
ce continent est le foyer redoutable dès le milieu de la
saison des pluies. A ce moment en effet, toutes les
terres sont détrempées, pénétrées par les solutions
organiques de toute nature qui filtrent de la superficie
vers la couche imperméable. Rien d'étonnant à ce que,
dès la fin de l'hivernage, et aussitôt l'évaporation com-
mencée à la surface, les murs de fondation aspirent
à leur tour l'humidité profonde, et que, par inhibi-
tion progressive des matériaux hygroscopiques des
murs, les germes véhiculés n'envahissent les parties
habitées. Il existe au Sénégal et aux Antilles des maisons anciennement construites, dont les fondations
plongent sans sous-sol jusqu'à la nappe aquifère, et où
les murs de rez-de-chaussée attestent par des lisérés
accusateurs l'ascension de l'humidité. Ces rez-de-
chaussée sont extrêmement malsains, et les épidémies
de fièvre jaune y ont toujours sévi avec fureur. Ce vice
de construction doit donc absolument être évité dans
les établissements à venir.

3° *Orientation de la maison.* — Le sous-sol ainsi
préparé, l'habitation doit s'élever d'après un plan d'orientation que dictera presque toujours, aux pays chauds,
la marche apparente du soleil. C'est plus encore, en
effet, cette condition que la direction des vents régnants
qui doit guider en zone tropicale. Et combien de fois
est-elle méconnue ! J'ai vu dans une colonie une caserne
dont les pignons étaient orientés Nord et Sud. Elle
offrait ainsi successivement sa façade Est au soleil
levant et sa façade Ouest au soleil couchant ; de telle
sorte que ses surfaces principales étaient constamment
chauffées et que les chambres y étaient de véritables
fournaises. A peine construite, on s'aperçut de l'erreur
de principe commise. Elle dut être évacuée par les troupes européennes pour lesquelles on l'avait édifiée et

les contingents indigènes qu'on y mit pour l'utiliser eurent beaucoup à souffrir de ce dispositif.

La règle, c'est que l'habitation doit présenter, autant que sa forme le permet, ses façades principales au Nord et au Sud. Nous verrons d'ailleurs, en parlant de la construction, qu'elle doit être pourvue de vérandahs tout autour, et protégée encore au besoin par des arbres à distance très rapprochée. Sans aucun doute la direction des vents est appelée à jouer son rôle. Mais comme aux pays chauds cette direction varie d'une saison à l'autre, c'est suivant la constante météorologique, suivant le soleil par conséquent, qu'il convient de se décider. Une objection pourtant se pose. Dans les villes l'orientation n'est pas libre, puisque les rues la commandent. C'est ici le cas de faire remarquer combien il est regrettable qu'aux pays chauds on soit tombé dans l'imitation de nos villes d'Europe. Et l'hygiène publique, la salubrité de nos établissements exigeraient qu'on renonçât à l'ordre en ligne pour adopter l'ordre dispersé. Chaque maison entourée de jardin serait l'idéal. Là encore l'autorité administrative a tout pouvoir pour le réaliser.

4° *Construction. Matériaux.* — L'objectif à atteindre c'est d'avoir une maison solide, spacieuse, aérée, sèche, capable de réaliser à l'intérieur les conditions d'une atmosphère pure et d'une température agréable. C'est une difficulté réelle ; ce n'est pas une impossibilité : c'est une question d'argent, On construit beaucoup en bois dans les nouvelles colonies : affaire d'économie, de rapidité, et de commodité locale, le bois se trouvant presque toujours sur place ou à proximité.

Depuis la vulgaire paillotte montée en bambou, recouverte de paille de maïs ou de feuilles de palmier, véritable nid à rats et à serpents, qui faisait fortune en Cochinchine il y a quelque trente-cinq ans, jusqu'à l'élégante baraque démontable qu'on transporte toute faite d'Europe en Afrique, tous les types se rencontrent dans les établissements coloniaux de l'époque actuelle. Quelque soin, quelque progrès de confort et même d'art architectural que l'industrie moderne ait apportés à la confection de ces maisons coloniales, aucune ne répond aux exigences de l'hygiène. Toutes doivent être condamnées au même titre. La matière première, le bois, n'est pas de longue conservation aux pays chauds. Les alternatives de chaleur humide et de sécheresse brûlante dilatent les joints, provoquent des fissures dans les montants et dans la charpente, altèrent rapidement la solidité de l'ensemble. Les violentes bourrasques des typhons en Asie, des tornades en Afrique, des cyclones en Amérique, — phénomènes du même ordre, — ébranlent, enlèvent les toits, disloquent et assez souvent abattent ces masures, au grand péril de leurs habitants. En 1891, à Fort-de-France, plusieurs immeubles, dont un pavillon de l'hôpital militaire furent renversés la nuit dans un cyclone ; il y eut des morts et des blessés. Et au Tonkin, il ne se passe pas d'année où le vent n'emporte quelques cases. Non seulement le vent, mais encore le feu, tels sont les dangers ingérents à la construction en bois dans la zone tropicale. Le feu a dévoré la Pointe-à-Pitre, Fort-de-France, et les incendies sont fréquents en Amérique. En outre, le bois est envahi par un grand nombre de parasites, les uns dangereux pour l'édifice qu'ils détruisent silencieusement et réduisent peu à peu à l'état de carcasse vermoulue n'ayant plus que les apparences extérieures et trompeuses de la solidité ; les autres, vivant habituellement dans la maison même et non plus dans l'intérieur du bois, hôtes incommodes ou dangereux pour l'homme.

Ce sont d'abord les termites qui montent directement du sol dans l'axe des poteaux de la charpente, creusent dans le bois des galeries intérieures, qu'ils poussent d'une pièce à l'autre à travers les joints, sans se laisser autrement soupçonner que par le bruit nocturne, extrêmement faible et cependant distinct pour une oreille attentive et exercée, que leurs pinces-mâchoires produisent en attaquant les fibres celluleuses. Il n'est pas rare de voir des cases en bois minées en moins d'une année. En percutant le bois de la charpente, on constate que les pièces de membrures, quoiqu'en apparence intactes, sonnent creux. Si l'on donne un coup un peu fort ou un trait de scie dans le bois, celui-ci se laisse pénétrer sans résistance et l'on trouve l'intérieur réduit à une sorte de tissu aréolaire, rempli d'une poudre très fine. La maison tient encore debout, mais à chaque ouragan elle peut être emportée comme un fétu de paille. D'autres insectes xylophages concourent à ce résultat. Mais le bois n'a pas que ces inconvénients ; non seulement il n'offre pas les garanties d'une solidité durable, quelque habileté qui ait été apportée à son emploi, mais encore il constitue une cause d'insalubrité intérieure due au développement d'un parasitisme varié et actif.

Les planchers, d'abord, pour peu que l'espace au-dessous ne soit pas incessamment ventilé, recouvrent très rapidement aux pays chauds toute une flore de moisissures. Des champignons de diverses espèces se développent dans l'espace clos, envahissent, par leur mycelium, même les bois à essence comme le pitch-pin, et peuvent de proche en proche arriver à l'air libre des chambres où ils ne tardent pas à répandre leurs spores (merulius lacrymans, poleck, ungefug).

Puis, c'est l'ensemble des parties qui prend de l'humidité, donne accès à d'innombrables mucédinées, aux germes de toute nature aspirés du sol ou apportés par l'air. Une case en bois, toute neuve, riante sous son aspect de cottage, avec sa large vérandah, ses plantes grimpantes le long des galeries, sa menuiserie des portes, fenêtres et cloisons, bien dessinée, ornée de moulures agréables, ombragée, comme en une oasis, de caïls-cédras ou d'acacias aux grappes multicolores et odorantes, tout cela séduit dès l'abord et paraît devoir conserver le même charme de longues années. Mais après quatre ou cinq hivernages, le bois a travaillé, a perdu de son luisant ; il est devenu de couleur terne, poussiéreuse; l'extérieur des parois est dépoli, un peu ramolli déjà par places. Si l'on examine de plus près on découvre en maint endroit des plaques de moisissures. Déjà la lèpre tropicale s'y attaque, et dès lors commence la ruine. Pendant ce temps, si quelque épidémie passe sur la région, les habitants de pareils intérieurs y sont pour ainsi dire des victimes de choix. N'oublions pas que Sanarelli a émis récemment cette théorie très admissible que les moisissures des lieux humides, navires en bois, cases obscures, vieilles maisons, prépareraient les voies à la fièvre jaune dont le microbe n'agirait qu'après l'absorption des spores ambiants des mucédinés les plus vulgaires. Et de fait, c'est ce qu'on observe toujours dans les pays amariles.

Ces inconvénients du bois n'étaient pas sans avoir depuis longtemps frappé les résidants coloniaux. Aussi a-t-on substitué le fer à cette substance partout où on a pu. Les fermes métalliques offrent l'avantage appréciable d'être facilement démontables et en même temps d'être souples, tout en étant douées d'une solidité absolue. En pays de tremblement de terre, c'est la construction de choix. Combinée avec le bois pour l'établissement des cloisons et des planchers, assurément la ferme de fer est d'une grande commodité et d'une réelle économie, puisqu'elle assure la solidité de la construction. Mais à simple ou double muraille de bois, la maison ainsi entendue n'en comporte pas moins les inconvénients qui résultent de l'échauffement par le soleil et de l'hygroscopicité des parois pendant l'hivernage. En tant, cependant, qu'il s'agit de bâtiments de durée temporaire, j'estime que la maison en fer et bois, montée sur son sous-sol drainé et ventilé, et comportant un matelas d'air en circulation entre les doubles

parois de façade, répond suffisamment aux besoins de
l'hygiène tropicale.

Mais la véritable maison hygiénique doit être en
maçonnerie, à laquelle on peut adjoindre des fermes
métalliques de renfort, en pays sujets à tremblement
de terre, comme aux Antilles par exemple. Et c'est ce
qui, je crois, a été fait, lors de la reconstruction récente
de Fort-de-France, après l'incendie qui a détruit, il y a
peu d'années, la moitié de la ville.

La maçonnerie peut d'ailleurs employer des matériaux trouvés sur place, s'il existe des calcaires suffisamment durs et secs. En Afrique, sauf en terrains
d'alluvion ou de sable, il sera toujours facile de trouver
des matériaux solides. Quant à la brique il sera toujours aisé d'en fabriquer, l'argile étant partout en
abondance. La brique bien cuite, dure, est excellente
pour la construction. Elle se prête à toutes les exigences, et l'on peut avec elle donner aux murs toutes
les conditions d'épaisseur et de sécheresse qui conviennent pour lutter aux pays chauds contre ces deux
facteurs perpétuels d'insalubrité, — l'humidité et la
chaleur.

La véritable condition de confortable dans les régions
tropicales c'est de réaliser à l'intérieur de l'habitation
une température fraîche par rapport à la température
extérieure. Il s'en faut de beaucoup qu'avec les logements bâtis en hâte et avec une économie mal entendue
qui existent dans nombre de localités coloniales, on
ait jamais obtenu ce résultat. Je parle de la généralité,
car évidemment il y a des exceptions. Mais à l'ordinaire la petite maison du colon n'est pas fraîche ;
souvent même il règne à l'intérieur une chaleur
lourde, pénible, d'autant plus énervante aux heures
chaudes de la journée que la ventilation y est mal
comprise. Les murs, — quand ils sont maçonnés,
n'ont pas l'épaisseur suffisante, leur échauffement est
rapide ; et longtemps encore après le coucher du

soleil la température des pièces conserve la chaleur
emmagasinée. Dans le jour, une épaisseur de 5o centimètres, surtout si le mur est bâti en matériaux ordinaires et homogènes, est absolument insuffisante. Pour
ne pas atteindre une épaisseur exagérée et coûteuse,
il serait bon de faire une paroi extérieure de 3o centimètres, en briques dures, doublées à l'intérieur d'un
revêtement de 2o centimètres de briques creuses où
l'air circulerait. Je crois que ce serait un mode de
construction excellent. Il rappelle le système Tollet
pour les constructions d'hôpital. Un complément utile
serait de mettre à l'intérieur, faisant paroi des pièces,
un revêtement de briques vitrifiées ou de carreaux
silicatés ou vernissés. Faisant corps avec les murs, ce
revêtement aurait l'avantage appréciable de pouvoir
être lavé ou essuyé suivant les besoins. Il assurerait
en outre l'imperméabilité absolue des cloisons. Inutile
d'ajouter que tous les jointoiements de la maçonnerie,
extérieure et intérieure, aussi bien que de fondation,
doivent être faits au ciment. Enfin, une bonne mesure
à adopter et à rendre générale, c'est le carrelage des
pièces d'habitation. Cela donne de la fraîcheur, et le
lavage permet d'entretenir la propreté la plus rigoureuse.

Le mode de couverture de la maison coloniale a
donné lieu à bien des essais, et je dois dire que la
plupart ont été malheureux. J'ai vu employer le zinc,
le plomb, après le bardeau et la paillotte : c'était à
regretter ces derniers. Sous l'influence des pluies torrentielles de l'hivernage alternant avec un soleil
torride, les plaques de zinc ou de plomb se gondo-
laient, se plissaient, se crevassaient finalement, en
laissant passer des nappes d'eau. Sans compter que
par les ouvertures ainsi faites par le jeu des intempéries le vent s'engouffrait par rafales, soulevant des
portions entières de toiture, et parfois les emportait
mettant ainsi l'immeuble en péril. Les couvertures de
cette sorte que j'ai pu voir en service sur les baraque-

ments militaires à Guet-en-Dar près de Saint-Louis du Sénégal, ont dû être depuis abandonnées par l'administration. Mais rien ne dit que des habitants ne soient tentés de s'en servir, en raison de l'appropriation facile du zinc et du plomb. Or, c'est un procédé déplorable et qui doit être absolument laissé de côté.

On a également employé les tôles de fer ondulées et galvanisées. Si encore on avait eu la précaution d'appliquer ces toitures sur de faux greniers, peut-être les résultats eussent-il été régulièrement bons. La tôle en effet se prête comme le zinc ou le plomb à toutes les combinaisons de surface. Elle répond toujours au devis; aucun danger de plissement ou de rupture par gondolements alternatifs. Seulement, elle est éminemment conductrice de la chaleur, comme bien l'on pense, et son inconvénient fondamental est de transformer en fournaise le logement sous-jacent. Tout invraisemblable que cela paraisse, cette propriété évidente fut perdue de vue au début de l'introduction de la tôle dans la construction de maisons aux pays chauds; et voici un fait qui résume tous les dangers qui peuvent résulter de l'oubli de cette notion élémentaire.

Il y a quelques années on fut obligé, dans une colonie, de construire un casernement pour une troupe d'artillerie que des raisons d'hygiène tirées de l'existence d'une épidémie de fièvre jaune dans la garnison du littoral obligeait à cantonner sur les hauteurs de l'intérieur du pays. Le fonctionnaire chargé de cette construction arrêta le dispositif suivant : Rez-de-chaussée en maçonnerie, divisé en magasin, devra recevoir le matériel de la batterie; au-dessus un seul étage, à parois simples, en bois, protégées par des vérandahs; l'étage, sans plafond, recouvert immédiatement par la toiture en tôle ondulée.

Or, il n'y avait pas quatre jours que la troupe avait pris possession de ce casernement que les malades abondaient. La dysenterie sévissait, et aussi, chose qui parut tout d'abord incompréhensible, des affections comme on n'en voyait pas dans le pays, des maladies habituelles à l'Europe, des angines, des laryngo-bronchites, des pneumonies, des pleurésies, des rhumatismes articulaires.

On fit évacuer la caserne et on procéda à une enquête. Celle-ci révéla la situation suivante : Pendant le jour, le soleil dardait sur la toiture et celle-ci rayonnait à l'intérieur de la chambrée une chaleur intolérable. Les hommes, en allant se coucher le soir, vers 8 heures et demie ou 9 heures, trouvaient l'atmosphère si étouffante que le plus grand nombre dormaient tout nus sur leur lit, incapables de tolérer même le drap.

Mais, depuis le coucher du soleil, la tôle rayonnait en sens inverse, et vers 3 ou 4 heures du matin, le refroidissement était tel dans la chambrée que la rosée précipitait sur les parois. Les hommes endormis étaient saisis de froid, d'où les malades *a frigore* observés en si grand nombre. On remédia à cet état de choses par une modification bien simple. On fit un plafond, la toiture fut relevée un peu, et on laissa dans l'intervalle un faux grenier largement ventilé. Du moment où le local fut clos, et où la tôle ne fut plus en communication directe avec lui, il n'y eut plus de malades.

Il est donc indispensable de prévoir ce dispositif avec l'emploi de la tôle comme couverture. Et il est certain qu'elle peut alors rendre de bons services. Pourtant il serait préférable d'employer les tuiles plates dont l'usage est maintenant si répandu. Elles s'échauffent bien moins, peuvent être remplacées facilement, et, au total, si leur pose a été solidement faite, elles assurent très convenablement et très sûrement la résistance de la couverture.

Distribution intérieure. — Que dire de la division de la maison sinon qu'elle doit être réglée d'après l'usage auquel on la destine ?

Le nombre des pièces doit être évidemment en rapport avec celui des habitants; et pourtant il est commandé dans une certaine mesure par les conditions mêmes de la vie tropicale. La dilatation de l'air par la température, sa richesse centésimale en vapeur d'eau, l'absolue nécessité pour l'Européen de rayonner son propre calorique et d'exhaler le plus librement possible sa vapeur d'eau pulmonaire, autant de circonstances qui exigent un cube d'air considérable. Aux pays chauds, l'haleine de l'homme, pour emprunter l'énergique expression de Pringle, est mortelle à l'homme. Pas de chambrée commune autant que possible, hors les cas d'absolue nécessité. Comme cube d'air individuel, j'avais estimé il y a quelques années à 100 mètres cubes la capacité utile pour une chambre à coucher, en supposant closes les portes et fenêtres. Je n'ai rien à changer à cette estimation. Dès lors il est facile de calculer, d'après cette base, la dimension d'une maison coloniale. Certains détails demandent pourtant à être précisés.

Il est évident que les pièces communes, où on se tient durant la journée, bureau, salle à manger, salon, gagneraient en salubrité à être cubées largement. Néanmoins comme, aux pays chauds, ces pièces peuvent être l'objet d'une ventilation continue par le persiennage en usage courant, rien n'oblige en réalité à leur donner des dimensions supérieures aux chambres à coucher. La multiplicité des fenêtres à claires-voies ou persiennes donne un coefficient de renouvellement d'air très suffisant, si même, comme il arrive en certaine saison, ce coefficient n'est pas excessif et n'amène pas à restreindre la ventilation naturelle par la fermeture d'une ou plusieurs ouvertures.

La question de plus ou de moins, en matière d'aération, se règle, pendant la journée, par le nombre de fenêtres laissées ouvertes. L'énergie des alizés ou des moussons peut être, dans la plupart des pièces d'habi-

tation diurne, utilisée au gré des occupants. Il en va
tout différemment pendant la nuit, où je conseillerais
plutôt, avec bon nombre de vieux coloniaux, la clôture
des chambres à coucher ; d'où pour celles-ci la nécessité urgente d'une bonne provision d'air.

Une seule condition commune, c'est la hauteur de
plafond.

Il est nécessaire que celle-ci mesure 4 mètres
au minimum. Et, si la maison n'a qu'un étage, comme
il serait à désirer que cela fût pour ne pas aboutir,
aux pays chauds, à la mode européenne des appartements superposés et loués à divers, il y aurait avantage
à donner 4^m,5o au plafond, de manière à reporter
aussi haut que possible la zone d'échauffement par la
couverture. J'ai pu constater aux Antilles et en Afrique, dans des maisons à un étage où le plafond plan-
chéié des chambres s'élevait à une hauteur variable
de 3^m,3o à 3^m,95, qu'à 1 heure de l'après-midi la main
percevait nettement la chaleur de rayonnement pro-
pagée par le toit, lequel était élevé seulement d'environ
1 mètre au-dessus des plafonds. Il y avait une différence
de 4 degrés centigrades entre le plancher et le plafond,
et la température moyenne de ces pièces montait facilement à 32° vers 2 heures de l'après-midi. J'ai dit plus
haut que ces conditions pourraient être notablement
améliorées par l'épaisseur et surtout la nature des matériaux composant les murs, en même temps que par
l'adoption définitive d'un faux grenier spacieux largement ventilé.

Quant aux cloisons de séparation, il serait à désirer
que leur surface fût revêtue, comme le mur principal,
de carreaux vernissés, ou qu'elles fussent simplement
construites en briques vitrifiées. Il serait bon en outre
qu'elles ne s'élevassent pas jusqu'au plafond. J'ai vu et
habité aux Indes des pièces, pourtant spacieuses, dont
les cloisons étaient interrompues à 1 mètre du plafond, ce qui permettait à l'air de circuler d'une pièce à

l'autre, et d'établir une ventilation uniforme dans tout
l'appartement.

Ameublement. — L'hygiène doit proscrire le meuble
européen. Ni tapis, ni fauteuils rembourrés et tapissés.
Ce sont autant de nids à mites, sans compter les autres
parasites, punaises, vers, etc. Mais des nattes comme
on en trouve partout, souvent d'ailleurs très artis-
tiques, originales de dessin, d'une fabrication solide ;
des chaises et fauteuils cannés, des chaises longues en
bambou et rotin, des berceuses ou rocking-chair. Je
passe sur le reste du mobilier de jour, le laissant,
sous les réserves ci-dessus, au goût ou aux moyens
financiers de chacun. Le lit demande, au contraire, une
mention spéciale. J'ai couché, il y a près de vingt-
quatre ans, à Chandernagor, dans un lit de la maison du
Gouvernement auquel on donnait le nom — peut-être
usurpé, — de lit de Dupleix. Que ce lit fût ou non de
l'héritage du grand Français qui conquit les Indes, je
me rappelle que ce qui me frappa le plus, ce furent ses
dimensions. Je faisais, vers le même temps, un long
voyage à travers les Indes, et l'année précédente j'avais
séjourné plusieurs mois en Cochinchine. Je ne me
souviens pas d'avoir vu nulle part un lit aussi confortable, aussi bien entendu pour le repos si nécessaire
durant les nuits tropicales. Il mesurait près de 1^m,60 de
large.

Depuis, et assez récemment, en 1892, j'eus l'occasion de constater que l'idée d'un lit large, au delà des
mesures usitées en Europe, avait été réalisée dans des
conditions encore plus accentuées par un habitant
d'une de nos colonies d'Afrique. Celui-ci était fixé
dans la colonie depuis une quinzaine d'années. Peu à
peu il avait été amené à modifier complètement sa
literie, et il avait renoncé même aux modèles les plus
larges en usage en Europe. Son lit mesurait plus de
2 mètres. Et je me suis convaincu que le vrai confor-

table, aux pays chauds, qui est ici de l'hygiène au premier chef, consiste à avoir, dans une chambre à coucher largement cubée et parfaitement aérée, un lit offrant les dimensions indiquées. Il suffit, en effet, de considérer combien vite un lit s'échauffe en été, dans nos climats, pour comprendre l'intolérable chaleur qu'il acquiert et conserve dans les pays chauds, surtout pendant l'hivernage. Avec un lit de 2 mètres, on dispose toujours d'une partie de gauche ou de droite demeurée fraîche, et les changements de position y procurent une sensation de véritable bien-être. Aussi y est-on moins victime de l'insomnie que dans un de nos lits d'Europe importés aux pays chauds.

Il va de soi que le lit ne doit, en aucun cas, être en bois. Lit de cuivre, tel est l'idéal. Tous les avantages s'y trouvent réunis : aération, propreté, inoxydabilité du métal, élégance même, cadrant avec le mobilier canné de la chambre.

Aux pays chauds il est une règle indispensable à observer, même si les chambres à coucher se trouvent à l'étage d'une maison ayant rez-de-chaussée. Les pieds du lit doivent reposer, non immédiatement sur le plancher, mais dans des godets remplis d'eau. Cette précaution a pour objet d'empêcher les fourmis, et même, dans certaines localités, les scorpions de monter le long du lit. Il est vrai que si ce dernier était en cuivre poli, le danger n'existerait pas ou serait, du moins, singulièrement diminué. Néanmoins l'usage des godets isolants, si répandu aux Antilles et dans l'Amérique centrale et méridionale, donne une sécurité de plus. Et elle n'est pas à dédaigner. La moustiquaire est enfin le complément du lit. L'usage en est aujourd'hui à peu près général. Chacun connaît ce système de défense contre les moustiques. Il pourrait paraître inutile d'insister sur son emploi si les idées d'un certain nombre de médecins, notamment de Manson, de Ch. Finlay, et tout récemment de R. Koch et Marchoux (1) n'inclinaient à rendre le moustique suspect au point de vue de la propagation des maladies infectieuses. Convaincu depuis longtemps qu'on ne peut pas être impunément piqué par des moustiques qui ont pu auparavant s'être posés sur des malades ou sur des organismes infectés, je considère l'usage de la moustiquaire comme impérieusement nécessaire en zone tropicale.

Servitudes, *dépendances*. — Dans des régions où le prix du terrain, exception faite des centres déjà anciens, n'entre pour ainsi dire pas en ligne de compte, il serait absurde de concentrer dans la maison les divers services, cuisine, cellier, magasin, water-closets. Tout cela doit être relégué au jardin ou au fond d'une cour assez vaste pour qu'il n'y ait pas de voisinage trop immédiat. Groupés ensemble dans un même corps de bâtiment, on y accède par une galerie couverte dont le plancher est de niveau avec le sol de l'étage. La communication s'établit par la vérandah dont il reste à parler. Sans vérandah, pas de maison possible aux pays chauds. C'est l'annexe obligée, l'extension circulaire de l'habitation. Continuant, par sa couverture inclinée, la pente de la toiture, supportée par des arcatures en fer, suffisamment oblique et large pour arrêter les rayons du soleil entre 4 heures et 9 heures, cette galerie sert de promenoir, de fumoir, de lieu de réunion. Mais surtout elle protège les pièces de la maison contre l'échauffement latéral, et ajoute par conséquent aux conditions de fraîcheur déjà réalisées en partie par les détails de la construction.

Hygiène domestique et hygiène des agglomérations; évacuation des déchets. — Aux pays chauds, avec plus

---

(1) Rapport sur la malaria dans l'Est africain allemand. Arbeiten aus Kaiserl Gesundheitamte. Berlin, 1898.
Marchoux, *Arch. de méd. coloniale*, 1er trimestre 1899, p. 22.

Hygiène coloniale. 10

de rapidité encore que dans nos contrées, tout ce qui provient de la maison à titre de matière usée doit pouvoir être enlevé de suite. Les fermentations sont, en effet, d'une extrême rapidité, et il importe de purger l'habitation de tout ce qui peut contribuer à en vicier l'atmosphère. C'est là, je dois le dire en toute sincérité, un problème difficile à résoudre, non pas pour l'habitation à la campagne, isolée, ayant autour d'elle de vastes étendues, mais pour la ville, pour le bourg européen, auquel confine le plus souvent un village indigène. Pour l'habitation agricole, rien de plus simple que d'avoir des récipients mobiles, recevant à la fois les eaux ménagères, les résidus de cuisine et les autres matières. Ces récipients peuvent être portés à 4 ou 500 mètres de l'habitation, et vidés en quelque dépotoir par des indigènes dressés à ce métier. Mélangés avec de la terre, des résidus de fourrage, des brisures de paille de maïs, de riz, d'arachides, suivant la région, on en tirera un engrais rapidement à point pour la fumure des terres. Dans la haute Égypte, au Bengale, au Soudan même, les indigènes n'ont pas attendu les Européens pour fumer leurs champs de sorgho et de maïs. Depuis longtemps cette pratique est en usage dans beaucoup de localités africaines. Donc pas de difficultés de ce côté.

Mais du côté des villes d'existence déjà un peu ancienne, ce n'est pas aussi simple. On ne peut songer à tolérer, ne fût-ce que peu d'heures, dans la matinée, des dépôts d'immondice sur la chaussée des rues. Déjà, pour être avoisinées de villages noirs où les habitants, qui ne connaissent ni fosses d'aisances ni dépotoir communal, laissent leurs ruelles tomber dans un état de malpropreté inouïe, certaines localités d'Afrique souffrent terriblement dans leur salubrité municipale. A Saint-Louis, et encore mieux à Dakar, dans toutes les villes des colonies européénnes du golfe du Bénin et du Congo, c'est la même déplorable situation. A Dakar,

depuis quinze ans que la ville se développe, le danger
de l'agglomération noire qui la touche devient d'année
en année plus grave. Dans le ravin qui sépare la ville
européenne de la ville nègre j'ai constaté en 1892 sur
plus de 0,60 centimètres d'épaisseur et sur près de
600 mètres de long un amoncellement de matières, de
vieilles loques, de charognes en putréfaction, rats, chats,
sur lesquels couraient en tous sens, à travers les
broussailles émergeant de cette pourriture, des milliers
de guèles-tapées, sortes de gros lézards très friands
d'ordures et d'objets en décomposition. A noter que ces
animaux pénètrent dans les demeures, se mêlent assez
activement à la vie grouillante des villages nègres et
s'aventurent encore assez fréquemment, mâles, femelles
et petits, dans l'intérieur des habitations européennes.
On en trouve dans les sous-sols, dans les réduits
obscurs, caves et celliers, nichée hideuse et suspecte
parfaitement susceptible de diffuser les germes puisés
au cloaque d'où ils sortent.

Le chef d'escadron, sous-directeur d'artillerie à
Dakar à l'époque où je procédais (mars 1892) à une
inspection générale de la colonie, écrivait excellem-
ment : « Toute ville ou toute agglomération importante
doit être pourvue d'un appareil circulatoire complet.
Dès l'instant qu'elle s'alimente, elle doit pourvoir à
l'écoulement des détritus organiques et des déchets de
toute sorte provenant de la vie. Or, à Dakar l'évacuation des déchets est mal assurée. Elle l'est à peu près
pour les casernes, d'une façon très imparfaite pour
l'hôpital militaire. Elle existe à peine pour tout l'élément européen et pas du tout pour l'élément indigène. »

Grâce à leur proximité de la falaise la vidange des
latrines des casernes d'infanterie et d'artillerie se fait
naturellement par l'écoulement à la mer. Cet écoulement, pour être mieux assuré, exigerait une chute d'eau
douce ou de mer.

A l'hôpital militaire et au quartier de cavalerie les tinettes mobiles *sont censées* être vidées à la mer. Ce service étant fait par des indigènes n'est assuré qu'imparfaitement.

L'élément européen a des latrines à tinettes mobiles. Ces tinettes sont enlevées par les soins mêmes du propriétaire qui les fait vider. Un certain nombre sont portées à la mer près du jardin public dans une petite anse où séjourne pendant toute la saison fraîche du goémon apporté par les courants océaniques et contenant des animalcules et des poissons en putréfaction. Le mélange de ces détritus de toute sorte provoque une odeur intolérable qui se fait particulièrement sentir à partir et à l'ouest du quartier d'artillerie. Mais la majeure partie des matières fécales est simplement déversée dans les terrains vagues non enclos de la pointe de Dakar.

A plusieurs reprises les comités d'hygiène ont insisté sur l'urgence qu'il y a à organiser un service de vidange régulier, et à créer un réseau d'égouts destiné à emporter à la mer les eaux superficielles afin d'éviter leur stagnation et la décomposition au soleil des déchets organiques végétaux et animaux qu'elles contiennent. Entrant dans cette voie, la municipalité de Dakar a commencé dans ces dernières années à établir quelques égouts. Mais il s'en faut que l'ensemble des travaux accomplis réponde aux nécessités de l'hygiène publique. Et actuellement encore il existe un nombre considérable de quartiers et de terrains vagues où les pluies de l'hivernage accumulent dans les mares des résidus de toute sorte qui y croupissent et s'y putréfient. Sans compter que dans le village nègre qui fusionne maintenant avec la partie ouest de la ville, les indigènes continuent à ignorer les fosses d'aisance et pratiquent, publiquement devant leurs cases, le ong des terrains vagues, sous l'œil fermé de la police qui laisse faire. »

C'est là, il faut bien le dire, la situation générale de

nos colonies africaines. Et c'est un danger absolu. Il est incontestable que les maladies infectieuses trouvent dans cet état de choses des circonstances éminemment favorables pour leur propagation. Les fièvres de nature typhique qui chaque année se montrent après les pluies sur la plupart des points occupés du Sénégal et du Soudan prennent pour la plupart leur source dans la souillure du sol.

La mauvaise hygiène publique vient aggraver l'insuffisance trop fréquente de l'hygiène individuelle. Dans de telles conditions, il est difficile de faire des progrès en colonisation. Ne pas comprendre qu'en des climats où la genèse des éléments morbides a une activité redoutable pour l'Européen, l'hygiène publique doit être un moyen de gouvernement et un instrument de progrès économique, c'est une évidente infériorité d'esprit, qui explique la lenteur autant que la médiocrité du développement de nos établissements coloniaux. Si l'on compare les colonies anglaises aux nôtres, — je parle des tropicales, bien entendu, — comment n'être pas frappé de l'avantage qu'ont les premières ? La part dévolue par l'administration anglaise aux travaux d'hygiène publique dans les dépenses de colonisation, montre assez quelle importance elle attache à remédier aux vices naturels du climat et des localités. Égouts, amenées d'eau potable, enlèvement des immondices, propreté de la voirie, qu'on aille aux Indes ou à la Jamaïque, c'est toujours le même souci de la santé publique et la même énergie pour la sauvegarder. Mais aussi l'hygiène est aux colonies anglaises un véritable service d'administration ; tandis que dans les nôtres elle est encore tout entière à organiser. Et c'est chose curieuse de voir que c'est précisément en terre française, où les idées d'assistance publique se rattachent si étroitement aux aspirations de la démocratie, que la pratique laisse le plus à désirer. C'est malheureusement que l'esprit de l'administration coloniale est tout entier

absorbé par des tendances politiques. Les attributions
des personnes et des services y sont rarement fondées
sur la nature véritable du but à atteindre. Assurer
matériellement l'hygiène des établissements coloniaux,
assainir les localités, les rendre habitables, les mener
par là vers la prospérité économique que seules peuvent
donner la sécurité de la vie et la certitude du lendemain, qui donc a la charge de ces intérêts ? où et entre
quelles mains leur administration ? On se trompe en
croyant qu'il suffit d'assurer tant bien que mal et souvent
plutôt mal que bien le service des hôpitaux. Les soldats,
fonctionnaires et colons ne vont pas aux colonies seulement pour avoir l'occasion de constater une fois de plus
le dévouement des médecins. Il vaut mieux prévenir les
maladies que d'être obligé de les soigner. Le véritable
besoin, c'est une administration instruite, au courant
des progrès de l'hygiène publique, en possession des
organes nécessaires. M. Delcassé, ministre des colonies, s'était rendu compte de ce besoin. Reprenant
l'idée que M. Boulanger avait conçue en organisant le
ministère des colonies, il avait voulu, par le décret du
10 mai 1894, créer un bureau d'hygiène avec attributions spéciales. Mais celui-ci ne put être entièrement
organisé, faute de crédits; et les moyens demandés
en 1896 furent non seulement refusés, mais des mesures
furent même adoptées pour supprimer ce qui existait.
Le vent n'était plus à l'hygiène coloniale au ministère
des colonies.

C'est maintenant à l'opinion publique à se prononcer.
Veut-on tirer parti de nos possessions ? Veut-on faire
qu'elles ne soient plus un épouvantail pour nos nationaux ? Que les capitaux dont on prêche tant l'exode se
portent vers nos colonies ? Il faut alors leur faire une
légitime réputation de salubrité. L'hygiène doit être
organisée scientifiquement ; elle doit agir et se faire
éducatrice aussi bien à l'égard des Européens que des
indigènes. Salubrité des villes, des postes militaires,

construction des locaux d'habitation, établissement des
égouts, police de la voirie, amenée d'eaux potables,
mesures contre les épidémies, rien, dans l'intérêt
public, ne peut être fait sans sa participation active.
Mais, rien, non plus, ne serait fait, si elle n'agissait
pas, si elle ne prenait pas le plus souvent l'initiative
nécessaire. Dans l'état de choses actuel, avec les idées
administratives en cours, il est impossible qu'un mouvement sérieux de colonisation s'organise et aboutisse.
Il n'y aura qu'une série de tentatives individuelles, qu'un
élan temporaire et trompeur de velléités, qu'une apparence de progrès. A voir ce que nous avons fait au
Sénégal depuis le temps que nous y sommes, on peut
prédire qu'il faudra plusieurs siècles pour tirer quelque
parti du reste de nos possessions africaines. Car ce n'est
pas seulement la fortune de quelques rares maisons
de commerce ni l'équilibre budgétaire d'une colonie
par les recettes douanières qu'il faut envisager comme
le but suprême de notre prise de possession. Ce qui
doit être le programme de notre politique coloniale,
c'est évidemment le développement général de nos
moyens de production et d'échange ; mais c'est aussi
l'introduction et l'implantation d'un nombre suffisant
de Français, pour que, par eux et leurs descendants,
même métis, nos idées nationales se répandent et
triomphent enfin au sein de populations affranchies de
la barbarie et rendues à de meilleures destinées.

Alimentation. — Si la maison importe à l'hygiène
les tropiques, je n'hésite pas à affirmer que l'alimentation y est comme le fondement même de cette
science. La nutrition étant la première des fonctions
organiques, par une conséquence immédiate la nature
des aliments acquiert une importance capitale. Je dis
nature et non pas espèce, car c'est de l'hygiène qu'il
s'agit, non d'une nomenclature. Il ne saurait, en effet,
y avoir utilité à s'étendre sur les particularités qu'of-

frent telles ou telles espèces végétales ou animales, et, à reproduire, dans un livre d'hygiène générale des pages entières empruntées aux traités de botanique ou de zoologie. Renseignements curieux, non dénués d'intérêt tant s'en faut, mais en somme n'ayant avec les principes constitutifs de l'hygiène que des rapports en quelque sorte secondaires. On pourrait en dire plus justement qu'ils constitueraient une notice, complète ou incomplète, des ressources bromatologiques des pays chauds. Leur place toute marquée dans une étude de géographie économique, dans un livre d'impressions de voyage, ne semble pas tout à fait aussi indiquée dans cette étude, au moins avec le caractère énumératif de catalogue culinaire qu'ils comportent.

A un point de vue supérieur, il n'est pas du tout urgent de savoir que les mers équatoriales renferment des poissons vulnérants ni que le suc du mancenillier détermine sur la peau une inflammation vésiculeuse. Pas davantage la physiologie des fonctions digestives n'a-t-elle d'intérêt dans la question de savoir si la langue d'hippopotame ou le rognon de crocodile ou encore la trompe d'éléphant constituent des mets savoureux. Ce sont là des curiosités locales, avantages ou inconvénients, suivant le cas, où les Européens qui émigrent aux pays chauds ont mieux à faire que de s'exposer. Au surplus, les indigènes seront à cet égard meilleurs conseillers que les livres, et, à moins d'écrire pour quelque Robinson futur dépourvu de son fidèle Vendredi, je ne vois aucun avantage appréciable à donner ici la description authentique de tous les aliments d'origine végétale ou animale que fournissent ou peuvent fournir les pays chauds.

Tout autre chose est de bien connaître les règles qui doivent présider au choix comme à la préparation des aliments. Car suivant qu'elles seront déduites des nécessités de la fonction et appliquées avec discernement au régime alimentaire, elles contribueront puissamment à maintenir l'énergie vitale dans un milieu cosmique où les éléments exercent une influence essentiellement déprimante à l'égard des forces physiologiques de l'Européen.

Mais d'abord, rien de plus juste que de s'enquérir des principes généraux auxquels obéissent les peuples indigènes en matière d'alimentation. Car l'acclimatement, c'est l'indigénat obtenu par rapport au climat; et, puisque tel est le but que se propose l'Européen, la raison naturelle indique qu'il devra se procurer les moyens de l'atteindre en se rapprochant le plus possible des procédés héréditairement mis en œuvre par les autochtones. Et même cette raison naturelle, qui n'est pas autre chose que le simple bon sens, se trouve ici singulièrement renforcée par l'observation et la constatation des faits expérimentaux qui abondent de tous côtés. En effet, si nous considérons l'Afrique, par exemple, nous voyons les tribus qui ont peuplé originellement ce vaste continent pénétrées en plusieurs sens par des rameaux ethniques d'origine étrangère, qui, peu à peu, depuis une dizaine de siècles, se sont étendues, en éventail, des régions relativement tempérées de la côte méditerranéenne jusqu'à l'équateur et se sont intimement mêlées aux habitants primitifs. Il y a beaucoup de sang arabe et maure parmi les nègres de l'Afrique sus-équatoriale, par conséquent beaucoup d'hérédité sémite, transparente encore malgré le métissage accompli durant des siècles.

Les Zanzibarites, les Peuls, les Toucouleurs, les marchands d'esclaves du haut Congo, dolichocéphales toujours, mais de conformation faciale, angle et coloration, bien plus atténuée que chez le nègre primitif, sont, entre beaucoup d'autres peuplades africaines, les descendants de migrateurs sémites purs. Comment en sont-ils arrivés à se confondre ainsi avec les nations autochtones de l'Afrique intertropicale? Comment se sont-ils indigénisés si parfaitement? Il y a eu évidem-

ment, en première ligne, ce que Bertillon a appelé le
petit acclimatement. Des hordes, d'abord, poussées
hors de leur frontière paraméditerranéenne, anciens
Égyptiens refoulés par les invasions du Delta vers le
haut Nil, berbères chassés par les Arabes et Touaregs,
Sahariens du Nord, Arabes eux-mêmes venus à leur
suite, entraînées par la mise en marche du monde mu-
sulman des premiers siècles après l'hégire, et qui se
sont progressivement portées vers le Soudan, tantôt
par le Nil, tantôt par le littoral de l'Est et de l'Ouest,
tantôt enfin par les chemins de caravanes sahariennes.
Ces migrations, lentement accomplies par étapes successives et séparées par des périodes d'occupation prolongée des pays parcourus, haut Nil, Soudan central,
bassin du Niger, région supérieure des grands lacs,
haut Congo, Oubanghi, permirent aux envahisseurs
devenus guerriers par besoin ou par goût, de se mé-
langer progressivement aux peuples conquis. Ce n'est
que par de longues durées de siècles que s'est fait
l'amalgame, et lorsque après Livingstone, Stanley,
Brazza, Ballay, l'Europe pénétra en Afrique pour s'en
emparer, on put constater que le mouvement d'envahissement, de pénétration des descendants métis des
premiers conquérants, n'était pas encore terminé. Les
Pahouins, venus de l'Est, achevaient à peine, il y a
vingt-cinq ans, de s'installer dans la rivière Como, au
Gabon. Les Peuls, entre le haut Sénégal et le Niger,
s'agitaient encore au temps de Faidherbe au milieu des
peuples qu'ils avaient soumis; les Arabes du Congo
faisaient encore dans tout le centre de l'Afrique leurs
razzias d'esclaves.

Mais déjà, et depuis bien longtemps, toutes ces races,
métissées à des degrés divers, plus ou moins confondues
avec les nègres primitifs, étaient adaptées complètement au climat. Parties d'une souche sémite à l'origine,
elles s'étaient comme fondues dans la masse indigène,
ne gardant de leur hérédité, outre certains indices anthro-

pologiques évidents, que quelques traditions d'une culture plus avancée, notions d'agriculture, art métallurgique, industries du cuir, etc., etc., et, au total, retombées à peu près dans la barbarie.

Sans doute, l'épreuve de temps a favorisé l'acclimatement, et aussi le mélange de sang. Mais si les premiers envahisseurs, quelle qu'en ait été la masse, avaient été séparés des peuples subjugués par des mœurs radicalement différentes, il n'est pas excessif de dire qu'il n'en subsisterait plus de trace aujourd'hui. Ce n'était pas le cas. Égyptiens du Delta déjà préparés par un long séjour dans le haut Nil, Maures et Arabes entièrement adaptés au climat brûlant du désert, tous étaient, quoique sémites, merveilleusement préparés à leur exode vers l'Afrique centrale. Et c'est ici le lieu de remarquer que tous ces peuples étaient végétariens, qu'ils ne buvaient pas d'alcool, que la sobriété pastorale ou guerrière était chez eux un don de la race. Rien donc, dans les habitudes alimentaires ne les séparait en réalité des innombrables peuplades nègres où peu à peu ils allaient pénétrer et se fondre.

C'est, je crois, une des plus importantes causes du succès de l'infiltration des sémites en Afrique. Mettons à leur place des Européens actuels, même les supposant préparés par un long séjour en Algérie ou en Égypte, et demandons-nous s'ils seraient en possession de la même vigueur d'expansion. Assurément non. Les faits répondent déjà autour de nous, dans l'Afrique intertropicale. Des maladies nouvelles, des endémies que les Zanzibarites, les Maures et les Arabes du Congo ne connaissaient que dans une faible mesure, déciment les Européens. La dysenterie, l'hépatite, les fièvres bilieuses sévissent sur eux. Et précisément, comme pour démontrer l'origine de ces fléaux, les quelques indigènes qui en éprouvent les atteintes sont observés dans les zones que nous occupons, parmi ceux que gagnent la contagion de nos habitudes et qui se relâchent de la vie sobre et frugale à laquelle, jusqu'à notre arrivée, ils étaient héréditairement attachés. Mais c'est surtout le vin, et, pis encore, l'alcool, alangou de traite ou trois-six baptisé eau-de-vie, qui les abrutit et ruine leurs forces physiques. Certainement les conditions de l'existence telle que nous la fait, à nous, Européens, la continuation sous les tropiques de nos habitudes d'Europe, sont extrêmement différentes de celles qui, seules, pourraient nous mener à un acclimatement.

On dispute encore sur les avantages du régime végétarien. Il a eu, il a toujours des défenseurs convaincus. Mais c'est, à proprement parler, plutôt un moyen thérapeutique, une diète spéciale et utile dans certaines maladies des voies digestives ; ce peut être encore une doctrine philosophique, ce n'est pas, à coup sûr, un dogme conforme par son principe à la nature de l'homme. Ce serait le cas de dire qu'il faudrait remonter au déluge pour retrouver les traces de l'homme végétarien, car dès la première époque paléolithique, l'homme chelléen mangeait déjà la chair des animaux. En réalité, l'homme ne peut pas se passer absolument de chair ; elle répond à un besoin de son organisme ; il ne peut qu'en régler la consommation suivant les circonstances ; *est modus in rebus*. C'est justement ce que font les populations tropicales, guidées en cela par la sûreté de leurs instincts organiques.

Avant l'arrivée des Européens dans les îles de la Polynésie, l'alimentation des indigènes était principalement végétale. Ils se nourrissaient d'ignames, de bananes, de papayes, de patates douces, de fruit de l'arbre à pins. De temps en temps on sacrifiait un cochon, et encore sa chair était-elle réservée aux hommes et aux privilégiés de quelque caste. La mer, bien entendu, était largement mise à contribution.

En Amérique centrale et méridionale, le manioc, le maïs, les ignames, le cacao comme espèces végétales,

le produit de la chasse et la pêche forment encore la
base de l'alimentation des Indiens de l'intérieur.

En Malaisie, — Java, Sumatra, Bornéo, les Célèbes, —
les habitants se nourrissaient et se nourrissent encore
avant tout de riz, accessoirement de patates douces, de
bananes, et de quantité d'autres fruits. La viande n'entre
que pour une minime part dans leur alimentation ; mais
le poisson, extrêmement abondant sur les côtes, est
consommé en grande quantité, sec ou frais. Mêmes
usages en Cochinchine, au Siam, dans l'Inde.

En Afrique, un bétail abondant, sans compter le gibier, le poisson des côtes et des fleuves pourrait faire
supposer une alimentation carnée plus riche ; il n'en
est rien. Les noirs font surtout usage du sorgho, gros
millet répandu partout, et cultivé concurremment avec
le maïs sur un grand nombre de points. En somme, les
peuples indigènes des régions tropicales sont surtout,
mais non exclusivement végétariens. De telles mœurs
ne découlent pas, on peut le remarquer, d'une civilisation retardée. Car les grands législateurs orientaux, qui
furent de véritables hygiénistes, ont pris soin, dès les
temps les plus reculés, d'interdire par des préceptes
religieux l'abus de la chair des animaux. C'est donc
qu'ils avaient des motifs puissants de le faire, et ces
motifs ne pouvaient provenir que de l'expérience. Ils
savaient qu'une alimentation trop carnée prédispose
dans les pays chauds à certaines maladies ; ils pouvaient
craindre aussi que celles-ci fussent de nature à nuire
au développement de la race ou de la nation. D'où les
prohibitions mosaïstes ou mahométanes sans oublier
celles des religions védhiques, brahmaniques et autres
de l'Inde où les Aryas établirent une si solide domination. Certes, le temps n'est plus des règles d'hygiène
imposées à tout un peuple au nom de la révélation di-
vine, etc., et la référence qui y est faite ici n'a pour
but que de mettre en lumière un des moyens qui ont
favorisé, à travers les âges historiques, les émigrations

qui ont eu lieu des régions tempérées et mêmes froides vers les contrées tropicales. Mais n'est-il pas évident qu'en se rapprochant des traditions vécues, probantes par les résultats ethnographiques que nous constatons, nous sommes en présence, non d'une simple conception de l'esprit, mais d'une vraie méthode expérimentale ? Le difficile, c'est de la faire adopter par les Européens en route, à leur tour, pour les pays chauds. L'homme civilisé de nos jours est certainement plus réfractaire que ne l'était le barbare à toute restriction apportée à la jouissance de ses habitudes et de ses goûts. Particulièrement en matière d'alimentation, il est tellement l'esclave des usages nationaux, qu'il lui en coûte terriblement d'y déroger. On connaît assez, par exemple, toute la force du préjugé du vin, dans les masses populaires de France.

Pour l'ouvrier, dont une grande partie des salaires passe chez le marchand de vin, c'est de l'énergie, c'est du sang même qu'il se procure ! Ne croyons pas que la classe bourgeoise soit mieux éclairée. Elle aussi croit au vin vivifiant, fortifiant, au vin réparateur. Certes, je ne condamne pas l'usage du vin, et pour tout dire, à qui a un bon estomac, je ne vois pas d'inconvénient à en laisser boire. Je crois bien, au surplus, qu'il serait inutile, en dépit de la propagande des tempérants, de prêcher l'abstinence totale. Et mieux vaut, d'un autre côté, céder sur le vin pour avoir le droit d'être intransigeant sur l'acool.

Mais d'une manière générale et en principe, en se plaçant au point de vue de la constitution du corps humain et de la physiologie de ses organes, il est constant que l'usage des boissons alcooliques ne représentent qu'une satisfaction donnée à un goût, non à un besoin de la nature. Et néanmoins, tant que l'Européen n'a pas quitté sa patrie et qu'il demeure dans ses habitudes, il peut sacrifier à ce penchant, malgré l'absence de tout besoin naturel.

La compatibilité avec la vie et le jeu normal des fonctions organiques n'est plus dès lors qu'une question de mesure. Suivant l'usage qui en sera fait, suivant la nature de la boisson alcoolique, — vin, bière, alcool, essences alcooliques, alcools aromatisés, etc., — suivant l'âge, le sexe, la profession, la limite de la tolérance sera marquée par la maladie. La goutte pour les uns, la dyspepsie pour les autres, la folie pour quelques malheureux, la détérioration partielle ou générale de l'organisme, telles seront les conséquences de l'abus. Affaire toute personnelle en somme, mais pourtant, en un sens, bien générale aussi.

Car, si les boissons alcooliques exagérément prises sont de nature à altérer la santé en Europe — et l'on sait assez les ravages qu'elles causent aujourd'hui — qu'on juge des troubles qu'elles provoquent aux pays chauds ! Il n'est pas, à notre connaissance, d'hygiéniste colonial qui ne les ait dénoncés. « Sans hésitation aucune, dit M. J. Navarre, nous dirons que tout homme qui veut sérieusement se présenter à l'agression du soleil tropical, avec tous ses moyens de résistance organique, doit se faire une loi de l'abstinence absolue de l'alcool et des alcooliques par distillation (1). » Oui, l'abstinence doit être absolue.

Sans entrer dans le développement que les auteurs de traités d'hygiène générale consacrent aux effets nuisibles de l'alcool, je dois indiquer cependant les altérations que l'usage des apéritifs, malheureusement trop répandu aux colonies, introduit dans les fonctions organiques. J'ai été assez longtemps en situation de les observer pour apporter ici une appréciation décisive.

Je dois dire tout d'abord que ces altérations ne se montrent pas toujours avec le déterminisme nerveux qu'elles affectent si fréquemment en Europe. On observe pourtant un grand nombre d'alcooliques aux pays

---

(1) Manuel d'hygiène coloniale. Paris, 1895.

chauds, alcooliques délirants, agités, maniaques, persécutés ; il y en a dans tous les rangs sociaux. Comme président du Conseil de santé j'ai été appelé bien des fois à constater chez des fonctionnaires des états de folie occasionnés par l'usage des alcools. J'en ai observé qui étaient atteints d'hallucination de l'ouïe, d'autres de la vue ; j'en ai soigné qui transportaient l'obsession de la manie des persécutions dans toutes les affaires de leurs services. Certains étaient non plus persécutés, mais persécuteurs. Ils inventaient, forgeaient de toutes pièces des charges contre leurs subordonnés, soulevaient des conflits et déployaient souvent une habileté incroyable pour s'attribuer le bon droit. Quelquefois ils réussissaient à en imposer à l'autorité supérieure. En apparence rangés, bons fonctionnaires par les dehors, il fallait un éclat, un scandale pour qu'on s'aperçût enfin de leur situation.

C'est qu'en effet l'alcoolisation, même à petites doses, si elle est continue, vient se joindre à l'anémie cérébrale assez fréquente aux pays chauds, et trouble l'idéation bien plus promptement qu'en Europe. Sans arriver toujours jusqu'à altérer la raison, l'alcool, aux colonies, affaiblit le ressort intellectuel et laisse succéder à l'excitation passagère qu'il procure, une dépression morale caractérisée. La mélancolie, le sentiment de tristesse qu'inspirent les choses qui entourent, demeure, pays, habitants ; l'amertume croissante éprouvée de l'éloignement, le détachement de tout intérêt supérieur et, au contraire, l'instabilité, l'envie, toutes ces passions énervantes que connaissent bien les vieux coloniaux pour les avoir observées autour d'eux, tel est le tableau moral de nombre d'alcoolisants. Le seul moment de réconfort, la seule heure où tout s'oublie, c'est l'heure de l'absinthe. Non seulement l'habitude de l'alcool nuit à la personne morale de l'Européen, mais elle préjudicie dans une fâcheuse mesure à la chose publique. Qu'attendre, en effet, de colons ou de fonctionnaires dont l'énergie s'en va chaque jour un peu plus, qui se détachent progressivement de leur résidence, comptent les mois, les semaines qui les séparent de leur rentrée dans la mère-patrie, et finissent par ne plus s'intéresser du tout à la tâche qui leur est dévolue ? Il faut aux colonies une âme particulièrement trempée d'énergie et d'endurance pour affronter la monotonie de l'existence, pour supporter les fatigues du climat, les difficultés du service ou du travail, la contrainte de l'isolement ou les froissements du voisinage. Ce n'est pas l'alcool qui peut racheter des défaillances; il peut pour un court temps procurer l'oubli, substituer aux réalités de trompeuses images, mais après ?

Voilà pourquoi les hommes d'affaires qui vont aux colonies poursuivre un but qui réclame de la virilité et de la constance font bien d'être sobres. En fait, leur vie est trop occupée pour qu'ils puissent tomber dans les erreurs de régime coutumières à ceux pour lesquels tuer le temps est la maxime fondamentale.

Mais l'alcool n'agit pas seulement sur les dispositions morales. Si ce n'était que son seul mode d'action, il est probable que son culte n'aurait que des adeptes impénitents. Les arguments moraux ont bien peu de prise sur les habitudes. Mais dès qu'il s'agit de la santé physique, quand la mort est possible, probable, il y a plus de chances d'être écouté.

Or, aux pays chauds, l'alcool se rencontre comme cause prédisposante dans toutes les maladies endémiques. Sur ce point, tous les auteurs de pathologie exotique sont unanimes. Dans les épidémies les intempérants sont les premières et les plus sûres victimes. En temps ordinaire, ce sont eux encore qui fournissent le plus d'invalidations. Qu'on relise les ouvrages cliniques de Dutrouleau, de Pellarin, de Chapuis, de Barthélemy-Benoit, de Corre, de Nielly, et l'on verra quelle place tiennent les habitudes d'intempérance dans l'étiologie des maladies tropicales. « Les excès génériques et alcooliques prédisposent à la fièvre jaune comme d'ailleurs à toutes les pyrexies graves, » dit Corre (1). « En première ligne, les excès de nourriture, les aliments épicés qui surchargent l'estomac et entraînent des troubles digestifs, sont la grande cause de l'hépatite suppurée, » dit Annesley (2).

Et Sachs (3) dénonce non seulement l'abus, mais l'usage même modéré des spiritueux. Et Van Leent (4), rappelant que Bontius, dès le xviie siècle, attribuait la fréquence de l'hépatite et des abcès du foie dans les pays chauds, notamment à Java, à l'usage maudit de l'arack, redit avec lui : « Potus ille maledictus arack ! » Mais la plus énergique protestation se trouve sous la plume du Dr Scovell-Grant qui exerça longtemps à la côte occidentale d'Afrique, et dont M. le Dr Just Navarre, qui a acquis une légitime notoriété en hygiène coloniale, a eu la bonne inspiration de traduire l'ouvrage. « Si un homme a été jusque-là un bon vivant, dit le médecin anglais, il est absolument essentiel qu'il change ses habitudes *sans délai*, ou le climat de la côte tirera une terrible vengeance de ses bravades et de ses folies.

« Quant aux alcools, je regarde l'eau-de-vie comme le pire des poisons ; le gin, le rhum et l'absinthe sont bien près d'être aussi nuisibles..... (5). »

Et combien d'autres auteurs, réunis dans la même conviction, forts de la même expérience, n'ont cessé de dénoncer l'alcool comme cause principale des maladies des Européens dans les pays chauds !

Il y a en vérité unanimité absolue ; et Büchner, de Munich, pouvait dire au congrès international d'hygiène

---

(1) Corre, Traité des fièvres bilieuses, p. 455.

(2) Annesley, Researches on diseases of the Indian, t. I, p. 404.

(3) Sachs. Ueber die Hepatitis der heissen Länder, 1877.

(4) Van Leent. Arch. de méd. navale, 1878, 2e semestre, p. 273.

(5) Scovell-Grant. Petit guide d'hygiène pratique dans l'Ouest africain, traduction du Dr Just Navarre. Paris, Douai, 1893.

de Vienne, en 1887 : « L'usage de l'alcool sous les tropiques est un empêchement formel à l'acclimatation. »

C'est qu'en effet, aux pays chauds, par un processus en vérité trop facile à comprendre, l'usage des spiritueux frappe tout d'abord au ventre. C'est l'estomac qui est atteint le premier, insidieusement, progressivement, mais en réalité assez vite pour que les troubles apparaissent après moins de trois mois. Et encore faut-il supposer l'Européen indemne jusque-là de toute affection gastrique. Car si déjà dans sa patrie il existait des signes de catarrhe gastrique, s'il y avait de la dyspepsie, de la dilatation, alors c'est moins de quinze jours qu'il faut pour que le premier embarras gastrique apparaisse.

Mais en mettant les choses au mieux, en admettant que l'Européen, jusque-là habitué aux apéritifs, continue aux colonies à prendre l'unique verre, matin et soir, — ce qui ne passe pas ordinairement pour un excès — il en arrive néanmoins à perdre peu à peu l'appétit. Premier symptôme imputé généralement à l'influence du climat ; symptôme avant-coureur d'un état plus accentué qui sera bientôt ou de l'embarras gastrique, ou de la fièvre, ou de la diarrhée, ou de la congestion du foie. Car, qu'on ne s'y méprenne pas ! je n'entends pas dire que l'usage, — même modéré comme l'écrit très justement Sachs, — soit à lui tout seul la cause des états morbides qui vont se constituer. Je veux simplement exprimer que l'usage et encore mieux l'abus des spiritueux introduit dans le fonctionnement de l'estomac les troubles initiaux qui permettront à des agents nouveaux d'intervenir.

On sait, en effet, que l'action topique de l'alcool sur la muqueuse stomacale se caractérise par une congestion. Bien entendu, cette action croît en raison directe de la concentration en degrés alcooliques du breuvage ingéré, et s'affaiblit en proportion de la dilution aqueuse.

Néanmoins, l'action demeure la même en tant que processus physiologique.

La congestion muqueuse se manifeste par un afflux de sang dans la couche vasculaire des parois de l'estomac, et elle détermine aussitôt une sécrétion de mucus. Ce dernier provient des glandes de la région pylorique, et pour une faible partie des autres glandes répandues sur toute la surface de l'organe. Dès qu'il se forme du mucus en excès, il constitue une couche isolante, et il est facile de comprendre alors qu'il s'oppose dans une certaine mesure à l'attaque des aliments par le suc gastrique.

D'autre part l'alcool, même dilué sensiblement, contracte la pepsine. S'il y en a une certaine quantité dans l'estomac, il précipite les peptones de la digestion. Il trouble ainsi profondément cette fonction.

Qu'il s'agisse d'une absorption régulière de vermouth, de bitter, d'absinthe, de cognac ou autres spiritueux, le trouble va se répétant, s'aggravant de plus en plus. Chaque repas devient une fatigue pour l'estomac dont les moyens physiologiques normaux sont entravés. De là une lourdeur caractéristique, un ballonnement épigastrique, et finalement la perte de l'appétit. Car, en même temps l'excitabilité normale s'épuise ; le système nerveux s'émousse et tend à l'inactivité. Ce sont là des signes bien connus. Mais combien plus sensibles et plus pénibles aux pays chauds ! Il ne faut pas oublier que parmi les phénomènes dérivés de l'action climatique, la sécrétion de l'acide chlorhydrique stomacal baisse sous les tropiques. L'excessive sudation, ai-je dit, paraît en être la cause. S'il vient s'y joindre une action nouvelle, du fait même de l'Européen, le retentissement sur les fonctions digestives n'en sera que plus prononcé.

Au fur et à mesure que ces fonctions s'alanguissent, d'autres troubles apparaissent, liés aux premiers par d'étroites relations. C'est d'abord l'anorexie, puis, accidentellement, des crises de dyspepsie. Les aliments insuffisamment élaborés par l'estomac, arrivent dans le duodénum ; cette portion de l'intestin, destinée par ses glandes propres autant que par les sécrétions biliaire et pancréatique qu'il reçoit à parfaire l'acte de la digestion et à préparer les voies de l'absorption finale, est bientôt hors d'état de remplir son rôle. Ce sont des borborygmes, des flatulences, des sensations douloureuses qui surviennent. Puis le bol intestinal cheminant sous l'effort d'un péristaltisme surexcité, de proche en proche le reste des intestins exagère ses fonctions. Soit comme conséquence naturelle d'une indigestion, soit comme résultat d'une autre cause surajoutée, — fatigue physique, refroidissement, alors se produit la première atteinte : ce sera ou de la diarrhée ou un simple embarras gastrique.

Et là encore, la situation physiologique anormale du début pourra favoriser une action microbienne. Germe importé du dehors ou évolution soudaine de bacilles intestinaux jusque-là inertes, une infection peut se produire. C'est proprement ce qui constitue l'auto-infection, l'auto-intoxication intestinale. Rien de plus fréquent aux colonies ; c'est l'histoire de la plupart de ces embarras gastriques, souvent fébriles, dont on parle tant comme la première et banale indisposition qui guette l'Européen dans les débuts de son séjour. Certes, de même que tous les chemins mènent à Rome, toutes les causes d'irritation ou de fatigue de l'estomac peuvent produire ce résultat. Non seulement les spiritueux, mais encore une alimentation mal réglée, excessive ou capricieuse, voilà l'étiologie la plus fréquente. On se remet cependant d'un embarras gastrique ; mais c'est un avertissement dont il faut tenir compte. Car après le léger catarrhe gastro-intestinal, peuvent survenir la diarrhée, la dysenterie et enfin l'hépatite. Il va de soi d'ailleurs que le mauvais état des fonctions digestives prédispose merveilleusement aux maladies générales infectieuses, au choléra, à la fièvre jaune, à la bilieuse hématurique, en un mot à toutes les infections graves des tropiques. Le milieu gastrique qui, en somme, se défend très bien dans sa constitution normale, devient immédiatement accessible aux cultures toxiques, dès que celle-ci est altérée. Autant du milieu intestinal. Il est donc d'une importance capitale de viser à la conservation de l'intégrité des fonctions digestives.

Mais ce n'est pas tout. Indépendamment des troubles gastro-intestinaux produits par l'alcool ou par une alimentation inappropriée aux besoins, l'un et l'autre de ces deux facteurs agissent sur le foie et ne tardent pas, aux pays chauds, à en modifier défavorablement les fonctions. L'alcool, d'abord. On voit nombre de personnes aux colonies qui, un certain temps, conservent tant bien que mal l'appétit, semblent bien digérer, et cependant finissent par éprouver à la longue tous les symptômes d'une altération profonde dans le fonctionnement de l'appareil digestif.

On peut observer des cas bien différents. Tantôt il se montre de la constipation, de la lourdeur après les repas, du pyrosis, des bâillements, une tendance invincible au sommeil. Ces phénomènes, communs à la plupart des dyspepsies gastriques, mais qui, cependant, laissent l'appétit intact et ne se montrent que deux ou trois heures après le repas, se rattachent à ce qu'on a appellé aux pays chauds la torpeur du foie et aux troubles de la sécrétion biliaire. Si l'on cherche de ce côté, déjà on constate une certaine plénitude de l'hypochondre ; l'organe hépatique est accru de volume, quelquefois il déborde légèrement les rebords des côtes, tendant à envahir le creux épigastrique (lobe gauche). Les choses peuvent ainsi demeurer longtemps, le ventre prenant du volume, les vêtements serrant à la taille après les repas, les digestions restant pénibles, mais, en somme, laissant les apparences de la santé. Seulement, advenant une circonstance occasionnelle, refroidissement, fatigue, excès réitérés, attaque de paludisme, la congestion hépatique se prononce d'une manière aiguë, un frisson se déclare, et c'est le signal d'une hépatite confirmée avec toutes ses conséquences éventuelles.

Dans d'autres cas, c'est après les troubles digestifs, et secondairement à une attaque d'embarras gastrique que le foie se prend à son tour. Même alors, cet organe n'est congestionné que par contre-coup, non pas seulement en raison d'une infection microbienne (migration du colibacille, envahissement du réseau biliaire), mais parce que déjà sous l'influence de la circulation alcoolique, sa substance tout entière y était prédisposée.

J'ai dit combien les auteurs de pathologie exotique étaient unanimes pour ranger l'alcool au premier rang des causes prédisposantes dans les maladies tropicales. En ce qui concerne l'hépatite, et par conséquent aussi pour tout ce qui y mène, simple hypérémie, congestion ordinaire du foie, voici comment s'expriment deux médecins des plus distingués de la marine, MM. les médecins en chef et professeurs L. Bertrand et J. Fontan : « L'abus ou, simplement, l'usage intempestif habituel des *boissons alcooliques*, cause avérée d'inflammation scléreuse du foie dans nos pays, ont été considérés, par tous les auteurs, comme des éléments morbifiques d'une redoutable puissance, en matière de dysenterie et d'hépatite suppurative, dans les régions intertropicales. Les exemples cliniques ne manquent pas et sont la plus forte preuve que l'on puisse produire à l'appui de leurs détestables effets, en dépit des faits négatifs qu'il ne serait pas difficile de recueillir çà et là. » Et plus loin : « Peu d'Européens font un séjour prolongé dans les pays chauds sans y subir, sous l'influence du climat, de l'infection malarienne, d'un régime vicieux ou d'un certain degré d'alcoolisme, une ou plusieurs attaques de congestion hépatique aiguë qui finissent par aboutir à une stase chronique des systèmes sanguin et biliaire du foie avec ou sans stéatose.

Cet état, auquel les médecins du commencement de ce siècle donnaient le nom ·exact d'*engorgement*, peut, aussi, s'établir insidieusement, sans grand tapage symptomatique, être, en un mot chronique d'emblée (1). »

MM. Kelsch et Kiener, dans leur excellent traité des maladies des pays chauds, disent ceci : « Mais il est une autre cause, moins exceptionnelle que l'intempérance et les privations, aussi répandue et plus redoutable peut-être dans les colonies que dans les contrées froides de l'Europe, c'est l'alcoolisme. Les témoignages sont à peu près unanimes pour attester la prédisposition des ivrognes aux abcès du foie (Bristowe, Gallard, Morehead, etc., etc.). Waring trouve les habitudes d'ivresse notées dans 67,5 p. 100 des cas d'abcès du foie qu'il a relevés. Comment agit l'alcool ? Est-ce par une action irritante directement portée sur le foie ? Cette opinion a été souvent émise, et l'on a dit que l'alcool était pour l'abcès du foie, dans les pays chauds, ce qu'il est pour le foie gras et pour la cirrhose dans les climats froids (2). »

J'ajouterai enfin que le Dr Legrand, également médecin de la marine, a noté l'accroissement des maladies du foie en Nouvelle-Calédonie comme correspondant exactement à l'accroissement de la consommation de l'alcool dans cette colonie (3).

Au reste nul doute n'est possible en ce qui touche le rôle nuisible de l'alcool. Même dilué, même à petites doses si la consommation en est continuée, il entraine toujours, — je parle des colonies intertropicales, — des troubles gastro-hépatiques.

---

(1) L. BERTRAND et J. FONTAN. Traité de l'hépatite suppurée des pays chauds. Paris, 1895, p. 160 et 184.

(2) KELSCH et KIENER. Traité des maladies des pays chauds. Paris, 1889, p. 166.

(3) LEGRAND. *Arch. de médecine navale*, novembre 1891.

Le vin est-il susceptible d'encourir les mêmes reproches ? Évidemment non. Et pourtant il faut avoir le courage — en présence de tant d'intérêts qui se trouvent liés à la consommation et qui inclinent les hygiénistes à l'indulgence et aux compromis, — de reconnaître qu'il n'est pas absolument sans danger. En soi, la question du vin aux pays chauds est une affaire de qualité et surtout de mesure.

Avant tout, la composition du vin, bien qu'elle représente, en un sens, une dilution d'alcool titrée, diffère essentiellement de ce dernier sous le rapport organoleptique. On connaît cette composition, donnée dans tous les traités d'hygiène.

Voici néanmoins le tableau de son analyse d'après A. Gautier :

Eau.	869
Alcool	100
Alcools divers, éthers et parfums	traces
Glycérine.	6,50
Acide succinique.	1,50
Matières albuminoïdes, grasses, sucrées, gommeuses et colorantes.	16
Tartrate de potasse	4
Acides acétiques, propionique, citrique, malique, carbonique	1,50
Chlorures, bromures, fluorures, phosphates de potasse, de soude, de chaux, de magnésie, oxyde de fer, alumine, ammoniaque : en tout.	1,50
Total.	1000

Cette analyse correspond à la constitution type, mais les différents vins ont été classés suivant les qualités de leur composition respective et rangés en diverses catégories ou espèces qui correspondent généralement à des crus fins. La classification de Bouchardat est divisée en deux grandes classes qui correspondent à peu près à toutes les sortes connues; celles qui n'y sont pas comprises se rattachent par un caractère quelconque aux types ci-après déterminés :

Iʳᵉ CLASSE. — *Vins caractérisés par la prédominance d'un principe constituant.*

A. Alcooliques.	Vins secs : Madère, Marsala.
	Vins sucrés : Malaga, Lunel, Banyuls.
	Vins de paille : Artois, Ermitage blanc.
B. Astringents.	Avec bouquet : Ermitage rouge.
	Sans bouquet : Cahors.
C. Acides . . .	Avec bouquet : vins du Rhin.
	Sans bouquet : vins de Gouet, d'Argenteuil.
D. Mousseux. .	Champagne, Saint-Péray.

IIᵉ CLASSE. — *Vins mixtes ou complets.*

A. Avec bouquet.	Bourgogne : Clos-Vougeot, Mont-Rachet.
	Médoc : Château-Laroze, Sauterne.
	Midi : Langlade, Saint-Georges.
B. Sans bouquet.	Bourgogne et Bordeaux ordinaires.

Considérés sous le rapport de la richesse alcoolique, les vins se différencient de la manière suivante :

Vins.	Alcool pour 100 volumes.
Porto.	de 16,62 à 23,2
Sherry	16 à 25
Madère.	16,07 à 22
Marsala.	15 à 25
Roussillon.	11 à 16
Bourgogne rouge	7,3 à 14,5
— blanc.	8,9 à 12
Bordeaux rouge	6,85 à 13
— blanc	11 à 18,7
Rhône rouge.	8,7 à 13,7
(Ermitage, Montpellier, Frontignan).	
Pyrénées	9 à 16
Champagne.	5,8 à 13
Moselle.	8 à 13
Rhin	6,7 à 16
Hongrie.	9,1 à 15
Italie	14 à 10
Syra, Corfou, Samos, etc., etc. . . .	13 à 18

Les vins qui titrent le plus en alcool naturel ne dépassent généralement pas 17 p. 100, et encore n'existent-ils que dans certains crus de l'Espagne ou du Portugal. Les vins de France ne dépassent pas le plus souvent

8 p. 100 ; au delà, s'agissant surtout de vins ordinaires,
de ceux dont l'usage journalier et alimentaire intéresse
vraiment l'hygiène, il y a probabilité pour l'addition
d'alcool, et c'est, à ce titre, une notion utile à retenir.

En se plaçant au point de vue de la teneur alcoolique,
et en se référant aux inconvénients que cette teneur
implique aux pays chauds, il est évident qu'il y aurait
tout avantage à n'user que des vins de France, vins
légers par excellence, et dont quelques-uns jouissent
d'une réputation justifiée de propriétés toniques.

Malheureusement il arrive que, pour assurer la conservation du vin aux colonies, on remonte les vins en
alcool de manière à les amener à titrer de 10 à 12°.
Cette pratique ne s'explique évidemment que parce que
la plupart des vins exportés aux pays chauds ne sont
pas d'une bonne qualité de résistance, et parce que le
plus souvent ils résultent de coupages opérés dans des
conditions défectueuses. Car certains vins, ceux de
Bourgogne et de Bordeaux, s'ils sont loyaux, c'est-à-
dire de pur jus de raisin et de fermentation complète,
non seulement supportent bien les pays chauds, mais
encore s'y bonifient. Il est vrai d'ajouter qu'ils vieil-
lissent très rapidement, condition même de leur bonifi-
cation — et ils sont alors dans les meilleures conditions
pour être consommés peu de mois après leur arrivée.

Le danger vient donc du vinage, c'est-à-dire de
l'addition d'alcool faite au vin. Cette opération, qui,
je le répète, quand elle ne sert pas à dissimuler la
qualité mauvaise ou inférieure du vin d'origine, a pour
but avoué d'aider au transport et à la conservation,
s'opère de deux façons : mélange au moût, mélange au
tonneau. La première méthode produit une incorpora-
tion plus intime de l'alcool au vin que la seconde. Mais
dans un cas comme dans l'autre le résultat est
l'abaissement de l'extrait sec, c'est-à-dire la diminution
des qualités nutritives. En outre l'alcool introduit
altère le bouquet, et communique au vin une force de

mauvais aloi. Si l'alcool versé dans la cuve ou dans le tonneau était de composition éthylique, le mal serait moindre. Mais il s'en faut, et on le comprend de reste, que l'alcool de vinage ait cette origine. Ce sont les trois-six du Nord et de l'Allemagne, esprits mélangés de flegmes, caractérisés par des alcools toxiques, — amylique, propylique — qui en font les frais. Les alcools s'incorporent mal, ne s'équilibrent pas dans le mélange, demeurent juxtaposés en quelque sorte et agissent à la façon d'alcools autonomes plus ou moins dilués dans une solution aqueuse. On devine que de pareils vins ne diffèrent pas sensiblement, au demeurant, d'autres breuvages alcooliques, des apéritifs par exemple. Et même sont-ils plus dangereux par le fait de leur qualification de vins, puisque le renonçant aux apéritifs y retrouve sans le savoir les mêmes alcools qu'il a proscrits de son régime ; puisque, recourant à leur usage par compensation de ce qu'il abandonne par raison d'hygiène, il encourt les mêmes risques d'alcoolisation. Il y a donc un intérêt de premier ordre à ce que le vin consommé aux pays chauds soit de nature franche, de bonne qualité non seulement commerciale et marchande, comme on dit habituellement, mais encore bromatologique. Les coloniaux devraient veiller avec un soin absolu à ce que les vins dont ils s'approvisionnent remplissent exactement toutes les conditions de loyauté. Pour une bonne part leur santé en dépend.

Le vin, en effet, s'il est tolérable dans l'alimentation aux pays chauds, — encore que son utilité primordiale ne soit pas démontrée — doit être l'objet d'une consommation sage et réfléchie. Sous le prétexte même de l'hygiène — et c'est là le point faible de ses tolérances — certains habitants des pays chauds usent largement du vin à table. Nul doute que les digestions stomacales ne s'en ressentent ; et nous retrouvons ici les mêmes troubles que les solutions alcooliques ont pour règle de produire dans le milieu gastrique ; troubles moindres assurément et plus faciles à corriger que ceux produits par l'alcool en nature, mais néanmoins assez marqués pour constituer un état pénible et aboutir en fin de compte à ces dérangements de santé qui se rangent uniformément sous l'appellation de dyspepsie.

Le vin en excès entrave la chymification. Et l'excès est absolument relatif aux personnes ; un demi-verre pour l'un, un verre entier ou la demi-bouteille pour l'autre, tout dépend, cette fois, des prédispositions particulières. Il est bien évident qu'au colonial déjà atteint de catarrhe et de dilatation de l'estomac, avec fermentation acide et pyrosis, un demi-verre de vin c'est trop (1). Et combien, cependant, que l'existence de ces signes révélateurs n'arrêtent pas et qui continuent, par ignorance, par préjugé du vin ou esclavage de l'habitude à jeter journellement de l'huile sur le feu !

Le pyrosis, signe par excellence des fermentations acides de l'estomac au moment de la digestion, mais qui, je dois le dire, se montre également à jeun et, dans ce cas, paraît lié à l'existence d'un catarrhe muqueux de l'estomac, est exaspéré par le vin. Il semble vraiment que le vin, arrivant dans l'estomac, subisse intégralement la fermentation acétique, comme lorsqu'il arrive, dans la fabrication du vinaigre, au contact du ferment acétique. En réalité il se forme une certaine quantité de cet acide, et en même temps se développent d'autres acides organiques, dont la naissance provoque aussitôt cette abominable sensation de brûlure gastrique et œsophagienne que tant de dyspeptiques éprouvent. En somme cette sensation, c'est de la gastralgie, c'est la révolte nerveuse de l'estomac ; et c'est aussi l'arrêt de la digestion, la pepsine ne

---

(1) A noter que l'œnocyanine, matière colorante du vin rouge, forme avec la mucine de l'estomac une sorte de laque qui isole la muqueuse et empêche la digestion des aliments : d'où fermentation (Gautrelet).

parvenant plus à transformer en peptones les syntonines (acides albumines) formées (1).

Or, — car tout s'enchaîne logiquement dans les fonctions digestives — dès que la digestion se ralentit, et que les albumines non traitées séjournent dans l'estomac, et que l'ensemble du bol alimentaire suracidifié, mélangé d'acides butyrique, caproïque, acétique et autres encore, s'achemine tardivement dans l'intestin grêle, il y a une irritation à la fois topique et réflexe de cet intestin qui peut donner lieu, comme déjà je l'ai indiqué, à une sensation douloureuse ; c'est de la viscéralgie, de l'entéralgie. Mais le phénomène nerveux ne fait que traduire l'incapacité où se trouve l'organe à traiter les aliments à demi digérés qui lui parviennent. Si la bile alcaline n'arrive pas à ce moment en quantité suffisante pour neutraliser l'hyperacidité anormale, la digestion intestinale ne se fera pas.

Et alors de deux choses l'une. Ou une poussée énergique de péristaltisme précipitera le bol vers le gros intestin et de là au rectum pour aboutir à la diarrhée lientérique ; ou l'intestin vaincu par le travail douloureux, ne pouvant plus se contracter, demeurera inerte, et alors ce sera la constipation, accompagnée de flatuosités incessantes. Il faut le savoir, la constipation est extrêmement fréquente aux pays chauds. D'autre part l'intestin y est prédisposé par une diminution dans ses sécrétions qu'entraîne normalement et par contre-coup l'exagération des sueurs ; et, d'autre part, l'alimentation cuisinée des Européens et surtout l'usage des boissons alcooliques tend, par le processus indiqué tout à l'heure, à émousser l'activité nerveuse de l'intestin comme elle émousse et épuise celle de l'estomac.

Les divers auteurs qui ont eu à s'occuper des maladies des pays chauds et qui ont, par eux-mêmes, observé

---

(1) VIAULT et JOLYET. Traité de physiologie, p. 157, 1889. GAUTRELET, Urines (dyspepsies). 1889, p. 372-373, et les physiologistes.

attentivement, étudié, recherché les causes prédisposantes à ces maladies, ont toujours noté que la constipation était comme de règle quasi invariable au premier rang des signes rencontrés dans la période d'incubation. Cela signifie que, quel que soit l'agent infectieux appelé à intervenir et à leur donner ultérieurement leur spécificité propre — hépatite, dysenterie, diarrhée, fièvre jaune, fièvre bilieuse hématurique, etc. — la constipation et surtout la constipation habituelle est une cause préparante à l'infection pathogénique. Cet état du milieu intestinal est en effet éminemment propice aux invasions microbiennes du dehors aussi bien qu'aux métamorphoses d'exaltation et de virulence des espèces microbiennes qui pullulent dans l'intestin de l'homme en santé.

Lorsque des matières encombrent l'intestin, il y a plénitude abdominale, stase du système veineux des parois, tension du réseau porte, tendance à la congestion hépatique et splénique. En outre de ces phénomènes d'ordre purement mécanique, le milieu humoral du tube digestif s'altère. Au lieu d'un suc intestinal alcalin, c'est une sécrétion acide qui se produit, ou, pour être plus exact, l'alcalinisation du bol stomacal ne s'y fait plus en raison de l'hyperacidité gastrique. Il en résulte, comme conséquence directe, de la constipation, une irritation chronique de la muqueuse ; et on peut noter l'existence fréquente, aux pays chauds, de cette forme d'entérite caractérisée par de la viscéralgie, par des débâcles accidentelles, et par la production de fausses membranes qui sont rendues avec les selles à laquelle on a donné le nom d'entérite muco-membraneuse. Peu de coloniaux, en dehors, bien entendu, de toute atteinte de dysenterie ou de diarrhée, échappent à cette affection. Cette situation, si générale qu'elle est pour ainsi dire une des conséquences de la vie aux colonies, entretient une irritation sur laquelle peuvent venir se greffer des maladies aiguës.

La diarrhée des pays chauds, la dysenterie, sont évidemment les plus susceptibles de se développer sur un fond de cette nature. Les bacilles pathogènes de ces affections, — peut-être est-ce le pyocyanique trouvé par Calmette à Saïgon, — trouveront dès lors un terrain préparé pour leur culture. Et il en sera de même pour les autres infectieuses tropicales, parce que l'organisme a perdu de sa résistance. Le milieu sanguin charrie des reprises intestinales chez les constipés, témoins, les peptones, le scatol, l'indican, la bilirubine, qu'on retrouve dans les urines. Aux colonies, d'autres poisons intestinaux, sécrétions bacillaires, ptomaïnes, dérivant de l'alimentation (gibier des forêts tropicales, poissons des marigots ou des arroyaux en Afrique et en Cochinchine, mêmes les viandes ordinaires vite faisandées sous l'influence des hautes températures), infecteront le sang.

Et l'on cherche inutilement bien loin, à travers les hypothèses telluriques et climatiques, pour trouver la raison de ces états douteux, non encore maladies aiguës, où l'Européen se traîne des semaines et des mois, fatigué, pâle, sans appétit, dormant mal et toujours à la veille d'un embarras gastrique fébrile. Ce sont là les effets d'un trouble grave des fonctions intestinales, et la constipation en est la cause fondamentale.

« Voulez-vous me permettre un conseil ? » me disait un jour un vieil amiral, homme de grand bon sens, au moment où je m'apprêtais à partir pour le Sénégal ; et il protestait en souriant que, tout docteur que je fusse, peut-être ce conseil me serait-il de quelque utilité et secours. « C'est, dit-il, de prendre avec vous des pilules contre la constipation. Croyez-moi, ajoutait-il, c'est à vrai dire un remède de bonne femme : et la constipation, à vous autres grands médecins, peut vous paraître chose après tout bien négligeable : mais moi, j'ai passé bon nombre d'années à la côte d'Afrique et je sais par expérience qu'il n'y a rien de plus dangereux pour l'Européen. » Et il avait raison, et je le lui dis ; seulement je n'en étais pas à l'ignorer.

Oui, certes, cette maladie en quelque sorte banale, et qui, pour le public, n'en est pas une parce qu'elle ne donne pas la fièvre ni n'oblige au lit, — cette maladie est extrêmement dangereuse aux pays chauds. Je pose en fait qu'elle est le premier et le plus grand péril pour l'Européen, parce qu'elle le livre à tous les autres.

Et si l'on suppose un Européen parfaitement réglé, digérant régulièrement, ayant les organes abdominaux en état absolument normal, je dis qu'en dehors des grandes épidémies de fièvre jaune et aussi du paludisme, cet Européen sera en vérité peu exposé et qu'il a toutes les chances d'accomplir une longue période coloniale sans contracter ni diarrhée, ni dysenterie, ni hépatite, ni fièvre bilieuse hématurique. Et encore est-il permis d'affirmer que même à l'égard des épidémies amariles et du paludisme il sera mieux armé pour lutter. Car sait-on quel rôle jouent les voies digestives dans ces deux infectieuses ? La science ne possède encore rien à cet égard, — sinon que certaines intoxications intestinales et hépatiques prennent parfois l'allure d'une fièvre intermittente ; mais il est probable que les hématozoaires dans le paludisme, le bacille amarilligène dans la fièvre jaune, ne sont pas sans trouver dans l'état de l'estomac et de l'intestin des circonstances, suivant le cas, favorables ou défavorables à leur évolution pathogène.

Par conséquent l'intégrité des fonctions digestives est la principale, presque la seule défense de l'Européen contre les maladies tropicales. Et c'est pourquoi je place le maintien de cette intégrité au premier rang des mesures d'hygiène dans les pays tropicaux ; et pourquoi aussi j'ai cru devoir insister tout spécialement sur les dangers de la constipation. Donc, tout ce qui dispose à la constipation et l'entretient doit être évité coûte que coûte, non pas seulement en emportant avec soi aux pays chauds une provision de pilules laxatives, mais en remontant intelligemment aux sources causales, en s'étudiant soi-même dans ses habitudes, en retranchant bravement de leur nombre celles qui tendent à ralentir, à entraver et à paralyser le travail complet des digestions.

Et le vin, par son mélange en quantité notable aux aliments, est susceptible de produire ce dernier résultat. Pour tout dire, ce n'est pas seulement l'alcool surajouté ou naturel qu'il contient qui est nuisible. C'est encore l'acidité, c'est le plâtre quand il s'y rencontre en proportion notable, c'est le bouquet — c'est-à-dire les éthers et parfums qui ont pu y être mélangés.

En résumé, au seul point de vue où je me place et d'où j'exclus tout ce qui a trait aux questions d'hygiène européenne que soulève la question du vin, la notion à retenir c'est qu'il faut en user aux colonies très légèrement, et ne consommer que des provenances de première qualité. Et j'ajoute qu'au cas de dyspepsie il y a lieu d'en cesser totalement l'usage, en se mettant résolument à l'eau ou au thé.

Si j'ai commencé l'hygiène de l'alimentation aux pays chauds par la question de l'alcool et du vin, c'est qu'à mon sens c'est elle qui domine. De toutes les différences qui séparent l'alimentation des peuples indigènes de celle des Européens aux pays chauds, c'est assurément le vin qui constitue la plus accentuée. Et ceci, je l'ai fait remarquer au début de cette étude.

Avec certains écrivains que le rapprochement a sans doute amusés, je ne dirai pas que la nature a refusé aux pays tropicaux la production du vin parce qu'il ne répond pas aux besoins primordiaux de leurs habitants. Car alors les épices tropicales, nous ne devrions pas non plus les consommer, puisqu'elles ne croissent pas dans nos climats d'Europe ! Mais je dirai que si les Arabes qui ont envahi le Soudan et imposé leur empire jusqu'au Comores à l'Est, jusqu'au Congo au centre et jusqu'au Sénégal à l'Ouest avaient été buveurs de vin, ils n'auraient pu s'adapter aussi complètement qu'ils l'on fait au climat de l'Afrique. Je dirai encore que si l'alcool de traite n'avait pas été répandu avec profusion parmi les nègres fétichistes de la côte occidentale, nous ne serions pas en mesure aujourd'hui d'observer avec quelle rapidité s'étiole et s'abrutit les masses des indigènes, nous donnant ainsi, par une contre-épreuve, la connaissance parfaite des dangers de l'alcool dans les climats tropicaux et équatoriaux même sur des races acclimatées.

On objectera sans doute que bien avant l'introduction de l'alcool apporté par les Européens les noirs africains, comme les Annamites de l'Indo-Chine, comme la plupart des Polynésiens, usaient de boissons fermentées, alcooliques par conséquent, et qu'ainsi la nature a donné à tous les peuples des pays chauds une appétence, un besoin réel pour l'alcool.

Rien n'est plus exact, il est vrai, que ce goût pour les boissons fermentées chez les indigènes des tropiques, et la liste en est curieuse et variée. En Afrique, c'est principalement la sève du palmier, puis la bière de sorgho, des jus de fruits de diverses espèces ; dans l'Amérique du Sud, c'est le moût de patate douce, de manioc, seuls ou associés à des fruits ou à du jus de canne ; aux Antilles c'est le *mabi*, sorte de bière faite avec l'écorce de ce nom, infusée préalablement et mélangée pour la fermentation avec de la mélasse. En Polynésie, c'est le jus fermenté des racines du *piper methysticum*, etc. En Asie, Cochinchine, Annam, Tonkin, et Malaisie, c'est déjà l'eau-de-vie de riz. Et j'en passe.

Certes, l'usage de cette dernière — arack ou choum-choum suivant le pays, — n'est pas fait pour justifier l'innocuité de l'alcool. Les ravages causés par cette funeste drogue méritent toujours les reproches véhéments formulés autrefois par Bontius et renouvelés de nos jours par les médecins néerlandais. Mais quant aux

bières, hydromels, vins de palmier et autres sèves ou jus
fermentés de l'Afrique, on reconnaîtra que le faible titre
d'alcool qu'ils contiennent n'est pas à comparer à l'eau-
de-vie que l'industrie européenne importe par milliers
d'hectolitres à la côte. Ce sont des breuvages innocents
par rapport à nos esprits d'exportation. Et, comme je l'ai
déjà dit, la preuve est faite que la consommation ainsi entendue de l'alcool d'Europe n'est pas possible sans dom-
mage pour les indigènes. Si l'on ne trouve pas un moyen
de réglementer l'importation de nos alcools en Afrique,
le plus précieux capital de ce continent, sa population,
court de graves risques pour un avenir peu éloigné.

Loin donc de trouver une justification dans l'ancienne
coutume des sucs fermentés de palmier et autres boissons de sorte analogue, l'usage de l'alcool européen et
de ses combinaisons commerciales montre par les
ravages qu'il produit sur les indigènes à quel degré il
est nuisible à l'organisme dans les pays tropicaux. Si les
indigènes périclitent, ont la dysenterie, l'hépatite, eux
qui sont les hommes du pays, ataviquement constitués
pour endurer le climat, que deviendront donc les Européens alcoolisants ? Poser la question, c'est la résoudre.

Examinons maintenant les autres parties de l'alimentation. Quels principes suggère l'étude du climat intertropical ? Doit-on chercher à établir une règle fondamentale de la nourriture, basée sur la ration d'entretien ?

Sans doute il serait rationnel, et scientifique en même
temps, de faire pour les pays chauds ce que les physiologistes ont tenté pour nos pays d'Europe. Mais je ne
crois pas qu'il soit possible d'aboutir en ce sens à une
formule précise, vraiment capable de satisfaire aux conditions essentielles de ce genre de calcul. Un tableau
de la ration d'entretien et de celle d'activité au travail
serait, en l'état actuel de la question coloniale, une conception purement hypothétique, une estimation sans
base solide. Car s'il a été possible, dans les divers pays

de l'Europe, d'arriver à calculer la quantité d'aliments nécessaire pour équilibrer les pertes de l'organisme aux différents âges et pour les différentes professions, c'est qu'il s'agit de l'homme en santé et, de plus, de l'homme placé sous l'influence climatique qui lui est le plus convenable, puisque c'est celle à laquelle il est pleinement adapté. Il en est tout autrement aux pays chauds. Là, l'Européen, même celui qui se dit ou se croit bien portant, n'est plus en réalité dans le même état d'équilibre physiologique. Sa nutrition générale est troublée : elle est troublée en divers sens, à des degrés variables, tantôt apparents et cliniquement appréciables, tantôt masqués et latents. Certains coloniaux opposent aux premiers effets débilitants du climat tropical une énergie morale qui peut durer assez longtemps pour dissimuler les causes d'affaiblissement des forces. Devra-t-on profiter de cette énergie, de cette bonne envie de vivre qu'ils ont, pour les pousser dans la voie des rations d'entretien ? Pas plus eux que les autres. Car on ne violente pas la nature organique, ou du moins il y a de grandes chances pour qu'on dépasse le but.

On sait que les rations d'entretien ou de travail, pour l'Européen adulte, ont été fixées par de Gasparin aux chiffres suivants :

	Azote.	Carbone.
Entretien	12,51	264
Travail	12,50	45

Et au total, pour les deux rations combinées, pendant la période de travail :

Azote. . . 25,01   Carbone. . . 309

D'après Letheby, qui distingue entre le travail ordinaire et le travail intense, et qui établit dès lors une gradation progressive, les chiffres sont :

	Azote.	Carbone.
Repos	12,1	249.7
Travail ordinaire	20.7	373
Travail intense	26,9	578.2

La ration d'entretien indiquée par MM. Viault et
Jolyet comme permettant de réparer les pertes de l'organisme est résumée par le tableau ci-après :

	gr.		Azote. gr.	Carbone. gr.
Viande	300	contenant	10	44
Pain	600	—	6,48	177,50
Beurre et graisse . .	60	—	0,35	50,08
Haricots	50	—	2	21,50
Sel de cuisine. . . .	16	—	»	»
Eau	2 800	—	»	»
		Total. . . .	18,83	293,08

Évidemment les rations européennes peuvent servir
de point de départ pour l'estimation des rations coloniales. C'est en se plaçant à ce point de vue que les
divers gouvernements d'Europe fixent la ration de leurs
troupes aux pays chauds; et ces rations varient suivant
l'état de paix ou l'état de guerre. MM. Burot et Legrand
demandent 25 grammes d'azote et 350 grammes de carbone ; M. Gayet, que ces auteurs citent d'après un
mémoire sur l'armée coloniale publié par ce médecin,
demanderait 23 grammes d'azote et 370 grammes de
carbone en temps de paix, et, en temps d'expédition
26 grammes d'azote et 380 grammes de carbone (1).

La ration des troupes du corps expéditionnaire de
Madagascar, fixée par la décision ministérielle du 11 février 1895 (Burot et Legrand) comportait les éléments
ci-après :

Pain	750 grammes.
Sel.	20 —
Sucre	35 —
Café vert	24 —
Riz	40 —
Haricots	30 —
Julienne	30 —
Viande	500 —
Graisse.	30 —
Thé	4 —
Vin	40 centilitres.
Tafia	4 —

(1) BUROT et LEGRAND. Les troupes coloniales, p. 34 et 36. Paris, 1898.

En somme, ration largement combinée pour parer aux fatigues de la campagne et compenser les pertes en azote et carbone.

On sait cependant, par le caractère fâcheux que revêtit la campagne de Madagascar au point de vue sanitaire, combien la ration fut impuissante. Elle ne pouvait, en effet, rien contre le climat, rien contre les maladies infectieuses ; cela est évident. Et l'on retrouverait la même impuissance de la ration, si savamment déduite des calculs de la physiologie, dans toutes les circonstances de la vie coloniale. Laissons donc de côté la question de ration d'entretien ou de travail ; bonne comme point de départ, je le répète, pour mettre de l'ordre et de l'uniformité dans l'administration des vivres destinés aux troupes, elle n'a rien de commun, probablement, avec les vraies exigences de l'acclimatement.

« Le problème de l'alimentation dans les pays chauds, dit avec beaucoup de bon sens M. le Dr J. Navarre, est moins de donner à l'organisme sa ration en azote et en carbone que de le lui donner sous sa forme la plus assimilable, la moins nocive. » On ne saurait dire mieux, ni faire avec plus d'à-propos la critique de ces rations du service colonial calquées ou peu s'en faut sur celles de la métropole. Et je dirai encore avec lui : « C'est pourquoi d'une façon générale l'azote sera demandé de préférence aux albuminoïdes d'origine végétale et aux viandes les moins fortement azotées ; le carbone sera emprunté plus aux hydrocarbonés qu'aux graisses (1). »

Il est donc superflu d'essayer de chiffrer en grammes les quantités d'aliments utilisables par l'Européen aux pays chauds. En dehors du groupe militaire, où, malgré le caractère empirique de la mesure, on se l'explique, comme je l'ai dit plus haut, par la nécessité d'une règle motivée par l'ordre administratif, cette préoccupation

---

(1) J. NAVARRE. *Loc. cit.*. p. 222.

est inutile quand il s'agit des principes eux-mêmes. La colonisation, dans sa généralité, embrasse toute la collectivité européenne ; le problème de l'acclimatement intéresse plus qu'un groupe ; il dépasse la portée d'un règlement. Aussi bien, s'agissant de l'homme, n'y a-t-il rien autre à faire que de se placer dans la réalité pratique. Il faut vivre, non avec une règle invariablement appliquée dans la diversité des climats, mais avec une règle qui suive, au contraire, cette diversité, et qui s'y plie à propos.

Le principe fondamental dont doit s'inspirer l'Européen aux pays chauds, c'est d'épargner toute fatigue à l'estomac. En se souvenant, dès le premier jour, que c'est l'organe dont les fonctions vont être le plus rapidement affectées par le climat tropical, il n'aura pas de peine à se soumettre à un régime alimentaire approprié aux nouvelles circonstances. Ce régime, dois-je le dire ? n'implique pas de prime abord des retranchements bien pénibles. Puisque l'azote et le carbone sont indispensables au seul entretien de l'organisme, et que, quelles que soient les mutations dont il pourra être l'objet, elles ne seront ni secondaires, ni radicales, il faut évidemment que l'alimentation comporte ces deux éléments en quantités normales. Mais d'ailleurs ce ne sont pas les besoins de l'organisme qui, réellement, changent aux pays chauds, c'est le mode d'y pourvoir. Ce n'est pas la nutrition qui subit des perturbations essentielles, dérivant de capacités nouvelles de nos tissus ; ce sont les organes chargés d'élaborer les sucs nutritifs qui se modifient physiologiquement et qui réclament de nouveaux modes d'apport de matière première.

Ce serait donc, à proprement parler, une question de cuisine, si, en outre de la préparation des aliments destinés à les rendre plus simples, il n'y avait à en faire en même temps une sélection première, basée sur leur degré de digestibilité. Car, ce qu'il faut, avant tout, c'est que les aliments passent sans fatigue gastrique, sans imposer à l'intestin un travail trop lent et difficile.

En faisant état de la diminution d'activité des organes digestifs et cependant de la nécessité impérieuse de fournir à l'organisme les éléments de vie et de travail, le problème consiste donc à fournir à l'estomac des aliments à la fois faciles à digérer et suffisamment réparateurs. Cela implique un renoncement, partiel tout au moins, aux pratiques de la table européenne. Ni grande chère, ni chère cuisinée, mais une nourriture simple et suffisante. Partant de ces principes, examinons les substances qui peuvent former la base de l'alimentation coloniale. Tout d'abord la série empruntée aux vivres d'Europe, existant généralement aux colonies, ou susceptibles d'y être importés :

ALIMENTS TIRÉS DU RÈGNE ANIMAL

Viandes. — La composition des viandes indique assez le rôle qu'elles jouent dans la nutrition. Comparées entre elles, on voit en outre qu'elles offrent un caractère commun dans la présence d'un élément identique à la substance même de nos tissus, et dont la quantité est sensiblement égale dans la plupart des variétés d'animaux que nous consommons. C'est la musculine. Voici, au surplus, le tableau qu'en a donné Moleschott.

COMPOSITION CENTÉSIMALE	BŒUF	VEAU	CO- CHON	CHEVREUIL	OISEAUX
Albumine soluble et hématine	2,25	2,27	1,63	2,10	3,13
Musculine et analogues . .	15,21	14,30	14,50	16,68	17,113
Matière gélatinisant par la coction.	3,21	5,01	4,08	0,50	1,40
Graisses.	2,87	2,56	5,73	1,90	1,95
Matières extractives . . .	1,39	1,27	1,29	2,52	1,92
Créatine.	0,07	?	?	?	0,20
Cendres	1,60	0,77	1,11	1,12	1,30
Eau.	73,39	73,75	70,66	76,17	72,98

Si l'on recherchait, d'après ce tableau, quels sont les animaux dont la chair est la plus nutritive, on reconnaîtrait que ce sont le chevreuil et les oiseaux, c'est-à-dire le gibier. Et en effet le gibier est très riche de matériaux nutritifs; les goutteux en savent quelque chose.

Or c'est précisément la sorte d'aliment qui doit être le plus frappée d'interdit aux pays chauds. Déjà en Europe les médecins et les hygiénistes défendent le gibier dans la goutte, dans les convalescences de maladies, dans les dyspepsies gastro-intestinales; prohibition difficile à maintenir, ou plutôt à obtenir, car la plupart du temps elle n'est pas comprise des intéressés; et il faut que les malades éprouvent et reconnaissent les inconvénients du gibier pour se soumettre. Or la tâche est bien plus ardue aux pays chauds. Là, le gibier est généralement abondant; biches, chevreuils, pintades, outardes, perdrix, cailles et d'autres espèces pullulent en certaines colonies. Aussi les produits de la chasse apparaissent-ils fréquemment sur les tables. Et cependant c'est une mauvaise alimentation. Digestions difficiles, principes trop nourrissants et quelquefois même toxiques, voilà ce qui caractérise le gibier. Comment ne pas comprendre qu'avec un appareil digestif paresseux, et de la constipation, sans compter l'insuffisance de la sécrétion urinaire, on tend à se charger l'estomac. à vicier le sang, et finalement à altérer la composition humorale de tous nos tissus? Le gibier aux pays chauds doit être défendu.

Reste donc l'alimentation par les viandes habituelles de boucherie.

Bœuf. — Il est assez répandu aux pays chauds, ou du moins dans une certaine partie. Très abondant en Afrique, notamment au Soudan, au Bengale, à Madagascar, on le trouve encore au Cambodge, en Cochinchine, au Tonkin, en Nouvelle-Calédonie. Généralement, partout où existent des établissements européens, on tend à constituer des troupeaux avec les espèces locales ou importées d'une région voisine. Il s'en faut, d'ailleurs, qu'il soit bon partout. Cela dépend évidemment de l'élevage, qui n'est pas encore rationnellement pratiqué. Les troupeaux paissent dans la brousse, dépérissent pendant la saison sèche, et ne sont l'objet d'aucune sélection. Néanmoins au voisinage des centres européens, au Sénégal, à Mossamédès, à Madagascar, en Cochinchine, en Nouvelle-Calédonie, il n'est pas impossible d'obtenir de bons sujets, bien choisis, mis au repos et parqués pour l'engraissement. En fait, la viande de bœuf est une ressource sur laquelle l'Européen peut compter. A mon avis c'est la meilleure viande, celle dont on ne se lasse pas, et qui, chose infiniment précieuse, est d'une digestibilité très suffisante. Le bœuf, aux colonies, ne doit être mangé que grillé ou rôti, et demi-saignant. La daube, ou tout autre mode d'arrangement analogue doit être rejetée, car s'il est un principe dont l'énoncé trouve ici sa place naturelle, c'est que les viandes en général doivent toujours être mangées au naturel, sans sauce. Les ragoûts, en effet, par la liaison qu'ils comportent, par la combinaison grasse qu'ils représentent, auraient bien vite raison aux pays chauds de l'estomac le plus solide.

Une notion indispensable à retenir, à propos du bœuf colonial, c'est la fréquence assez grande de la ladrerie, et aussi de la tuberculose. Chez les animaux élevés, soignés en vue de la boucherie, ces accidents sont moins à redouter : mais aux colonies, dans l'état où elles sont actuellement et pour un long temps encore, on demeure exposé à consommer des bœufs tirés de la brousse, prélevés au hasard parmi les troupeaux des indigènes. Il faut donc savoir que le bœuf exotique est susceptible de donner le ténia (Cauvet, Arnould). Les médecins de la marine ont depuis longtemps constaté ce fait en Cochinchine, et j'ai relevé pour mon compte un grand nombre de cas de ténias chez des fonctionnaires rentrant de cette colonie. En Afrique le ténia est assez fréquent, comme aussi le distome hépatique. Quant à la tuberculose, elle se montre dans les troupeaux de bœufs de l'intérieur, au Soudan, dans tous les pays limitrophes du Niger. Sur certains troupeaux réunis en vue d'expéditions à l'intérieur, on a constaté de 25 à 40 p. 100 de bêtes tuberculeuses. La péripneumonie contagieuse est encore par moments épidémiques parmi les troupeaux africains, comme d'ailleurs en Indo-Chine (Annam, Tonkin) et c'est encore une cause d'infection à surveiller.

Enfin, en dehors de ces maladies parasitaires ou infectieuses, le bœuf d'Afrique n'est pas toujours en bon état. Au Gabon, au Bengale, à Saint-Paul-de-Loanda, à Mossamédès, ainsi que dans les provinces équatoriales, le bœuf est parfois anémié; sa chair est blanche, dure, de goût douteux sinon répugnant. Au Gabon-Congo il est atteint fréquemment d'abcès articulaires imputés à l'humidité extrême des pâturages. En ces régions le choix est toujours quelque peu difficile.

Veau. — Le veau est généralement mauvais. Il n'est jamais dans les conditions d'âge requises. On sait qu'en Europe le veau de six semaines est le meilleur, mais qu'il est rare de le trouver dans la boucherie à cet âge, qu'il dépasse presque toujours du double. Aux colonies, en raison des défectuosités de l'élevage qui, je le répète, n'est nulle part encore organisé, c'est plutôt du bouvillon que l'on trouve. La chair a un goût fort, et elle est certainement insalubre. D'ailleurs sa consommation est très peu répandue.

Mouton. — Plutôt rare sous les tropiques, encore plus rare sous l'équateur, sa qualité laisse beaucoup à désirer. On en trouve cependant d'assez bon en Indo-Chine, importé de la Chine du Nord. Au Sénégal, à Madagascar, il en existe quelques lots de passables.

encore que le goût se rapproche singulièrement de celui du chevreau. Il ne serait pas impossible d'en sélectionner de bonnes variétés, surtout en Sénégambie et à Madagascar ; quant aux régions équatoriales, il faut probablement y renoncer en raison de l'abondance des pluies et de la qualité défectueuse des herbages. C'est d'ailleurs une viande forte, de haut goût, susceptible de fatiguer rapidement les voies digestives.

Cochon. — Il abonde dans toute la zone tropicale où il tourne au petit sanglier. Noir dans l'Indo-Chine et les îles du Pacifique, quelquefois taché de roux, comme au Sénégal, il s'élève en troupeaux plus ou moins domestiques, vaque dans les rues, est toléré jusque dans les maisons (comme à Gorée), se nourrit de tous les détritus qu'il rencontre, et alimente dans une certaine mesure les marchés européens. C'est une chair lourde, dont l'usage est en somme nuisible à renouveler souvent. Le cochon de lait peut cependant faire exception.

Poulets. Canards. — Extrêmement abondantes en Indo-Chine, en Afrique, dans les îles du Pacifique, ces deux espèces fournissent largement aux tables. On se plaint généralement de la maigreur étique des poulets africains, de leur petitesse ; cela tient à ce que le poulailler n'existe pour ainsi dire pas. La volaille court librement autour des cases ou des villages indigènes, picorant ce qu'elle trouve, et ce qu'elle trouve n'est pas toujours très nourrissant. On pourrait cependant avoir d'excellentes volailles, non seulement en Indo-Chine où le riz est à très bon marché, mais encore en Afrique où le sorgho et le millet (gros et petit mil) sont une production de toutes les localités. Les Européens qui tiennent à avoir des poulets tendres et à point, peuvent comme en Europe les mettre en poulailler et les gaver.

La volaille, le poulet surtout, et l'œuf, constituent

une précieuse ressource sous les tropiques. Chair nutritive, digestibilité facile, tels sont les caractères de l'aliment. Et c'est encore le poulet où on revient, je ne
dirai pas sans se lasser, mais du moins avec confiance,
quand on a fait l'épreuve d'espèces de viandes plus
relevées et quand on éprouve quelque fatigue d'estomac. Quant au canard, qui abonde surtout en Indo-
Chine, on s'en lasse plus vite encore, et surtout on
en est plus vite incommodé. La chair en est toujours
plus grasse, de cette graisse particulière à l'espèce,
lourde à digérer et d'assimilation pénible. Le canard
maigre, qui court les arroyaux, presque sauvage, a
fréquemment le goût de poisson ou de vase. Il est bien
peu propre à l'alimentation.

Gibier. — Qu'ajouterai-je à ce que j'ai déjà dit plus
haut ? C'est en général une chair extrêmement nourris-
sante, si l'on se place au point de vue des éléments
nutritifs qu'il contient, sang et musculine en particulier.
Mais j'ai dit aussi que la question n'était pas dans la
richesse nutritive d'une substance alimentaire, mais
bien dans la possibilité organique de se l'assimiler.
Avec tout le gibier que l'Afrique renferme, les Européens qui se trouvent sur ce continent y seraient tous
morts avant deux ans, s'ils n'avaient que cette ressource
pour se nourrir. Ils n'auraient que l'embarras du choix
pour succomber : diarrhée, dysenterie, hépatites, em-
poisonnements biliaires, fièvres typhiques ; toutes les
maladies trouveraient un organisme propice pour s'y
développer.

Je comprends qu'il peut paraître dur de renoncer
aux profits d'une chasse abondante. Et j'ajouterai même
que ceux qui de temps à autre ne se font pas faute d'y
faire honneur trouveront sans doute excessive la défense
de manger du gibier. Combien d'Européens pour qui
c'est un vrai régal, et combien en tirent une satisfaction de caprice ou de goût d'autant plus franche, qu'ils

en étaient en quelque sorte privés dans leur patrie !
J'ai vu des soldats, des marins, des employés de commerce trouver un plaisir gastronomique extrême à
manger de la biche africaine, et il était évident qu'en
France le morceau n'aurait pas trouvé d'amateurs, tant
le gibier est fort en goût, dur à manger et difficile à
digérer. Mais le moyen de résister au prestige du mot ?
Un cuissot de biche sauvage, n'est-ce pas un morceau
ordinairement réputé ? Ce qui est certain, c'est, d'une
part, que le gros gibier des tropiques, poussé dans la
brousse, toujours surmené par la poursuite des fauves,
surmené aussi par un climat ardent, imprégné de l'o-
deur rude et désagréable des feuillages et des tiges
d'arbres à essence qu'il a dévorés, est un mets de primitif ; et que, d'autre part, le tube digestif de l'Européen habitué à des chairs d'animaux sélectionnés, n'est
pas capable de supporter la laborieuse digestion que
la chair de ce gibier nécessite. Je dis enfin, avec tous
les hygiénistes coloniaux, qu'à en répéter fréquemment
l'usage, et même à en faire abus une seule fois, il y a
péril pour l'Européen.

Il y a certainement moins d'inconvénients attachés à
la consommation du gibier à plume, notamment du
gibier similaire à celui de nos contrées d'Europe : perdrix, cailles, pigeons. Et néanmoins l'usage un peu
renouvelé de cette alimentation amènerait rapidement
des troubles digestifs. L'Européen, aux pays chauds,
fera donc bien, en matière de nourriture, de ne pas
quitter les sentiers battus ; qu'il prenne pour base
d'alimentation le bœuf, le mouton jeune et de bonne
qualité, et la volaille.

Œufs et lait. — Qu'il y joigne dans une très large
mesure, et sous toutes les formes, les œufs et le lait.
Les œufs abondent partout ; c'est un aliment, évidemment incomplet, mais qui contient encore 14 p. 100
d'azote assimilable, un peu de phosphore, de soufre,

10 p. 100 de substances grasses. Les œufs sont rapidement digérés, surtout s'ils ont subi à peine la cuisson. L'estomac travaille à peine sur un œuf à la coque.

Quant au lait, dont l'abondance est réglée sur celle des troupeaux, et que, pour cette raison, il n'est pas toujours facile de se procurer dans certaines régions tropicales, c'est un aliment de premier ordre. C'est pour cela qu'il constitue, dans certaines maladies, à lui tout seul, l'alimentation. Je rappelle la composition du lait, et je ne donne ici que celle des laits de vache ou de chèvre, les seuls qu'on soit susceptible de trouver aux pays chauds.

Composition moyenne, pour mille, d'après Henri Fery :

	Vache.	Chèvre.
Densité	1 033,40	1 033,85
Eau	910,08	869,52
Extrait sec . . .	123,32	164 34
Beurre	34	60,68
Sucre	52,16	48,56
Caséine	28,12	44,27
Sels	6	9,10

D'après la moyenne adoptée par le Laboratoire municipal de Paris la composition centésimale du lait de vache doit être, au plus bas :

Eau	87
Extrait à 95 degrés	13
Cendres	0,60
Beurre	4
Lactine	5
Caséine	3,40

Malheureusement le lait de vache, aux pays chauds, est loin de répondre toujours à cette moyenne. Bien des causes interviennent qui diminuent sa richesse en éléments nutritifs : mauvais pâturages, herbages détrempés par les pluies de l'hivernage, surmenage des animaux, espèce. Notons aussi qu'en certaines colonies le lait coûte cher, 1 franc, 1 fr. 25 et 1 fr. 50, circonstance qui tient à l'absence de toute industrie du lait, comme à la Guyane par exemple.

Quoi qu'il en soit de la difficulté de s'en procurer, il n'y a pas impossibilité à le faire, et tout porte à croire que si les Européens le voulaient, s'ils le faisaient entrer avec moins de parcimonie dans leur régime alimentaire, il n'y a pas de pays où on ne pût assez rapidement créer un mouvement de production de cet excellent aliment.

Le lait se recommande non seulement par sa composition qui en fait un aliment complet, mais surtout par sa digestibilité.

Non pas qu'il n'existe certaines dispositions individuelles qui rendent son usage pénible, car on se heurte parfois à des répugnances invincibles. Mais avec de la mesure, et en recourant à certains artifices, on en vient à bout et on réussit en fin de compte à faire digérer le lait par les plus récalcitrants.

C'est surtout dans la catégorie des hyperacides gastriques que le lait rencontre des obstacles à sa digestion. Il arrive en effet, que sous l'influence d'une quantité d'acide chlorhydrique en excès dans le suc gastrique, la caséine se prend en masses ; et si la pepsine fait à son tour défaut, ou est seulement insuffisante, l'estomac se fatigue au contact de la caséine coagulée. Et de deux choses l'une : ou bien il y a une révolte subite de l'organe et vomissement du lait ingéré et rejeté en bloc, ou bien il subit un commencement de dissociation, s'engage par le pylore dans l'intestin où la caséine solidifiée, ne se dissolvant pas davantage par suite de l'hyperacidité de la masse, irrite la muqueuse, provoque des coliques, des flatulences fatigantes et détermine enfin de la diarrhée.

Or, de même que les hyperacides chlorhydriques, les hyperacides par acides secondaires de la digestion ne digèrent pas toujours parfaitement le lait. Leur nombre en est encore grand aux pays chauds, comme je l'ai

déjà dit et expliqué. Aussi, convient-il, aux uns comme
aux autres, d'additionner le lait de 5 grammes de bicarbonate de soude pour un litre en ayant soin préalablement de faire toujours bouillir le lait et de l'écrémer
soigneusement.

J'ai eu bien des fois aux pays chauds l'occasion de
prescrire le régime lacté, soit mixte, soit exclusif, suivant qu'il s'agissait de diarrhéiques aigus ou convalescents, soit encore de dyspeptiques auxquels le régime
s'imposait. Souvent j'ai rencontré de ces malades chez
lesquels la fermentation acide secondaire, consécutive
à une dilatation de l'estomac ou à une atonie de l'organe
causée par les fatigues du climat rendaient l'alimentation lactée pénible. J'ai presque toujours réussi à faire
passer le lait en l'alcalinisant ; c'était la pratique de
Dujardin-Beaumetz qui conseillait de couper d'eau de
Vichy le lait administré pour en activer la digestion (1).
Et cette pratique est maintenant d'autant plus répandue
qu'on est revenu entièrement de la doctrine excessive
que Trousseau avait accréditée à l'égard des alcalins.
Non seulement, en effet, les alcalins peuvent être maniés
largement et sans inconvénients dans les hyperacidités
organiques, comme le professeur Bouchard l'a démontré, mais c'est probablement même la seule manière
de les guérir. Vichy, où les coloniaux ne venaient
que rarement il y a vingt-cinq ou trente ans, en redou-
tant même la propriété soi-disant anémiante de ses eaux
thermales, est devenu la station indispensable à tous
ceux qui reviennent des régions tropicales. L'anémie
grave, entretenue par une nutrition insuffisante et par
les affections gastriques intestinales et hépatiques dont
elle est la conséquence directe se dissipe entièrement
à Vichy. On voit venir aux thermes de cette station
des convalescents de gastrites, de dysenterie, de diarrhée chronique, de congestion du foie, de fièvres palu-

---

(1) Dujardin-Beaumetz. Hygiène alimentaire. Paris, 1887.

déennes, d'engorgement, de viscères abdominaux dans leur ensemble, anémiés, pâlis, bouffis d'œdème, qui s'en retournent après trois semaines complètement métamorphosés.

En ce qui me concerne, tant en qualité de membre du conseil supérieur de santé de la marine qu'en celle d'inspecteur général du service de santé des colonies, je n'ai cessé, pendant les onze années que j'ai rempli ces fonctions, de faire diriger sur Vichy le plus grand nombre de nos officiers ou fonctionnaires coloniaux, qui y recouvraient rapidement la santé. Et notamment ceux dont les digestions étaient dans un état déplorable, qui, non seulement ne pouvaient suivre le régime lacté exclusif, mais même le régime mixte, étaient à ce point influencés par l'eau minérale de Vichy qu'en moins de deux mois ils passaient progressivement au régime de tout le monde. Aujourd'hui Vichy est pour ainsi parler, devenu réglementaire pour tous les malades des colonies et même pour les rapatriés non malades, mais simplement anémiés par les tropiques.

Il faut donc avoir d'autant moins d'hésitation à faire entrer largement le lait dans le régime courant de l'homme en santé aux pays chauds, que, se trouvât-on en présence d'une difficulté à le digérer, ce n'est, pour y réussir, qu'une affaire de méthode et de recours aux alcalins.

D'abord, à l'homme en santé je ne conseille pas autre chose que l'usage du lait dans une mesure en quelque sorte coutumière : café au lait, entremets, riz, millet, œufs au lait. Mais cependant, dans toutes les circonstances où les urines tendent à diminuer de quantité, à se forcer en couleur, et aussi lorsqu'on éprouve du malaise, de la lourdeur de digestion, qu'on ressent de l'amertume dans la bouche, que la langue est légèrement chargée, alors j'insiste pour qu'on fasse franchement usage exclusif de lait bouilli et écrémé, à raison de un litre à un litre et demi et deux litres par jour, et cela pendant deux ou trois jours. Après ce temps, alimentation par les œufs et des purées légères de pommes de terre, de salade cuite, ou des bouillies de gruau, de riz, etc. Souvent aussi, aidant le régime réduit, le lait poussera aux urines, et, sans cesser de nourrir très suffisamment, donnera au tube digestif un repos nécessaire qui arrêtera un embarras gastrique.

Avec les viandes prennent ordinairement rang les graisses animales qui en sont inséparables. Ici, nulle hésitation. Tôt ou tard, et d'assez bonne heure le plus généralement, l'Européen éprouve un vif dégoût pour les graisses. Quand cette répugnance s'accuse, je ne dirai pas qu'il n'est plus temps d'y obéir et que le mal est fait ; mais qu'il eût mieux valu ne pas s'exposer à la ressentir. Aussi, dès l'arrivée sous les tropiques, convient-il de s'abstenir absolument, sans la moindre compromission, du gras des viandes alimentaires. Le gras des viandes ou, ce qui vaut mieux, les matières grasses ne peuvent être absorbées que par un tube digestif fonctionnant normalement. Elles le sont sous deux formes : 1° à l'état de savons solubles ; 2° à l'état de graisse neutre. Dans le premier cas, les matières grasses saponifiées sous l'influence directe des sécrétions biliaires et pancréatiques s'engagent dans les villosités intestinales, mais seulement à la faveur de la contraction musculaire de l'intestin ; aussitôt après leur passage les savons régénèrent la graisse neutre. Dans le second cas la graisse neutre est aspirée en quelque sorte par les cellules épithéliales de la villosité, dissociée en fines granulations qu'entoure une fine membrane albumineuse (Viault et Jolyet), et les contractions des fibres lisses de la villosité et de l'intestin achèvent de la pousser dans le vaisseau chylifère, d'où elle est de proche en proche acheminée jusqu'au canal thoracique. Quoi qu'il en soit d'ailleurs des métamorphoses qu'elle subit en route, et même des voies et moyens de son absorption, il y a un fait qui prime tout, c'est qu'il faut un milieu neutre ou même légèrement alcalin pour que la graisse soit saponifiée en partie et pour qu'elle garde pour le surplus la constitution neutre. Or, avec la tendance aux hyperacidités gastriques que le séjour aux colonies crée chez l'Européen, ces deux conditions sont difficilement réalisables. Non seulement il existe trop d'acides organiques dans les digestions, — acides gras de fermentation — mais encore la bile n'a plus les propriétés alcalines nécessaires pour neutraliser dans l'intestin le produit de la digestion stomacale. La sensation de brûlure que déterminent les évacuations à l'occasion du moindre embarras gastrique accompagné de diarrhée, l'existence du pyrosis, les douleurs gastralgiques et entéralgiques si fréquemment ressenties, tout révèle l'hyperacidité intestinale et tout accuse l'insuffisance de l'alcalinité biliaire.

Dans ces conditions, il est irrationnel au premier chef de manger du gras de viande. Il ne peut pas être digéré. Il donne lieu à la formation de nouvelles quantités d'acides de fermentation gastrique, et exaspère l'irritation des voies digestives. Avant que d'en venir à s'en assurer par l'expérience, mieux vaut couper court à de semblables inconvénients et prévenir, par là, des complications souvent graves, comme la dysenterie par exemple.

Poissons. — On sait que les mers tropicales sont extrêmement poissonneuses. Rien d'étonnant dès lors à ce que les indigènes des régions côtières soient ichtyophages et que les Européens eux-mêmes puisent largement à cette source d'alimentation. Qui ne connaît, pour avoir navigué le long des côtes d'Afrique, de la Chine, où à travers les archipels polynésiens, l'abondance prodigieuse du poisson qui peuple les baies, les embouchures des fleuves, les accores des bancs de sable ou de roche dans ces diverses régions? Dorades, capi-

taines, raie, mulet, sole, morue, thon, pullulent littérale-
ment dans les eaux d'Afrique sous différentes dénomina-
tions locales. Les variétés les plus nombreuses, comme
souvent les plus étranges, caractérisent les mers de
Chine ou de la Malaisie. Partout, entre les tropiques, la
mer inépuisable fournit à des millions d'individus une
part importante de leur alimentation.

Comme principe alimentaire le poisson est digne de
figurer à côté des viandes. Peut-être même leur est-il
supérieur en un sens, car il est de digestion plutôt
légère, de goût généralement savoureux, susceptible,
par là, de réveiller l'appétit de maint Européen lassé
de la nourriture carnée.

Comparés aux viandes blanches, les poissons offrent
une composition analogue et très rapprochée. Moleschott a donné le tableau suivant qui résume cette composition.

	Poulet.	Oiseaux.	Carpe.	Saumon.
Albumine et hématine. . .	3,03	3,13	2,93	4,34
Musculine et analogues .		17,13	10,21	
Matière gélatinisant par	16,69			10,96
coction		1,40	2,02	
Graisses.	1,42	1,95	9,84	4,79
Matières extractives. . . .	0,94	1,92	1,45	1,78

On voit, par le chiffre de la musculine — principe le
plus nutritif — que le poisson est un aliment très substantiel. Bien entendu, pour les poissons comme pour
les viandes, certaines espèces sont plus nourrissantes
que les autres ; mais c'est aux dépens de leur digestibilité, témoin le saumon. Cette distinction n'a guère
d'importance aux pays chauds où, si l'on en excepte le
thon, la presque totalité des poissons comestibles ou à
chair blanche est de digestion aisée.

Le poisson qui abonde, non seulement à la côte, mais
dans les fleuves et lacs de l'intérieur, doit donc
entrer normalement pour une large part dans l'alimentation de l'Européen aux colonies. Rôti au four, grillé
sur le feu, ou, mieux encore, dans un de ces courts-

bouillons aromatiques dont les cuisiniers coloniaux ont le secret, le poisson sera toujours un mets de choix. En ce qui concerne les inconvénients que certaines croyances imputent à son usage, comme par exemple les maladies de peau, je n'ai jamais remarqué que l'ichtyophagie y prédisposât, et je me range à cet égard à l'opinion négative qu'a exprimé Dujardin-Beaumetz (1). Quant aux espèces toxiques, qui sont nombreuses aux pays chauds, et qu'ont signalées de nombreux médecins de la marine, — Vinson, Beaumanoir (Nouvelle-Calédonie), Lalluyeaux d'Ormay (Antilles), Collas (Pondichéry), Fonssagrives, Corre, Leroy de Méricourt, Pennetier, Nielly, — elles sont évidemment importantes à connaître pour les navigateurs inexpérimentés dans cette question et pêcheurs par occasion. Mais pour les coloniaux cette nécessité n'existe pas, attendu que ce sont les indigènes qui pêchent et approvisionnent les marchés des centres européens (2).

Mollusques et Crustacés. — A côté des poissons, se placent naturellement les mollusques et les crustacés ; autre ressource alimentaire, mais bien inférieure, digne de figurer seulement dans les hors-d'œuvre. Et encore n'y a-t-il proprement que les huîtres, les palourdes, les crevettes et petites langoustes qui puissent raisonnablement entrer en ligne de compte. Car pour ce qui est des moules, crabes et autres produits du littoral, mieux vaut dire de suite que ce sont des aliments à rayer du livre de cuisine de l'Européen.

Pour les huîtres, on les distingue naturellement en huîtres de roche et en huîtres de palétuviers. On trouve plus facilement ces dernières. Plus accessibles à la récolte, puisqu'elles sont fixées sur les racines de palé-

---

(1) Dujardin-Beaumetz. Hygiène alimentaire. Paris, 1877.
(2) Pour les poissons toxicophores tropicaux, consulter Nielly. Pathologie, Paris, 1881.

tuviers, elles figurent en abondance sur les marchés de
certaines colonies. Aux Antilles, par exemple, on en
fait un large usage. Au total, bien qu'inférieures de
goût aux huîtres de roche, elles constituent un régal
pour les amateurs. Il arrive parfois que certaines
espèces d'huîtres de palétuviers incommodent et donnent
des dérangements d'estomac. Cet inconvénient, plutôt
rare, ne peut être imputé qu'au défaut de fraîcheur ou à
une maladie de l'espèce. Il est toujours bon, d'ailleurs,
d'être circonspect et de s'enquérir de la provenance.
Quand elles sont prises trop avant dans les terres, loin du
contact des eaux de marée, elles ont un goût fade qui
prévient. Les meilleures sont récoltées aux embouchures. L'huître de roche est assez abondante, surtout
dans les mers de Chine. Dans toutes les îles du golfe
de Siam elles pullulent. Lors d'une croisière le long
des côtes de l'Indo-Chine, en 1874, nous trouvions
partout des huîtres de roche, et l'état-major ainsi que
l'équipage de l'aviso où j'étais embarqué comme méde-
cin-major en purent manger dans chaque mouillage.
Il faut naturellement une côte rocheuse, découvrant à
marée basse, certaines situations locales par rapport
aux courants ; et ces conditions ne se retrouvent pas
partout. Une notable partie de la côte occidentale
d'Afrique ne produit que des huîtres de palétuvier, en
raison de son littoral lagunaire, bas et sablonneux.

ALIMENTS TIRÉS DU RÈGNE VÉGÉTAL

Aux pays chauds les ressources en aliments de cette
sorte sont considérables ; et c'est heureux, car l'Européen doit renoncer à un certain nombre de ceux qu'il
a coutume de manger dans son pays d'origine. Il n'y a
guère que le pain, en effet, qui le suive fidèlement
dans ses migrations tropicales ; encore a-t-il fallu, pour
que ce résultat fût obtenu régulièrement, que l'industrie

européenne triomphât de toutes les difficultés que la nature a opposées à la fabrication de ce produit dans les régions tropicales.

Durant de longues années, ce fut un problème ardu que le transport et la conservation de la farine aux pays chauds. Expédiée d'abord en barils, elle était exposée durant les traversées souvent longues de plusieurs mois, — par exemple pour la destination de l'Indo-Chine avant le percement de l'isthme de Suez, et actuellement encore pour les colonies du Pacifique — à l'action de l'atmosphère confinée des cales, où l'humidité et la chaleur développaient des moisissures, favorisaient la pullulation des charançons. La farine se piquait, fermentait, et le chargement, réduit de la partie avariée, ne correspondait plus aux besoins primitifs. Longtemps les premiers colons, les soldats et fonctionnaires connurent le rationnement du pain. Et quel pain ! fabriqué avec ce qu'on avait pu trouver de farine sauvée des lots avariés et qui était loin d'être indemne. La marine a connu plus que les colonies ces temps héroïques où le biscuit devait remplacer pendant de dures semaines, voire des mois, la farine perdue et jetée par dessus bord. Car les colonies, même au cas de substitution d'une ration de biscuit à de pain, pouvaient du moins s'aider de féculents trouvés sur place, — riz, maïs, millet, manioc, patates douces.

Le remplacement des barils par des caisses en fer blanc soudées à l'étain pur, et surtout la pratique de l'étuvage a affranchi les colonies des risques de mer et de l'incertitude des approvisionnements. Actuellement, à moins d'avoir affaire à des commerçants déloyaux qui ne livreraient pas des farines conformes aux conditions des marchés, on est assuré d'avoir de bonne farine aux pays chauds, et de conservation durable. En outre la rapidité des relations maritimes en assure le renouvellement à époques rapprochées, et ainsi se trouve aujourd'hui résolu le problème de la fabrication du pain sous les tropiques.

Et voici même qu'un peu partout, à la Nouvelle-Calédonie, à Tahiti, peut-être au Tonkin, peut-être encore au Soudan, la culture du blé paraît possible.

M. Blot, vétérinaire attaché au corps expéditionnaire du Soudan, a signalé en 1896 la possibilité d'obtenir de la farine de bonne qualité avec le blé récolté dans la vallée du Niger. Le fait de la culture du blé dans cette région est bien une notion nouvelle et extrêmement intéressante; et si elle se développait, comme on est en droit de l'espérer, ce serait un progrès considérable dont l'importance ne saurait échapper. Ce qui est certain, c'est qu'aujourd'hui, à Koulikoro, poste situé sur le Niger à 60 kilomètres de Bamakou, quatre moulins fonctionnent déjà et livrent de la farine provenant du blé de Goundam à 0 fr. 55 le kilo. « Depuis plus de huit mois, — écrivait M. Blot à la date du 30 septembre 1898, — la moitié du Soudan ne mange que du pain de Koulikoro; il est presque parfait. La farine demande à être plus travaillée que celle venant de France ; mais ce dernier et bien faible reproche disparaîtra quand les moulins de Koulikoro seront mieux outillés et posséderont ce que nos moulins de France possèdent, c'est-à-dire les *tarares*, les *trieurs*, les *étuves*, les *laveurs*, les *dégermeurs*, etc., etc.

« M. le capitaine Didio, de l'artillerie de la marine, à l'amabilité duquel nous devons presque tous ces renseignements et qui a présidé à l'installation des moulins, a beaucoup travaillé la question de la minoterie au Soudan ; il a prouvé combien on gagnera le jour où les moulins de Koulikoro seront pourvus d'un outillage complet.

« C'est pour le moment toute la région de Goundam qui fournit le blé, mais toute la vallée du Niger peut en produire. En ce moment des essais sont tentés à Bamakou et à Kati pour faire revivre cette culture ; nous disons *revivre*, car il est bon de rappeler que *Mongo Park* a vu du blé à Bamakou. A Kati nous avons semé deux variétés de blé, l'une d'Algérie et l'autre de Goundam ; nous espérons un succès (1). »

Ainsi il est permis de croire que le Soudan pourra produire du blé en quantité suffisante, d'abord pour entretenir les rationnaires de l'État. Ce résultat, l'hygiène alimentaire est intéressée à l'obtenir. Car, malgré la possibilité de faire arriver de la farine de France dans ces régions lointaines, c'est à l'heure actuelle une dépense considérable greffée sur l'aléa de l'irrégularité des transports et des arrivages. Et le pain est indispensable. Il faut que l'Européen puisse se le procurer facilement et à bas prix.

C'est à ce point de vue que l'hygiène et l'économie politique doivent se placer pour encourager toutes les tentatives agricoles. Car le développement de l'agronomie coloniale est non seulement la base de la prospérité de nos possessions et comme la clef de leur développement social indigène, mais elle est encore, par la fortune qu'elle est appelée à créer, par le bien-être qu'elle répandra partout où elle prospérera, le meilleur instrument d'acclimatement de l'Européen.

L'intérêt qui s'attache à la question de l'approvisionnement en farine et dont j'ai montré l'importance et les progrès, dérive de cette considération que le pain est un aliment complet. Outre que l'Européen, et surtout le Français, en a l'habitude traditionnelle et comme un besoin impérieux créé par l'éducation et l'entraînement dès l'enfance, il n'offre aucun inconvénient spécial aux pays chauds. Les règles qui président à son usage et qui sont quasi instinctives ne varient pas aux colonies. Ni trop ni trop peu, c'est-à-dire entre 5 et 700 grammes par jour, telle est à peu près la ration d'un Européen adulte en santé. Peut-être cependant cette limite est-elle rarement atteinte. La quantité de pain consommé subit l'influence générale des disposi-

_____

(1) *Revue des Cultures coloniales*, t. III, 2e année, no 19, p. 172.

lions de l'appétit et cette influence s'exerce plutôt dans un sens restrictif. Mais les rapports proportionnels du pain aux autres aliments demeurent sensiblement les mêmes, et c'est toujours l'aliment dont l'Européen valide ne se lasse pas, — pas plus aux pays chauds que dans sa patrie. Je n'ai pas d'ailleurs à entrer ici dans l'examen des habitudes nationales qui, comme on le sait, varient beaucoup en ce qui concerne la consommation du pain. Il n'existe sur ce point aucun critérium pour l'hygiène coloniale.

Riz, sorgho et maïs. — Comme succédanés du pain, et envisagés au point de vue des analogies nutritives, les pays chauds offrent des produits dont l'abondance et le bas prix doublent l'importance alimentaire.

On trouve du riz, non seulement en Indo-Chine et en Malaisie, mais en Afrique, à Madagascar, et dans la plus grande partie des régions tropicales. En fait, sa culture est essentiellement tropicale. Par sa composition le riz est au dernier rang des graminées alimentaires classiques — froment, seigle, orge, avoine et maïs ; et il est également de beaucoup inférieur au sorgho, millet d'Afrique. Tandis en effet que la proportion des albuminoïdes varie, pour toutes les autres graminées, de 19 à 12 p. 100 d'après Payen, — dans le riz, d'après le même auteur, cette proportion tombe à 7.

Au point de vue de l'azote c'est donc un aliment pauvre, et le calcul des proportions indique qu'il faudrait tripler la ration du riz pour obtenir le même rendement en azote qu'avec la ration des autres espèces alimentaires. Et encore que, dans la pratique des indigènes, aux Indes anglaises et néerlandaises, en Indo-Chine française, la quantité du riz ingérée dans un repas soit considérable, l'on ne peut cependant admettre qu'elle soit suffisante pour représenter une ration ordinaire de blé ou de maïs. Le riz contient en effet une quantité considérable de matières féculentes,

— près de 89 p. 100 — et si l'on voulait se baser sur la proportion des matières albuminoïdes contenues dans le blé pour en obtenir l'équivalence avec le riz, on se heurterait à la difficulté de digérer les matières féculentes qui ne laissent pas d'être lourdes à l'estomac. Mais le problème est beaucoup plus simple. Ce n'est ni au blé ni au maïs en nature qu'il faut comparer le riz, c'est au pain, qui représente une tout autre composition que celle du blé.

Voici en regard l'une de l'autre la composition du pain d'après J. Kœnig et celle du riz d'après Payen.

	PAIN DE FROMENT		RIZ EN NATURE	
	Blanc.	Bis.		
Albumine . . .	6,8	6,3 . .	Gluten (albumine). .	7,05
Graisse. . . .	0,8	0,2 . .	Matières grasses . .	0,80
Hydrocarbonés.	43,3	50,8 . .	Dextrine.	1
			Matières féculentes .	89,15
Ligneux. . . .	0,4	0,6 . .	Cellulose	1,10
Cendres. . . .	1,2	1,1 . .	*Matières minérales* .	0,90

L'analogie est grande, on le voit. Sans aucun doute faut-il tenir compte de l'état dans lequel les éléments du riz soumis à la cuisson se présentent à l'absorption intestinale. Sous ce rapport, comme toujours, les supputations de la chimie la plus exacte peuvent être en défaut. La cellule vivante de l'épithélium des voies digestives a ses procédés à elle, procédés analogues à l'action de la levure, et par lesquels subissent une nouvelle transformation les éléments fournis par la digestion. Mais ce qui est vrai pour le riz l'est aussi pour le pain ; et, en l'absence de données positives sur l'action dernière des ferments digestifs de tout ordre, nous pouvons sans crainte d'erreur grossière nous baser sur le tableau comparatif ci-dessus pour considérer le riz comme un substitué du pain. Et en fait, des millions d'hommes s'en nourrissent comme de pain, y puisent l'azote et le carbone nécessaires à leur entretien, souvent même n'en cherchent pas ailleurs. Aussi devons-nous envisager le riz comme un aliment tropical de premier ordre, et je n'apprendrai rien au lecteur en disant qu'il entre dans une forte proportion dans l'alimentation des coloniaux. Il y entre non à titre fondamental comme chez les asiatiques, mais comme adjuvant de l'alimentation, comme féculent adjoint aux viandes et au poisson. Le riz au curry des Indes, de l'Indo-Chine et des îles Malaises jouit d'une réputation justifiée.

Assaisonné des épices locales, il relève agréablement la volaille, les crustacés, langoustes, crevettes, les poissons grillés ou au court-bouillon. Le curry est un mets qui a ses partisans et ses détracteurs ; on l'a accusé de pousser à l'irritation gastrique, de donner du pyrosis, de congestionner le foie : affaire d'épices, de quantité d'épices et pas autre chose. Le riz n'y est pour rien. Et encore est-il juste de ne pas généraliser, car s'il est vrai que les Européens déjà dyspeptiques hyperacides se trouvent mal du gingembre, de la cannelle, du clou de girofle et du poivre, le nombre en est grand chez lesquels au contraire un bon plat de curry relève l'appétit languissant et facilite la digestion. Et au demeurant, le riz que fait passer la sauce apporte des matériaux légers, avec lesquels ni l'estomac ni l'intestin ne se fatiguent.

Au surplus le riz peut être mangé au naturel, cuit à l'étuvée suivant la coutume asiatique — la meilleure — servir de lit aux viandes rôties et remplacer les pommes de terre. On peut le mêler au jus des viandes, le safraner légèrement, le cuire dans du lait suivant la mode européenne. Évidemment on devrait s'abstenir d'épices dans le cas où il prendrait une part considérable dans l'alimentation. Quoi qu'il en soit, à n'envisager que les propriétés nutritives et sa digestibilité, c'est une ressource précieuse pour l'Européen aux pays chauds. Et il ne tient qu'à lui d'en avoir à peu près partout, car il est peu de pays où on ne puisse le cultiver. On en trouve, je l'ai dit, non seulement en Indo-Chine et en Malaisie, mais encore à Madagascar au Soudan et dans toute la région du Niger et de ses affluents, où les indigènes le consomment concurremment avec le sorgho et le maïs.

Sorgho. — De ces deux derniers, le sorgho est le plus répandu en Afrique. Il est la base de l'alimentation des indigènes dans la Haute-Égypte, dans toute la Sénégambie, en Guinée, au Dahomey, au Congo. C'est une graine riche en aliments nutritifs, albumine végétale, graisse, féculents. La vraie manière de le manger, c'est en couscouss. Quelques Européens en usent, mais peut-être la coutume ne s'en est-elle pas assez étendue. Bien cuit, aromatisé et adjoint aux viandes et aux poissons, c'est un plat très recommandable en dépit de sa rusticité un peu primitive. Il est évidemment plus nourrissant que le couscouss arabe, car il est surtout de digestion plus facile. Pour les végétariens modérés, pour ceux qui sont assez heureux pour se convaincre qu'aux pays chauds l'excès d'alimentation animale est nuisible, c'est une nourriture tout indiquée.

Maïs. — Le maïs, si abondant également en Afrique et ailleurs, me paraît bien peu susceptible d'entrer dans l'alimentation courante de l'homme. Très nourrissant, mais lourd à cause de ses matières grasses, je crois qu'il est préférable de s'en abstenir.

Légumes. — D'une manière générale, étant donné d'une part le principe d'un régime plutôt végétarien, et d'autre part, la rareté des légumes indigènes, les légumes d'Europe doivent jouer un rôle important dans l'alimentation aux pays chauds. Il n'en est pas toujours et partout ainsi. Il n'y a que peu d'années que l'on s'occupe avec quelque soin des légumes potagers aux colonies ; et jusque vers 1874, en dehors de quelques salades obtenues aux abords des principaux établissements coloniaux français, de rares privilégiés seuls pouvaient se procurer des choux, des carottes, des navets. Aujourd'hui même, malgré l'essor donné à cette production, on ne saurait dire qu'elle est régulière et permanente. Exception faite de la Cochinchine, où l'exemple des colonies anglaises voisines, — les Indes, Singapour, — et aussi l'ingéniosité active des Chinois, ont d'assez bonne heure abouti à la création d'une véritable industrie maraîchère, et de la Nouvelle-Calédonie où l'impulsion est partie de l'administration pénitentiaire pour rayonner sur toutes les localités créées successivement, la production des légumes d'Europe, dans les autres colonies, laisse beaucoup à désirer. Et pourtant il en est peu qui ne puissent être obtenus sous les tropiques ; et presque toutes nos colonies africaines ont la possibilité de les avoir.

M. Philippe de Vilmorin vient justement de faire paraître à ce sujet, dans la *Revue des cultures coloniales*, le recueil si plein d'intérêt et d'utilité qui se publie sous les auspices de l'Union coloniale française, — un article bien instructif (1).

Après avoir rappelé combien la culture potagère, aux pays chauds, importe à l'hygiène publique et privée, il passe en revue les diverses espèces de légumes, — légumes herbes, légumes racines, légumes tubercules, qui peuvent être cultivés avec succès au Soudan. Il résulte de cet article que les radis, poireaux, haricots (en vert), les concombres, les céleris, aubergines, tomates, — et, bien entendu, toutes les salades, laitues, romaines, chicorées et scaroles, — peuvent admirablement réussir si l'on a soin de les semer en bonne saison. Parlant de certains insuccès relatifs aux carottes, aux navets et aux betteraves qui auraient été

---

(1) *Revue des Cultures coloniales*, 2ᵉ année, t. III, nº 18, p. 136 et suiv.

ligneux dans certains postes, et par conséquent médiocres au point de vue de l'alimentation, M. P. de Vilmorin fait remarquer que ces légumes-racines, bien que peut-être susceptibles de trop de développement foliacé aux dépens des racines sous un climat très humide, peuvent pourtant, comme cela est arrivé au jardin potager de Kankan (Niger) donner de très bons produits.

Cependant M. de Vilmorin pense que la saison humide est la meilleure pour ce genre de culture. Je diffère un peu d'avis sur ce point, car j'ai vu au Sénégal en 1892, au mois de mars, une série de jardins en plein rapport, ayant salades, choux, oignons et haricots, dans un magnifique état de végétation. Et en effet, à la condition toutefois de pouvoir irriguer ou arroser suivant les besoins, la saison sèche pousse moins à la crue foliacée excessive et hâtive, et les légumes se développent plus normalement que durant l'hivernage. J'ai également vu des fraises obtenues, dans certaines conditions d'ombrage, au jardin de l'artillerie de Sor près Saint-Louis du Sénégal. Et il me paraît, en résumé, certain qu'il suffit d'un peu de volonté à l'Européen, d'un peu d'initiative intelligente, pour créer autour de lui les ressources maraîchères sans lesquelles il n'est pas d'alimentation rationnelle, et, par suite, pas de bonne hygiène sous les tropiques.

A cet égard, on ne saurait trop prendre exemple sur les cultures entreprises par les divers établissements religieux. Les Missions africaines sont un modèle, notamment celle de Thiès, dans le Cayor.

Au point de vue bromatologique les légumes se divisent en féculents et herbacés. Les premiers comprennent les haricots, les pois, les lentilles, les fèves, les pommes de terre. Ils sont très nourrissants, sauf, sous certains rapports, la pomme de terre. Leur richesse en légumine est remarquable; l'analyse de Boussin-gault ci-après permet de s'en rendre compte.

Composition des grains des légumineuses.

	Haricots blancs.	Pois.	Lentilles.	Fèves.
Légumine	26,9	23,9	25	24,4
Amidon et dextrine.	48,8	59,6	55,7	51,5
Substance huileuse.	3	2	2,5	1,5
Ligneux et cellulose.	2,8	3,6	2,1	3
Sels.	3,5	2	2,2	3,6
Eau.	15	8,9	12,5	16

Mais on sait qu'en Europe même l'enveloppe de ces graines, toute de cellulose, est difficilement digérable.

Dans la classe populaire où ces aliments sont surtout consommés, ils sont la cause de dyspepsie flatulente, et ne tardent pas, par un usage trop répété, à rendre l'estomac et l'intestin paresseux. Aussi le commerce d'épicerie les a-t-il sous la forme décortiquée et même à l'état de farine pour la confection des purées. Car sous cette dernière forme, les inconvénients de l'enveloppe disparaissent, et la digestibilité qui recouvrent ces produits leur rend l'importance nutritive que leur assigne leur composition. Dans la marine on embarque les graines non décortiqués, et le « cap fayol » y est passé en proverbe. C'est non seulement la ressource des temps de disette à bord, quand les vivres frais manquent, mais les haricots entrent dans la ration normale, et servent à faire la soupe. C'est loin d'être, en fin de compte, un aliment salubre, quoique nutritif. Beaucoup d'hommes d'équipage s'en fatiguent ou plutôt en sont fatigués, par suite de digestions laborieuses.

Dans les mers chaudes notamment, quand l'organisme est surmené par la température et les conditions générales du climat, quand l'appétit s'émousse et que languissent les fonctions digestives, on peut s'imaginer sans peine ce que le « cap fayol » représente de causes de fatigues surajoutées. Peut-être si les haricots étaient passés et donnés en purée aux équipages, éviterait-on ces inconvénients qui, pour une part notable, prédisposent à des accidents morbides, embarras gastriques, diarrhées, etc. Mais même alors, je crois que les purées féculentes dérivant de ces espèces, — haricots, pois, lentilles, et surtout les fèves — ne seraient pas toujours aisément digérées. Ce qui est vrai pour les marins l'est encore plus pour les coloniaux. Encore les marins changent de latitude; ils traversent des régions climatiques diverses et différentes, passent d'une chaude à une tempérée, se remettent dans l'une des fatigues éprouvées dans l'autre. Mais les coloniaux, eux, ne bougent pas. Ils sont toujours soumis aux mêmes influences déprimantes. Leurs fonctions digestives sont en vérité bien plus menacées; leur seule ressource, — à vrai dire elle est énorme — c'est de pouvoir varier leur nourriture, et, par là, pallier dans une mesure très appréciable aux inconvénients du climat.

Quoi qu'il en soit, les féculents d'origine européenne, complètement secs, ne leur conviennent pas. Ils les incommodent presque toujours, et c'est ce qui explique la défaveur des haricots, pois, etc., aux pays chauds. Quelques partisans quand même, d'obstinés amateurs, des nostalgiques des mets de leur enfance et de leur jeunesse persistent bien à y revenir. On voit de temps à autre, sur certaines tables, dans certaines popotes coloniales, paraître le gigot aux haricots, ou même simplement les haricots — car le gigot manque assez souvent. Mais voici le pyrosis, le ballonnement d'estomac, l'agitation, l'énervement, l'insomnie, et quelquefois l'embarras gastrique qui n'attendaient que l'occasion d'entrer en scène.

La vérité, c'est que les haricots d'Europe, c'est qu'en général les graines féculentes ne conviennent pas à l'Européen sous les tropiques. Chose curieuse, et pourtant bien explicable, l'Européen se trouve, par rapport aux féculents des légumineux, dans la position même où le placerait l'arthritisme, dans ses manifestations gastro-hépatiques. On sait que les hyperacides gastriques éprouvent une difficulté considérable à digérer les matières féculentes, et que c'est aux signes d'aigreurs à l'estomac, de ballonnement épigastrique, de flatulances intestinales, que l'intolérance se manifeste. Précisément les coloniaux dans leur ensemble ont de l'hyperacidité gastrique, la plupart du temps d'ailleurs constituée, comme je l'ai indiqué, par des acides gras de fermentation stomacale. Rien d'étonnant, on le comprend sans peine, à ce que les féculents ne puissent être digérés. Au contraire, ils accroissent par fermentation la production des acides de fermentation et, par là, donnent naissance aux symptômes gastriques et intestinaux d'intolérance. On sait, d'autre part, qu'il suffit de quelques grammes de bicarbonate de soude pour rétablir la digestion ; preuve directe que l'hyperacidité était en cause.

Dans ces conditions le plus sage est d'user avec une extrême modération de haricots, de pois, de lentilles et de fèves, venus d'Europe, et que leur dessiccation absolue rend, par suite, très durs à cuire et très difficiles à digérer.

Comment remplacer ces féculents dans l'alimentation ? Par le riz et le millet, d'une part, et de l'autre par les féculents d'origine coloniale, comme certains haricots indigènes, les ignames, le manioc, etc., etc.

Ce dernier est une fécule qui existe en abondance dans les tubercules d'une plante extrêmement répandue sous les tropiques, le *Jatropha manihot*. Il renferme environ 24 p. 100 de substance amylacée. Sa disgestibilité est parfaite, et non seulement les indigènes en font partout un large usage, presque exclusif, mais encore les créoles de nos vieilles colonies en consomment de grandes quantités, sous le nom de *cassave*.

Au manioc, il faut joindre le sagou, l'arrow-root, le tapioca et le salep. Le sagou est une fécule fournie par

certains palmiers dont la moelle est absolument gorgée
d'amidon. On l'obtient en écrasant la moelle des pieds
d'arbre, puis en la lavant à grande eau et en passant sur
tamis. Criblée et amalgamée, la fécule obtenue est desséchée à l'ombre où elle se désagrège et se sépare en
granules. Les palmiers *Sagus vinifera*, *Raphia pedun-
culata*, *Sagus Rumphii*, principalement, et occasionnel-
lement l'*Areca oleracea*, le *Phœnix farinifera*, l'*Arenga
farinifera*, sont exploités par les indigènes. A côté des
palmiers, quelques cycadées fournissent encore du
sagou. Le *Cycas circinalis* est utilisé en Australie et à
Bourbon; en Cochinchine on exploite le *Cycas inermis*,
et aux Antilles le *Zamia integrifolia*. Enfin, dans le haut
Congo, et vers le Zambèze, les naturels tirent une fécule
identique au sagou de l'*Encephalartos*.

Le sagou est très nourrissant, et sa digestibilité ne
laisse rien à désirer. Mais on s'est trop habitué à le
considérer comme un aliment de malade ou de conva-
lescent. Il serait très juste de le faire rentrer dans l'alimentation normale aux pays chauds : cuit au lait, avec
lequel il donne un véritable entremets, il serait vite
apprécié à sa valeur.

L'arrow-root est une fécule tirée de certaines plantes
de la famille des amomées. L'une d'elles, le *Maranta
arundinacea* fournit l'arrow-root des Antilles; fécule
légère, craquant sous les doigts, d'une digestion si facile
qu'elle sert — comme d'ailleurs on le pourrait faire de
toutes les fécules coloniales obtenues des rhizomes ou
racines — dans l'alimentation des jeunes enfants, elle
est très recommandable pour tous les cas d'indisposition gastrique. Sous le nom de *fécule de Tolomane*, on
trouve également aux Antilles une fécule tirée du *Canna
coccinea* qui est justement réputée pour l'alimentation
du premier âge et même des adultes convalescents. Les
familles créoles qui habitent la France, et en particulier
Paris, y sont très habituées et s'en procurent chez les
importateurs coloniaux de la capitale. Je me suis assuré.

par une longue pratique, de l'excellence de ce produit, surtout pour la nourriture des enfants du premier âge. Il peut rendre de bons services aux Européens, qui n'ont, ici, qu'à imiter les créoles. Une foule d'autres espèces fournissent encore de l'arrow-root, aux Indes en particulier, où sa production et sa consommation sont très considérables.

Quant aux légumineuses indigènes, elles abondent sous les tropiques et leurs variétés sont nombreuses. P. Sagot et E. Raoul n'en indiquent pas moins d'une trentaine comme susceptibles de fournir à l'alimentation (1). Parmi les plus usuelles il convient de citer les différents D'hols des Indes, entrant dans la composition du curry (*Phaseolus Mungo* L. — *Phaseolus aconitifolius* Jacq. — *trilobus*) et les diverses espèces de Doliques (*dolichos unguiculatus, sphoerospermus, sesquipedalis*, etc., etc.); puis l'ambrevade (*Cajanus flavus*), sous-arbrisseau dont les graines sont recherchées dans l'Inde, et qui tend à se répandre dans la plupart des colonies. La vérité m'oblige à reconnaître que les pois ou haricots fournis par ces diverses légumineuses offrent assez souvent une saveur amère; et malgré une incontestable richesse en azote et en matière amylacée, leur usage rencontre de la part des Européens une certaine répugnance. Il est probable que, cultivées méthodiquement, elles donneraient des graines plus savoureuses, *surtout si on les mangeait avant la maturité complète.*

Parmi les féculents nous devons encore signaler comme éminemment comestibles les très nombreuses variétés d'ignames dont le genre *dioscorea* représente le type principal. On connaît la réputation de l'igname de Chine (*dioscorea batatas*) dont la richesse en fécule est considérable. Les tubercules d'ignames sont exploités en certaines îles de la Polynésie pour la préparation de l'arrow-root.

(1) Manuel pratique des cultures tropicales. Paris, 1893.

M. le professeur Heckel, de la Faculté des Sciences
de Marseille, dont on connaît la haute compétence en
ce qui touche l'agronomie tropicale, et à qui on est rede-
vable de la connaissance de tant de plantes utiles à la
médecine et dans l'alimentation, recommande beaucoup
la *courge patate* (variété du *Cucurbita Pepo*), originaire
du Chili. C'est un fruit très féculent, savoureux, susceptible de se prêter à toutes les préparations culinaires.
La *courge patate* mérite à tous égards d'être cultivée
méthodiquement dans toutes nos possessions, et les
Européens y trouveront une ressource alimentaire de
premier ordre. Il estime également que les *Crosnes du
Japon*, ainsi nommées du nom de la localité où un hor-
ticulteur français, M. Pailleux, a obtenu l'acclimatation
du *Stachys affinis* du Japon, devraient être régulièrement cultivées pour l'usage alimentaire dans nos possessions. Aux pays chauds les crosnes recouvrent leurs
qualités gustatives que la culture dans les pays tempérés
leur fait perdre en partie. Ces tubercules sont riches
en fécules, de digestion facile, et s'accommodent également de toutes les préparations culinaires.

Je ne saurai trop le répéter. C'est aux hydrocarbonés
végétaux que l'Européen, délaissant les graisses animales et l'alcool, doit surtout avoir recours aux pays
chauds. Avec les féculents exotiques, ceux surtout des
variétés que nous venons de passer en revue, l'appareil
digestif fonctionne au minimum ; généralement ils passent bien et vite, livrant à l'absorption intestinale des
produits facilement transformables en glycose. Cette
dernière substance, comme on le sait, ne passe pas dans
la circulation générale d'une manière immédiate, mais
au contraire est retenue dans le foie où elle s'accumule
sous la forme de glycogène. A son tour le glycogène
hépatique livre du glycose au sang de la circulation
générale où les capillaires le répandent dans les muscles
et dans le tissu nerveux. C'est là que le glycose se
dédouble en CO^2 et H^2O, fournissant du calorique et par

conséquent de la force. Ainsi donc, pour distribuer à tout l'organisme un potentiel d'énergie dont il ne peut pas plus se passer sous les climats torrides que sous le ciel des pays tempérés, pas n'est besoin pour l'Européen de s'adresser à des agents de réaction violente comme l'alcool. Car non seulement, prenant la sensation d'excitation pour de la force il commet une erreur d'appréciation, mais encore il va à l'encontre du but recherché, la tonicité de l'organisme. L'alcool, en effet, traverse, pour une partie, les tissus sans se brûler d'aucune manière et s'élimine en nature par les reins ; et, pour une autre partie, se fixe sur les organes, le foie en particulier, et diminue les oxydations. A supposer même, ce qui arrive avec de très fortes doses, que l'alcool augmentât les combustions, ce ne pourrait être qu'un fait temporaire, accidentel, presque morbide. La répartition continue du glycose provenant de l'alimentation au sein des tissus, est au contraire un processus de régulation qui entretient dans l'économie une source permanente de force disponible et de nutrition générale.

Les féculents sont non seulement agents de thermogenèse et de force, ils sont encore des aliments d'épargne. Une partie du glycose alimentaire est, en effet, susceptible de se transformer en graisse, comme l'ont démontré Liebig, Persoz, Boussingault, Lawes et Gilbert (1). Et sans entrer ici dans l'étude bio-chimique de la synthèse des graisses dans l'organisme vivant, je rappellerai que, non seulement une partie des matières féculentes peut former de la graisse, sous l'influence de l'acide lactique, mais qu'ils empêchent par leur combustion propre la destruction totale du carbone provenant des albuminoïdes. Par suite, comme l'a montré Voit, ils sont aliments d'épargne.

Or, sous les tropiques, la nutrition générale a besoin d'être soutenue par des procédés normaux. La tendance

_____

(1) VIAULT et JOLIET. *Loc. cit.* Article « Digestion ».

à la désintégration cellulaire, les pertes de l'organisme par les sueurs et la dépression du système nerveux ne sauraient être enrayées par des moyens empiriques ; et l'alcool, et les graisses ne sont pas utilisables. Il faut donc s'adresser aux aliments les plus assimilables, les plus capables de nourrir, c'est-à-dire de produire facilement, sans que cela coûte beaucoup d'effort aux voies digestives, les éléments ultimes qui réparent les tissus et leur distribuent la vie sous ses deux formes, chaleur et énergie. Les grains des graminées tropicales, dont le riz, le sorgho et les autres espèces de millet, les fécules indigènes, certaines fécules de notre industrie d'Europe, gruau, avoine, pomme de terre, sont les aliments les plus propres à remplir cet objet.

Les légumes herbacés ne sont pas, à beaucoup près, aussi nourrissants. Ils le sont à peine ; et pourtant leur utilité est grande. Ils jouent le rôle de diviseurs des matières alimentaires ; et n'y eût-il que cette qualité à leur reconnaître, que leur consommation s'imposerait. Ils constituent, comme on dit, des aliments rafraîchissants. La composition des principaux légumes montre, en effet, qu'ils sont avant tout riches en eau, comme l'indique le tableau ci-après, emprunté à Dujardin-Beaumetz :

Concombres.	96,2	p. 100.
Asperges	92,2	—
Épinards	91,7	—
Choux	87,7	—
Navets	87	
Carottes	87,5	—
Choux-raves.	82	
Artichauts.	76	
Topinambours.	76	—

À l'heure actuelle, il n'y a guère, dans cette liste, que les concombres, les choux, les navets et les carottes dont la culture aux colonies soit facile pour les uns, et seulement probable pour les autres. Mais, comme je l'ai expliqué plus haut, la production potagère sous les tro-

piques, en légumes d'Europe, commence à peine, et tout
fait prévoir qu'avec le temps et une intelligente direction donnée à l'agronomie en général, on arrivera à
doter tous les établissements coloniaux de la précieuse
ressource des légumes usuels.

Ce qui est certain, c'est qu'à leur défaut, il a fallu
jusqu'ici recourir à des légumes indigènes ou à des
végétaux pouvant dans une certaine mesure les remplacer.

Parmi les plus usités, il faut citer les Courges, le
Gombo, l'Aubergine, la Tomate, qui viennent naturellement ou se cultivent très aisément aux pays chauds.
Les Courges se mangent crues et cuites, mais il va sans
dire que, cuites, elles sont infiniment préférables. On
les fait bouillir à l'eau, et on les assaisonne au lait ou
avec le jus des viandes ; on peut encore les faire cuire
à la poêle. La meilleure variété des pays chauds est le
cucurbita moschata ; elle est assez savoureuse et
exempte de fibres, bonne condition de digestibilité.

Le Gombo (*Hibiscus esculentus*, L.) est le fruit d'une
malvacée annuelle, fortement végétante, originaire
d'Afrique mais acclimatée dans toute la zone tropicale.
On en importe aujourd'hui en France, et on en trouve
facilement à Paris, Marseille et Bordeaux. Le fruit du
Gombo rappelle par sa forme le piment. Il est constitué
par une masse de tissus herbacé, renfermant beaucoup de mucilage, qui se développe surtout pendant la
cuisson, et il contient en outre un nombre considérable
de petites graines blanches, discoïdes. Cette composition du Gombo est extrêmement favorable, en ce sens
que par le mucilage et les graines qu'il contient, il joue
le rôle d'émollient à l'intérieur. Il régularise les garde-
robes.

L'Aubergine, si connue dans nos climats, se développe très bien dans les pays chauds. Elle jouit des
mêmes propriétés que le Gombo, quoique à un degré
inférieur. C'est une grande ressource aux colonies. On

la mange bouillie, cuite au four, à la poêle ; on la sert autour des viandes.

La Tomate, petite et comme dégénérée sous les tropiques, y abonde cependant et rend de grands services dans l'alimentation. Elle sert à la fois de légume et de condiment. Dans certaines maladies, goutte, rhumatisme, dyspepsie acide, c'est plutôt un légume à éviter, en raison de l'acide oxalique qu'il contient en quantités notables. Et cependant dans le Sud de l'Espagne, au Mexique, la tomate jouit de la réputation d'être antihémorrhoïdaire. Peut-être y a-t-il excès de théorie médicale à être aussi sévère dans son emploi comme aliment. Dans tous les cas, et en dehors de la dyspepsie acide où vraiment la tomate constitue un aliment plutôt indigeste, je crois qu'il est préférable d'en user comme on le fait aux pays chauds. On la mange crue, en salade ou en hors-d'œuvre, ou cuite, en assaisonnement des viandes rôties. Il est juste de mentionner, pour légitimer la faveur dont jouit la tomate aux colonies, qu'elle y est généralement juteuse, douce, et douée d'une saveur très fine.

Comme légume rafraîchissant on trouve encore l'oseille de Guinée (*Hibiscus Sabdariffa*). Les feuilles de cette malvacée sont très riches en sels de potasse, et par suite reconstituantes et toniques. On fait avec les fleurs des conserves sucrées excellentes.

Tels sont les légumes indigènes les plus répandus par l'usage. Mais il s'en faut que la liste des légumes comestibles soit épuisée. A cet égard, et pour ceux qui désireraient se rendre compte de leurs innombrables variétés, non seulement au point de vue de ce qui constitue les ressources actuelles, mais encore de ce qui pourrait les augmenter, il y aurait lieu de consulter le traité des cultures tropicales de Sagot et Raoul. Ces auteurs mentionnent de nombreuses sommités, feuilles, fleurs, racines de plantes appartenant à diverses familles botaniques usitées comme légumes, fruits,

salades, par les indigènes des régions tropicales, et
dont les Européens pourraient certainement faire leur
profit.

Comme salades, on consomme généralement les sommités de palmiste (choux palmiste), les rejets de
bambou, les feuilles d'une Crucifère Notorhizée, le Lepidium Iberis, vulgairement appelé aux Antilles cresson
de savane, auquel on prête des propriétés lithontrip-
tiques d'ailleurs douteuses ; d'un autre Lepidium, —
le Piscidium — qui, en outre, est considéré comme
antisyphilitique aux îles Sandwich et qui servirait
aussi pour enivrer les Poissons (Caulet, *Histoire naturelle médicale*). Notons encore le cresson Alenois
(Lepidium sativum) qui peut résister aux colonies, sous
les tropiques, avec certaines précautions ; et une Por-
tulacée, le pourpier à larges feuilles des pays chauds,
qui n'est autre que celui de nos contrées (Portulaca
oleracea) mais qui végète admirablement sous les tropiques. Au point de vue rafraîchissant, par la quantité
considérable de mucilage que ses tiges et ses feuilles
renferment, le pourpier est la reine des salades.

L'usage des salades aux pays chauds est en général
contraire à une bonne hygiène, si on les mange crues à
l'huile et au vinaigre. Mais si on les fait cuire, on les
transforme ainsi en un aliment qu'on peut ranger avec
les épinards, et dont la digestibilité, quoique non encore
merveilleuse, est largement suffisante pour le but qu'on
se propose d'atteindre. En recourant aux légumes verts,
en effet, on ne recherche évidemment ni l'azote ni le
carbone que leur pauvreté de composition ne leur per-
mettrait pas de fournir à l'organisme en quantité assez
notable pour nourrir, et que, d'ailleurs, on trouve au
delà des besoins normaux dans les autres aliments. Ce
qu'on cherche, en outre des principes alcalins, chaux
et potasse qu'ils contiennent et qui subviennent aux
pertes minérales, c'est encore la propriété rafraîchissante, laxative, et c'est à ce point de vue surtout

qu'il convient de les envisager. Aussi, comme leur utilité est incontestable, comme il est urgent de solliciter
l'intestin, de le pousser aux contractions, et en même
temps d'introduire dans le bol alimentaire des substances qui le divisent et l'amollissent, rien ne vaut
l'emploi des légumes herbacés cuits.

Fruits. — La question des fruits sous les tropiques,
dans ses rapports avec l'hygiène, tire son importance à
la fois de leur abondance et de leurs variétés et de
l'appétence tout particulièrement vive qu'éprouve à leur
égard l'Européen fraîchement débarqué. Je dis fraîchement débarqué, parce que, c'est une remarque que je
dois faire de suite, l'Européen créolisé par un long
séjour, et le créole lui-même apportent une circons-
pection beaucoup plus grande dans l'usage des fruits.
Et j'en indiquerai la raison tout à l'heure.

Les fruits, dans la généralité de leur composition,
contiennent environ et en moyenne de 0,40 à 0,50 cen-
tigrammes de matières azotées p. 100 (1).

Faible contribution, comme on le voit, aux besoins
de l'organisme. En outre ils renferment de la cellulose,
de la gomme, du sucre en quantité notable (de 15 à
20 p. 100), de la chaux, et enfin divers acides qui varient
naturellement suivant l'espèce, tartrique, citrique, pec-
tique, etc., etc.

Au total, les fruits apportent à l'économie quelques
principes nutritifs, tels que le sucre, la gomme et les
sels, mais, par leur composition acide, ils jouissent
d'effets irritants qui ne laissent pas que de les rendre
d'un usage plutôt délicat. Sous les tropiques, ils engendrent fréquemment la diarrhée et même la dysenterie ;
et il n'est pas de navire dont l'équipage ne paie aux
escales, dans les navigations lointaines, de fréquents

---

(1) Analyse de Bérard, de Montpellier, donnée par Dujardin-Beaumetz
dans l'*Hygiène alimentaire*.

tributs à ces maladies à la suite d'abus de fruits. Et cependant, consommés dans certaines conditions, ils offrent une ressource contre laquelle l'hygiène n'a aucune objection à formuler. Je dis certaines conditions, car leur innocuité, et même leur action favorable dérivent de la mesure qu'on apporte à l'usage qu'on en fait.

J'ai souvent entendu dire à des habitants ou à des résidants européens depuis longtemps fixés dans les colonies que les fruits donnent la fièvre, et j'avoue qu'en dehors des dérangements intestinaux que le simple bon sens indique comme possibles, je n'avais pas cru tout d'abord que l'opinion qui m'était ainsi exprimée fût fondée. Je croyais à un préjugé, à une de ces traditions que le *post hoc, ergo propter hoc* explique sans les légitimer. Après un certain nombre d'observations, je fus obligé de me rendre à l'évidence. Les fruits, surtout les fruits acides, les ananas, les mangues, les oranges, déterminent souvent des accès de fièvre chez les vieux résidants européens et chez les créoles. Voici comment et dans quelles conditions.

Il va de soi qu'aucun fruit ne contient de principe fébrigène. Quand donc une tradition impute à tel ou tel fruit la propriété d'engendrer la fièvre, il ne faut pas y attacher un sens de spécificité, mais chercher ailleurs l'explication du phénomène. Or l'état fébrile qui se manifeste après une ingestion de fruits sous les tropiques est toujours l'expression d'un trouble intestinal, quelquefois même gastrique, et ce trouble se produit toujours, soit chez des dyspeptiques, soit chez des personnes ayant un engorgement des viscères abdominaux. Jamais les fruits ne donnent la fièvre, à l'exception, bien entendu des cas d'indigestion pure et simple, chez les coloniaux en santé. Seulement la santé est une chose singulièrement relative, et aux pays chauds, notamment, où toutes les fonctions sont troublées en quelque manière, aussi longtemps que l'on va et qu'on n'est pas arrêté par une maladie qualifiée, on se considère comme bien portant. Tant il y a que nombre de dyspeptiques avérés pourvu qu'ils n'aient pas d'embarras bilieux, ou de fièvre paludéenne, ou de congestion du foie assez marquée pour nécessiter une consultation de médecin, s'estiment en aussi parfaite santé que possible. C'est précisément dans cette catégorie d'individus qu'éclatent les accidents fébriles causés par les fruits. Ils surviennent presque invariablement durant la nuit, après le repas du soir. C'est d'abord le sommeil lourd, troublé généralement par des cauchemars ; puis le réveil nocturne avec sensation de malaise, assez souvent accompagné de frissons. Les habitués ne s'y trompent pas : c'est la fièvre.

Que s'est-il donc passé ? Ceci, les fruits, les acides surtout, ananas et oranges par exemple, suracidifient le milieu stomacal. Pour peu que déjà y existent des fermentations secondaires, lactique, butyrique, etc., et que le bol alimentaire demeure trois ou quatre heures sous leur influence, le suc acide des fruits et aussi le celluleux de leur trame achèvent de porter le trouble dans la digestion gastrique. Alors il se manifeste de la lassitude, de la tension épigastrique, des renvois. La digestion dévie totalement, et, sans aller cependant fatalement jusqu'à la révolte de l'estomac et au vomissement, — qui serait d'ailleurs peut-être une sauvegarde, — le milieu gastro-intestinal fermente. Alors, probablement, s'opère-t-il des résorptions de produits digestifs anormaux, de toxines alimentaires ? ou peut-être, simplement, n'y a-t-il qu'une irritation nerveuse réflexe, réagissant sur le système médullaire et de proche en proche sur le centre thermique ? Quoi qu'il en soit, c'est à la suite d'une digestion mauvaise et troublée davantage encore par les fruits surajoutés au repas que la température monte. Plus sûrement encore que chez les dyspeptiques, c'est chez les paludéens que l'accès de fièvre est susceptible de se montrer après l'ingestion de fruits. Ici, on le sait, la moindre cause peut suffire, un traumatisme, un refroidissement, une fatigue ; à plus forte raison un écart de régime. Et il semble bien que la chair de certains fruits, plus ou moins pulpeux, de maturité quelquefois incomplète, acides par surcroît, soit de nature à constituer l'écart de régime. C'en est un, d'ailleurs, ce n'est pas douteux, chez tous ceux qui, comme les créoles ou les Européens sont impaludés ou dyspeptiques, et assez souvent l'un et l'autre.

En somme les fruits, sous les tropiques, sont plutôt exceptionnellement fébrigènes. Ils ne le deviennent, en effet, que dans les circonstances individuelles que je viens d'indiquer, et seulement lorsqu'ils s'ajoutent à un repas déjà plus que suffisant. Je suis persuadé qu'ingérés loin des repas, au milieu du jour par exemple, ils ne sont susceptibles d'aucun inconvénient. Et en réalité, pris de la sorte, dans de bonnes conditions de maturité, ils agissent comme rafraîchissants par leurs acides et leurs mucilages, comme aliments par leur sucre. Ils peuvent donc entrer, mais toujours avec réserve, dans l'alimentation de l'Européen aux pays chauds.

La connaissance des fruits tropicaux, même sommaire comme elle l'est forcément quand elle dérive d'une description, offre donc un certain intérêt.

Il est par suite utile d'en faire ici une énumération, au moins en ce qui concerne les plus usuels. D'autant mieux que certains d'entre eux échappent, par leur composition, à la suspicion qui s'attache au rôle joué par quelques espèces dans la digestion, et qu'il en est même qui peuvent être appelés à fournir un concours très appréciable à l'alimentation.

Au premier rang de ceux-ci se placent le fruit de l'arbre à pain (*Artocarpus incisa*) et la banane (*Musa* et variétés). Originaire de la Malaisie orientale où il vit à l'état sauvage, on cultive aujourd'hui l'arbre à pain dans un grand nombre de localités tropicales. De 10 à 12 mètres de haut, extrèmement fourni de branches, cet arbre donne des fruits ovoïdes, parfois au nombre d'une cinquantaine, pesant de 1 à 3 kilos. L'écorce de ces fruits est une membrane très mince, aréolée, de couleur verte. L'intérieur renferme une masse homogène, de nature amylacée, sans fibres ni cloisonnements. A maturité, le fruit est mou, d'une saveur sucrée et d'une odeur rappelant celle de la figue. Il faut le faire cuire au four, et alors la matière amylacée se transforme, devient aromatique, d'un goût exquis. La cuisson à l'eau lui enlève une partie notable de ces propriétés. Le fruit de l'arbre à pain, très recherché des indigènes, surtout à Tahiti et dans les îles de la Polynésie, a une valeur nutritive très grande.

Comme féculent, ce fruit mérite d'entrer dans l'alimentation régulière aux pays chauds, car il est d'une digestibilité qui ne laisse rien à désirer. Et il sert à la fois de mets, d'entremets et même de dessert.

Analogue au point de vue de la contenance en matière amylacée, mais sensiblement différente sous le rapport de l'utilisation comestible, la banane joue un rôle encore plus étendu, et dont l'extension paraît indéfinie. Car, non seulement elle a conquis les pays tropicaux tout entiers, mais son importation en Europe, qui n'est actuellement qu'à ses débuts, semble devoir prendre une importance considérable.

Il existe un très grand nombre de variétés de bananes. La banane ordinaire (*Musa Sapientum*; *Musa paradisiaca*) se rencontre aujourd'hui dans presque toutes nos colonies. C'est un fruit le plus souvent savoureux, mais quelquefois au contraire d'un goût légèrement amer et astringent. Le goût diffère suivant l'espèce, le degré de culture, de maturité, et enfin suivant le terroir et l'attitude. Comme valeur alimentaire, les bananes sont certainement inférieures aux céréales et même, suivant Sagot, à la farine de manioc. Leur richesse en azote est minime; à l'état vert, elles contiennent beaucoup d'amidon et, parvenues à maturité, du sucre. Leur substance est lourde, pulpeuse et cependant ferme et consistante. On les mange vertes, mûres, en nature ou cuites de diverses manières et en assaisonnement des viandes. En certains pays, on les coupe en tranches et on les dessèche au soleil ou au feu. Elles constituent alors le *Platano pasado* des Espagnols et le *Piere* des Taïtiens. Toutes les grandes espèces, *Paradisiaca, Corniculata, Seminifera, Alphurica*, etc., sont plutôt bonnes à cuire vertes, quoique, parvenues à maturité, elles soient assez franches de goût. Mais c'est la figue banane (*Musa sapientum*) qui l'emporte par sa saveur sucrée et aromatique et qui constitue le vrai fruit de dessert.

En résumé la banane fournit une contribution précieuse à l'alimentation, mais surtout pour les indigènes végétariens et frugivores. Car pour l'Européen, elle ne représente jusqu'ici qu'un adjuvant, soit qu'on l'envisage comme légume et entremets, soit qu'on la considère comme fruit. Je ne vois pas d'autre circonstance que l'absolue nécessité et la privation de vivres plus substantiels qui puisse faire jouer à la banane un rôle alimentaire plus accentué. La quantité qui devrait en être consommée devrait en effet être élevée, eu égard à la pauvreté de composition azotée, et, dès lors, sa digestibilité serait douteuse, sinon formellement impossible. Malgré ces réserves, je le répète, la banane est d'une utilité incontestable et justement appréciée.

A côté de la banane et, peut-être, au dire de beaucoup de coloniaux, bien au-dessus d'elle, se place naturellement l'Avocat (*Persea gratissima, Laurus persea*), dont le nom n'est que la corruption de la dénomination aztèque *Ahuaca, Aouaca*. C'est une plante originaire de l'Amérique méridionale, et qui tend à se répandre par la culture dans toute la zone intertropicale. Le fruit est assez gros, ovale ou arrondi, à peau vert pâle, quelquefois violacée, lisse. La chair en est tendre quoique consistante, et butyreuse; le goût est faible mais extrêmement délicat. Il y en a d'excellents aux Antilles et à

la Réunion; et il ne dépend que du choix des variétés
et des soins donnés à la culture pour en obtenir de semblables dans tous les pays chauds. La composition de la
chair de ce fruit se rapproche d'ailleurs de celle de la
banane, et ne saurait, par suite, lui assigner un rôle
alimentaire bien étendu. C'est encore une ressource,
mais limitée au dessert ou aux collations.

Viennent alors les innombrables fruits juteux, sucrés
et d'arome variable qui constituent la gamme la plus
riche qui soit peut-être en aucune autre région du globe,
et qui caractérisent la flore des pays chauds. Ce qui est
remarquable, en outre de l'abondance et de la variété,
c'est la continuité dans la production. En toute saison,
aux colonies, on peut manger des fruits. La plupart sont
fournis par des arbres, mais certaines lianes (les passi-
flores) en donnent également, ainsi que certaines plantes
herbacées comme les cucurbitacées par exemple. On
peut les consommer indifféremment, crus ou cuits.
L'abondance du sucre de canne, comme aux Antilles, à
la Guyane et à la Réunion, permet, dans ces colonies,
de faire des compotes et des gelées dont la réputation
est bien établie, et qui aident notablement à l'alimentation. On tire enfin de divers fruits tropicaux des
liqueurs de table aromatiques et digestives. C'est ainsi
qu'avec le jus d'orange qu'on additionne au besoin de
sucre de canne, on peut obtenir une sorte de vin très
apprécié dans certaines colonies américaines et qui est
de bonne conservation. Règle générale, les compotes,
conserves, gelées, et toutes préparations cuites de fruits
sont plus saines que les fruits eux-mêmes, plus nourrissantes aussi, partant plus recommandables.

Dans la catégorie des fruits aqueux se placent l'orange,
le pamplemousse, le limon, les anones (corossol, pomme
cannelle), le sapotille, le caïmite, la barbadine (pomme
liane), la goyave, le kaki, l'ananas, — tous fruits comestibles pour les Européens, et généralement abondants
dans toutes les colonies.

Je ne répéterai pas ce que j'ai dit à l'égard des fruits contenant des acides dans leur composition. Il faut être plutôt sobre dans leur consommation. Certains d'entre eux, comme l'orange et surtout l'ananas, peuvent produire des indigestions, surtout lorsqu'on en fait un usage un peu continu et à la fin des repas. Ce sont eux qui peuvent déterminer de la fièvre, conséquence d'une digestion laborieuse et d'un trouble important des fonctions intestinales. L'ananas, en particulier, a été, je crois à bon droit, accusé d'engendrer la dysenterie. S'il ne la provoque pas par lui-même, s'il n'agit évidemment pas comme élément pathogène décisif — parce que la dysenterie est avant tout une maladie infectieuse de nature microbienne, — du moins il y prédispose en perturbant le milieu intestinal. Il va sans dire, toutefois, qu'il serait injuste, absurde même de généraliser une cause qui n'agit qu'à titre en somme occasionnel. J'indique simplement l'abus possible et le danger inhérent.

Condiments. — Je ne dirai que peu de mots des condiments usités dans la cuisine. A par le *curry*, qu'on trouve et qu'on consomme surtout dans les colonies de l'Extrême-Orient, Indes, Indo-Chine, îles Néerlandaises, à Madagascar et à la Réunion, mais que la tendance à l'uniformité coloniale amène à s'introduire peu à peu dans les usages des autres régions, je ne vois aucune épice particulière à signaler comme exclusive et dont l'usage doive être déconseillé. On a accusé (les médecins anglais des Indes) le *curry* d'engendrer les maux d'estomac, la dysenterie et les congestions du foie. C'est peut-être beaucoup de méfaits imputés à un condiment agréable, digestif, et, je le crois bien, inséparable désormais de l'alimentation.

Sans aucun doute l'abus des épices qui constituent le *curry* (coriandre, safran, poivres et piment), ne serait pas sans provoquer à la longue une certaine irritation de la muqueuse des voies digestives. Mais il n'est pas une seule de ces épices qui ne puisse être en quelque mesure réhabilitée par l'invocation de ses vertus hygiéniques, — ne prît-on que la plus forte, le piment, qui passe précisément pour décongestionnant et antihémorrhoïdaire. La vérité, c'est qu'on ne sépare pas assez de l'action présumée nocive du *curry* celle de l'alcool, que les Anglo-Indiens-Franco-Cochinchinois et Néerlandais-Javanais passent pour consommer en quantités qui n'ont rien à voir avec l'hygiène. Le *curry* est comme les meilleures choses sans doute, et il ne faut pas en abuser. Mais, ainsi que je l'ai dit plus haut, je crois qu'il est d'un utile secours pour lutter contre l'atonie digestive, et pour faire passer certains aliments.

Quant aux cannelles et muscades, quant au gingembre, la consommation par les Européens en est si faible, si peu régulière et normale, qu'il est superflu d'insister sur leurs inconvénients. Ceux-ci ne pourraient résulter que d'un usage général et journalier; ce n'est pas ici le cas, ces ingrédients n'entrant qu'exceptionnellement et à doses infimes dans la cuisine de l'Européen.

Assaisonnements. — Parmi les assaisonnements, les huiles, le beurre, le saindoux demandent à être employés en petite quantité. On est étonné de la rapidité avec laquelle l'Européen devient, aux pays chauds, réfractaire aux corps gras. Pour toutes les causes que j'ai déjà examinées, un excès de beurre dans l'alimentation, ou de graisse, ou d'huile même (plus tolérée pourtant, semble-t-il, en raison de son origine végétale), détermine des renvois, ou des lenteurs de digestion, ou de la constipation, enfin du pyrosis et des fermentations acides secondaires (type butyrique). Il faut donc s'appliquer de bonne heure, et tout de suite même, à restreindre les corps gras dans la cuisine de l'Européen aux pays chauds.

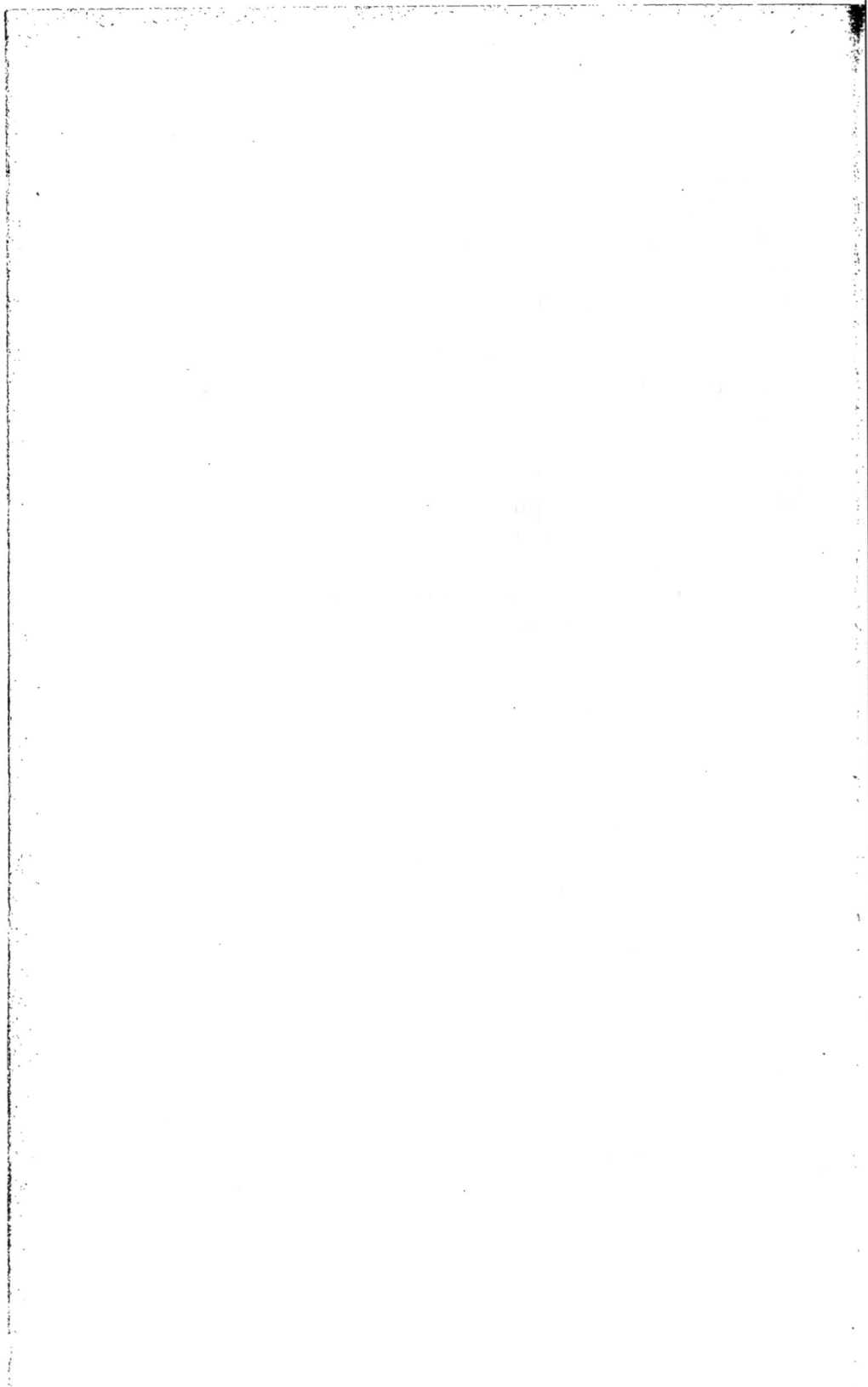

CINQUIÈME PARTIE

RÉGIME DE VIE

J'arrive à ce qui est presque la conclusion des principes généraux de l'alimentation de l'Européen sous les tropiques. Je dis presque, et c'est peut-être absolument qui conviendrait, tant je considère l'intégrité des fonctions digestives comme la base véritable de la santé. L'expérience coloniale m'a donné en effet cette conviction, déjà exprimée ailleurs, que l'Européen, par l'ignorance de ses vrais besoins, par l'entraînement de ses préjugés et de ses habitudes, s'il n'est pas l'artisan entièrement responsable de ses maladies aux pays chauds en est certainement l'auxiliaire. Prenons les maladies tropicales les plus répandues, les plus constantes, celles qui constituent en un mot les endémies fondamentales ; nous voyons que ce sont principalement les affections du ventre : diarrhée, dysenterie, hépatite, avec tous les degrés qu'elles comportent. Maladies du ventre, donc maladies causées par la digestion, par conséquent liées intimement à une alimentation mal réglée.

Et je ne me lasserai pas de le dire : même les endémies d'origine tellurique, comme le paludisme, même les infections organiques émanant du sol ou des eaux, fièvre typhoïde, fièvres bilieuses, fièvre hémoglobinurique, qui ne reconnaissent certes pas pour cause déterminante un vice des fonctions digestives, empruntent cependant à leurs troubles une force d'expansion, une modalité particulière qui aggrave singulièrement leur

virulence et favorise leur attaque. Je n'en veux pour
preuve que les signes cliniques, commémoratifs ou con-
concomitants, et que les procédés suivis dès lors par la
thérapeutique. On se trouve toujours, en effet, en présence de troubles gastriques et intestinaux, et ce sont
les premiers en date, vomissements, constipation ou
diarrhée, symptômes indéniables d'une infection par
la voie gastrique. Or, bien que le problème à résoudre
soit d'une extrême difficulté, de rechercher et d'établir
dans tous les cas non seulement la nature propre et
spécifique de l'agent pathologique, mais encore son
mode d'évolution dans les voies digestives et de là sa
propagation au milieu sanguin et à tout l'organisme,
une chose pourtant éclate aux yeux par son évidence
primaire, c'est qu'il faut, pour que cet agent évolue,
un milieu favorable. Ce milieu, les voies digestives le
réalisent dès qu'elles s'écartent d'un fonctionnement
normal. Et c'est pourquoi, bien avant la maison et le
vêtement, je place l'alimentation au premier rang des
exigences hygiéniques. J'ai conscience d'ailleurs de
ne rien innover sur ce point. Tous les hommes ayant
quelque expérience des pays chauds savent que la santé
de l'Européen dépend en premier lieu de son hygiène
de table. C'est principalement pour sauver l'estomac,
que, tous, nous proscrivons l'alcool aux pays chauds;
et c'est d'instinct que les plus ignorants en arrivent
sinon à le supprimer radicalement, du moins à en diminuer notablement l'usage.

Encore un effort de réflexion, et ce ne sera pas seulement l'alcool, mais les écarts de régime, mais les excès
de table qui seront évités. Sans doute il existe un certain nombre d'incroyants, et même, s'ils croient à l'hygiène, d'impuissants à se discipliner sous le rapport de
la bouche. Je sais qu'il faut compter avec l'ardeur de
certains tempéraments, comme avec le pesant despo-
tisme des appétences. Retrancher le pâté de foie gras et
le champagne à certaines natures, c'est bien sur le papier

ou dans une consultation ; mais, pratiquement, c'est souvent une illusion. Je me rappelle avoir soigné un homme jeune et vigoureux, qui aimait la bonne table et entendait aux pays chauds se traiter aussi libéralement qu'en France. Toutes les fois qu'il prenait sa part d'un dîner d'invitation ou qu'il recevait chez lui, il faisait honneur à tous les services. Régulièrement le lendemain il était pris d'embarras gastrique avec fièvre et vomissements. Dans une colonie de la côte occidentale d'Afrique où il se trouvait en résidence, il n'était pas difficile de lui prédire une fièvre bilieuse, s'il ne changeait rien à son régime. Les avertissements tombèrent dans l'oreille d'un sourd. Il continua son genre de vie, et d'accès de fièvres en embarras gastriques toujours motivés les uns et les autres, par des écarts de régime caractérisés, il en arriva à faire une fièvre bilieuse hématurique qui faillit l'emporter. Sa convalescence fut longue, pénible, et il rentra en France. Il est absolument convaincu aujourd'hui de l'absolue nécessité d'être sobre aux colonies.

Cet exemple est loin, extrêmement loin d'être isolé. Accès cholériformes en Indo-Chine, fièvres graves en Afrique, les cas de maladies engendrées par l'abus des alcools ou des aliments sont légion. Sans doute, je le répète, ces écarts de régime ne jouent qu'un rôle préparatoire et occasionnel. Mais n'est-ce pas suffisant pour qu'on soit en garde à leur égard ?

Ainsi donc le régime alimentaire, fondement de l'hygiène de l'individu sous les tropiques, doit être l'objet d'une attention particulièrement soutenue. Je ne dis pas qu'une hygiène de la table, rationnelle et pratiquée avec courage, confère l'immunité absolue au regard de certaines maladies infectieuses ; ce serait tomber dans un système excessif, et ce n'est pas ma pensée. Mais je suis convaincu qu'elle aide puissamment à cette immunité conservant à l'organisme ses qualités fondamentales de résistance.

La distribution des repas dans la journée n'a peut-être, après ces considérations, qu'une importance secondaire. L'avouerai-je d'ailleurs? le sujet manque de solidité. Faut-il manger plus le matin que le soir? Il semble résulter de l'opinion générale des hygiénistes coloniaux que la question se résout par l'affirmative. Il est certain, et l'observation le montre, que le repas du matin, — je parle du déjeuner principal, — est mieux toléré, à quantité égale d'aliments, que le repas du soir ou souper. Non seulement l'observation des faits, mais aussi le raisonnement physiologique induisent à penser qu'il faut manger plutôt légèrement le soir, et cela pour les motifs suivants.

Normalement, par l'effet de la station debout, de la marche, du travail, les viscères abdominaux tendent, au fur et à mesure que s'avance la journée, à s'affaisser vers le bas du ventre. Ce phénomène, faiblement accusé chez les jeunes gens, s'accentue et devient la règle chez les hommes d'un certain âge. Il est surtout très marqué chez les dyspeptiques, et, chose digne d'attention, très fréquent chez les Européens aux pays chauds. Là, sous l'influence directe du climat, de la sudation excessive, de la dépression du système nerveux, les moindres fatigues physiques déterminent presque fatalement un certain degré d'abaissement de la masse intestinale. Ce mouvement de tassement entraîne l'estomac, et, pour peu que dans la journée on ait pris du liquide, la poche gastrique, dilatée, s'abaisse vers l'ombilic; de là cette sensation de fatigue, de ballonnement, de tension de l'abdomen que connaissent bien les coloniaux. Chose non moins intéressante, il arrive qu'à cette sensation se joint une sorte de besoin de manger, presque de l'appétit, quelquefois même un appétit véritable assez sensible pour tromper sur sa nature essentielle. C'est le plus souvent la sensation de *fausse faim* créée par la rupture d'équilibre qui s'est produite dans la position des viscères intra-abdominaux. La preuve en est que bien souvent, au moment même où ce besoin de manger se manifeste, il se produit des renvois qui témoignent de l'existence d'un reste d'aliments dans l'estomac.

Cette sensation révèle la fatigue gastrique. Comme conséquence directe et en quelque sorte mécanique, l'innervation du grand sympathique est troublée par le tiraillement qui pèse sur la masse gastro-intestinale. C'est une cause de tassement des matières et par suite de constipation; c'est une cause aussi de surmenage pour l'élément musculeux de l'estomac et de l'intestin. Dès lors un repas copieux sera mal toléré. Il y aura du ballonnement de l'estomac, de l'arrêt dans les mouvements automatiques de l'organe, de la stagnation d'aliments. Tous les troubles habituels de la dyspepsie apparaîtront.

Voilà l'ensemble des signes bien connus des coloniaux qui ont subi, un certain temps déjà, l'épreuve déprimante du climat tropical. Incontestablement, pour ceux qui les ressentent, le remède c'est le dîner sommaire. Il semble donc qu'il faille ériger en principe que des deux repas principaux on doit attribuer la prépondérance à celui du matin. Mais il est bien difficile de trancher aussi catégoriquement une question de ce genre.

Sans compter les jeunes gens pour qui c'est grâce de jeunesse d'avoir bon appétit deux fois par jour, il faut tenir compte encore des dispositions individuelles. Nombre de personnes, en effet, ont plus d'appétit le soir que le matin. Et, précisément ici, c'est encore une conséquence de la fatigue du jour, du tassement des viscères abdominaux, mais contenue cette fois dans des limites raisonnables. Le vide déterminé dans l'estomac par l'exercice physique et par la locomotion est normal et physiologique. Devra-t-on prescrire à ceux-ci le repas léger le soir? Évidemment non. Comme n'ayant le matin qu'un appétit faible, cette catégorie d'individus serait réduite à la diète si on lui appliquait les principes rigoureux qui conviennent à d'autres.

On voit donc qu'il est difficile de poser une règle inflexible. C'est, au demeurant, une affaire d'appréciation personnelle, de tâtonnement. C'est question plutôt de personnes que de généralité. Et cependant, convaincu que le séjour prolongé aux colonies développe peu à peu l'état dont j'ai exposé plus haut les conditions quasi morbides, et certain que tôt ou tard, soit par l'effet de maladie survenue et de convalescence difficile, soit simplement par l'affaiblissement des rouages organiques, l'estomac arrive à être fatigué le soir, je conseillerais d'entrer de bonne heure dans la voie des précautions. A ce point de vue, on peut s'entraîner progressivement à restreindre le souper, sauf à reporter sur le déjeuner la quotité d'aliments supprimée le matin.

Ces principes établis, il peut être indiqué à titre général et comme règlement usuel qu'il faut au moins faire trois repas par jour. Le Dr J. Navarre, entrant évidemment dans les vues qui précèdent, conseillerait volontiers de multiplier les prises d'aliment, sauf à les faire petites à chaque fois. Ce serait juste, si ce n'était la plupart du temps impraticable. Régime de convalescents, règle d'hôpital ou diète de malades, ce serait parfait. Mais dans la vie ordinaire de l'homme en santé je n'aperçois pas la possibilité de procéder de la sorte, encore que semblable habitude fût admirablement appropriée aux circonstances. Les occupations journalières, pour ainsi dire concentrées entre 7 heures et 10 heures du matin d'une part, 3 heures et 5 heures de l'autre, avec, entre ces deux périodes, près de quatre heures annulées par l'accablement de la chaleur, ne permettent pas de prendre plus de trois repas : un au lever, un entre 10 heures et demie et 11 heures et demie, un entre 6 et 7 heures. Une collation, placée vers 4 heures, coïnciderait avec le temps dévolu au travail ; placée vers 3 heures, elle se superposerait à la digestion du déjeuner, pas toujours achevée à ce moment, surtout sous les tropiques.

Il faut donc se rallier à trois repas. Le premier, le petit déjeuner du matin, doit avoir lieu environ vers 6 heures et demie ou 7 heures.

Il est plus sage de ne le prendre qu'une demi-heure après s'être levé, après que la station debout a permis aux matières alimentaires engagées dans l'intestin, et provenant du dernier repas de la veille, de descendre et de libérer entièrement les voies supérieures. On méconnaît généralement, en effet, ce fonctionnement des voies digestives. On perd de vue qu'au lit, ou simplement dans la position allongée, certains actes digestifs s'accomplissent incomplètement, notamment le cheminement des aliments dans les circonvolutions intestinales. Certes, la position allongée est plutôt favorable aux actes chimiques de la digestion ; c'est même, soit dit en passant, un palliatif des troubles dyspeptiques. Mais il faut, pour que tous les phénomènes de la digestion se réalisent entièrement, que le corps humain passe par les alternatives régulières du coucher et de la station verticale. Par cette succession de positions, la masse mobile des intestins tour à tour s'étale dans tout l'abdomen ou s'affaisse vers la cavité du petit bassin ; et de là résulte un jeu plus aisé dans la circulation des matières. Ces détails physiologiques font comprendre comment la voie gastrique devient libre, comment naît l'appétit, comment aussi l'aptitude à traiter de nouveaux aliments s'éveille dans l'appareil digestif.

Il n'est peut-être personne qui n'ait éprouvé de l'inappétence et même de la répugnance pour le premier déjeuner au lendemain d'un jour de nourriture abondante. C'est qu'en effet il y a encombrement intestinal, et il faut être déjà depuis longtemps levé pour que la sensation d'appétit renaisse. Ce que l'observation fait comprendre pour ces cas accidentels, le raisonnement physiologique l'impose dans le règlement de la vie journalière. Donc il faut d'abord se lever, faire sa toilette, et une demi-heure ou trois quarts d'heure s'étant

écoulés, alors seulement prendre le premier déjeuner.
Quels aliments convient-il de recommander. Ici encore
nulle règle formelle. Il faut tenir compte de l'âge, de
la profession, des aptitudes individuelles. Cependant,
toujours en me plaçant au point de vue suggéré par
l'expérience, je conseillerais d'abord un repas liquide
ou avec extrêmement peu de pain. Comme nature d'aliments, le lait, sans contestation possible, me paraît le
meilleur. Soit pur, soit additionné d'un peu de café ou
de thé, chaud et sucré, il apporte à l'économie une
ressource suffisante en principes nutritifs et toniques ;
il a en outre l'avantage de ne pas épuiser l'énergie gastrique que les pays chauds émoussent si promptement.
Mais pas de repas véritable, pas de viande surtout, ni
même de poisson, encore moins d'alcool. Ceux qui
méconnaissent ces préceptes, qui se nourrissent abon-
damment dès le saut du lit, ceux, surtout, qui refoulent
le microbe, comme ils le disent, avec le petit verre de
tafia ou le café remonté du même, ceux-là vont tout
droit à la dyspepsie, porte entre-bâillée désormais sur
toutes les maladies endémiques tropicales.

Le second déjeuner, — le principal repas, — est véritablement le repas de soutien et de réparation. Quelles
règles comporte-t-il ? Aucune qui ne soit de nature à
être acceptée par des esprits raisonnables. Trois plats,
des œufs ou du poisson, des viandes, des légumes.
Combien de grammes ? J'ai dit ce que je pensais des
taxations chiffrées en équivalents de carbone et d'azote.
C'est un jeu de statisticien, qui suit plutôt qu'il ne
commande le régime de l'homme en santé. L'homme
mange à sa façon d'abord ; et ce qu'un homme de poids
moyen absorbe sans hâte, posément, en se renfermant
dans les habitudes moyennes, correspond aux chiffres
indiqués dans les statistiques. Ce qui fait qu'il les
dépasse, c'est la précipitation des repas. Manger avec
lenteur, c'est presque toute la règle. Si l'on va vite, les
aliments sont engloutis en quelque sorte avant que la

sensation de faim ait eu le temps de s'apaiser, et l'on dépasse la mesure presque infailliblement. Si l'on va doucement au contraire, *si on se donne la peine de manger*, si on mâche bien, alors progressivement le besoin s'atténue, s'éloigne, et le sentiment de plénitude s'accuse au moment nécessaire. Ces considérations, bonnes à méditer en Europe, ne perdent pas de leur intérêt à passer les mers. C'est surtout aux colonies, où la nutrition joue un rôle si important, qu'il est utile d'en surveiller les fonctions. Je n'ajoute au surplus rien en ce qui concerne la nature des aliments, puisque j'ai déjà traité cette partie en parlant de l'alimentation. Mais je crois devoir insister tout particulièrement sur la nécessité absolue de ne pas vicier la digestion par l'absorption d'alcools, et, si j'ai toléré le vin, je recommande à son égard la plus stricte sobriété. Ici, encore, il est bien difficile de fixer les quantités de tolérance. Rien, comme on le sait, de plus variable suivant les individus. Fils de goutteux, rhumatisants héréditaires, dyspeptiques venus d'Europe feraient sagement de s'abstenir et de remplacer le vin soit par du thé, soit plus simplement, par de l'eau. Mais d'obtenir ce sacrifice de la part d'hommes en apparente santé, qui ne se connaissent aucun trouble, et qui, de plus, ont l'habitude du vin aux repas, il ne faut guère y compter. Reste à leur indiquer cependant qu'ils peuvent bien ne pas toujours demeurer indemnes de toute altération de santé, et qu'ils doivent se tenir prêts à retrancher résolument ce liquide de leur alimentation. Dans tous les cas, un fait domine la physiologie de l'Européen sous les tropiques, c'est la tendance aux sécrétions acides de l'estomac, et le vin, dans ce cas, c'est l'ennemi.

Pour le repas du soir, que dirai-je, après tout ce qui précède ? La question est déjà jugée. Il vaut mieux faire un repas léger que substantiel. Je me rallierais très librement aux conseils de M. le Dr J. Navarre, car ils sont conformes à ce qu'enseigne l'observation. « Ce repas, dit-il, se compose d'un potage, d'un seul plat de viande, de riz ou de légumes frais, cuits ou en salade, d'entremets sucrés et de desserts variés (1). » Il y a déjà suffisamment dans ce menu pour satisfaire un robuste appétit, car, après tout, cela dépend des quantités. Mais en demeurant dans les limites que j'ai tracées, peu importe la variété des aliments.

La répartition des repas dans la journée, leurs heures, le mode de l'alimentation qu'ils comportent, c'est déjà le régime de vie, puisque c'en est la base. Ce n'est pas tout pourtant. Il faut encore envisager les autres occupations du jour, et les heures de travail, et les heures inévitables de repos. Je dis inévitables, car nous sommes sous les tropiques, et ce qui serait oisiveté en Europe, oisiveté peut-être répréhensible, devient une impérieuse nécessité aux pays chauds.

Il n'est pas possible de travailler entre 11 heures et 2 heures. Telle est la remarque de principe. Il est des exceptions. J'ai rencontré comme tous les coloniaux des personnes qui échappaient à la suggestion de la sieste et qui, même, lisaient ou travaillaient aux heures chaudes. Mais combien peu nombreuses ! Quelques-uns somnolent étendus sur un rocking-chair, sans dormir tout à fait ; d'autres, plus aguerris ou voulant à toute force réagir contre l'assoupissement, vont et viennent dans la maison, glissent de temps à autre, par la fente des persiennes ou des stores descendus, un regard sur la rue où personne ne passe ou sur la campagne où tout dort. Dans le rayonnement de chaleur énorme qui embrase l'atmosphère, et se propage dans l'intérieur des appartements par les murailles elles-mêmes, à l'heure où les oiseaux s'immobilisent dans les feuillages, où les insectes se taisent, où la vie est comme suspendue dans la nature entière, quelques Européens privilégiés résistent à la langueur universelle.

---

(1) Dr J. Navarre. *Loc. cit.*, p. 265.

Est-ce un bien ? D'aucuns l'ont prétendu, parmi les hygiénistes coloniaux.

Les avis sont divers, chacun rapportant son jugement sur ce point à ses impressions. Les adversaires de la sieste disent qu'elle interrompt la digestion, et constatent qu'au réveil on a la bouche amère, une sensation de barre à l'épigastre, quelquefois des tendances nauséeuses. Et c'est juste pour certains individus. C'est juste surtout pour les dyspeptiques acides, qui déjà digèrent mal, sont ballonnés après les repas, ont de la constipation et la langue habituellement chargée. Pour ceux-là, je l'ai observé en médecin bien des fois, la sieste ne réussit pas toujours. C'est juste encore pour ceux qui cultivent l'apéritif et absorbent modestement un demi ou trois quarts de litre de vin à leur déjeuner pour se tonifier. Chez eux, l'estomac est bien avant la sieste déjà passif et dilaté. La sieste n'améliore pas cet état ; au contraire elle l'accentue en ce sens que si elle a lieu immédiatement après le déjeuner, la poche gastrique ne se vide pas de ses liquides, toute la masse alimentaire stagne et s'étale dans le ventricule, des fermentations s'y opèrent qui poussent à la formation d'acides anormaux. Au réveil, brusquement remis sur pieds, on sent alors la plénitude stomacale, accompagnée de pyrosis, de renvois, et souvent se dessine même un état nauséeux.

Oui, pour les personnes dans ce cas, la sieste est nuisible. Mais si elles ne la font pas, en seront-elles beaucoup mieux ? Et d'ailleurs peuvent-elles ne pas la faire ? Tout est là. Or s'il est une chose incontestable, c'est qu'une digestion difficile, laborieuse, pousse au sommeil. Aux pays chauds, ce phénomène est encore plus accentué qu'en Europe. De là cette pente que suivent irrésistiblement les coloniaux dyspeptiques, et qui les mènent promptement dès le déjeuner fini, à un sommeil de plomb.

Mais quant à ceux qui ont des digestions normales, je ne vois pas que la sieste leur soit nuisible. Fonssagrives la recommandait, modérée, mais régulière chaque jour. M. J. Navarre y verrait même l'avantage d'une baisse de la température du corps, sans doute comme conséquence simultanée du sommeil et de la sudation qui l'accompagne. Car on transpire beaucoup pendant la sieste, surtout pendant l'hivernage. Et c'est même là parfois une cause de malaise au réveil, que dissipe d'ailleurs rapidement le tub ou la douche. Quoi qu'il en soit je suis partisan de la sieste en principe. Pour qu'elle ne produise aucun des troubles que j'ai signalés et qui lui ont constitué des adversaires, je recommande seulement d'attendre, pour la faire, qu'environ une demi-heure se soit écoulée depuis la fin du repas, et je recommande encore plus la sobriété en alcool. J'estime en outre qu'une sieste de vingt à trente minutes est largement suffisante, faisant au surplus remarquer qu'il suffit à beaucoup de perdre simplement connaissance pour éprouver un sentiment de bien-être et des dispositions nouvelles à l'activité.

La sieste, néanmoins, ne comble, dans ces conditions surtout, qu'une bien faible partie du temps de retraite à domicile qui s'impose aux heures chaudes des tropiques. Que chacun s'occupe alors suivant ses goûts et suive ses inclinations personnelles. L'hygiéniste ne peut évidemment tout prévoir, tout régler à l'avance et prescrire uniformément à tous une occupation générale. Mais ce qu'il doit dire, c'est qu'il faut éviter tout travail sérieux, physique ou intellectuel. Que l'Européen se conforme aux indications si claires de la nature tropicale, qui tout entière se repose.

Une pratique excellente des colonies antillaises et de l'Amérique du Sud, c'est le bain ou la douche deux ou trois heures après la sieste. Le bain y est plus spécialement pratiqué, en raison de la simplicité d'installation qu'il réclame. A la Martinique presque toutes les maisons, sinon toutes, ont une baignoire à demeure placée dans le jardin ou la cour attenant à l'habitation, quelquefois sous la vérandah intérieure. L'eau du service public y coule d'une manière continue, de telle manière que sa pureté et sa fraîcheur ne laissent rien à désirer. Le courant déterminé par l'ouverture permanente du robinet d'alimentation et l'évacuation simultanée par l'orifice de sortie, ajoute à l'action rafraîchissante du bain l'impression épidermique produite par le mouvement rapide de l'onde. Il en résulte une sensation de bien-être délicieuse, qui est d'autant plus vive et salutaire, qu'elle s'exerce dans la langueur qui suit la sieste. Un bain de cinq à six minutes est largement suffisant pour produire l'action tonique. Beaucoup de créoles se bornent à une immersion rapide, passant aussitôt le peignoir pour marcher quelques instants. Généralement les Européens nouveaux arrivés dans la colonie aiment à prolonger le bain ; quelques-uns dépassent la mesure, y demeurent de vingt à vingt-cinq minutes. On a accusé le bain, dans ces conditions, de pousser aux congestions internes. J'ai souvenir d'un fonctionnaire colonial, arrivé de France à la Martinique vers la fin de 1872, qui, à la sortie d'un bain pris à la piscine de l'hôpital, — bain qu'il prolongea outre mesure comme il le faisait tous les jours depuis son débarquement, — ressentit presque aussitôt après sa sortie de l'eau une série de frissons qui furent le prélude d'un accès de fièvre au cours de laquelle se manifesta une violente congestion du foie.

Il dut entrer à l'hôpital ; on observa de l'ictère, et tous les signes d'une fièvre bilieuse grave. Ce ne fut qu'à grand'peine qu'il en réchappa. Le médecin en chef de la colonie m'apprit alors que cet accident était relativement fréquent parmi les Européens qui abusaient du bain. On conçoit d'ailleurs très bien que l'action d'une eau de montagne, fraîche, sur un organisme énervé par la chaleur, si elle est prolongée quelque temps,

détermine une poussée du sang de la périphérie vers
les régions internes. Rien que ce mécanisme peut
expliquer les congestions viscérales. Mais que, par
surcroît, il s'agisse d'un organisme où existe déjà de la
congestion hépatique ou splénique, fait si fréquent aux
pays chauds, alors on comprend très bien qu'en pareil
cas la congestion soit exaspérée et se réveille avec une
intensité aiguë.

Le bain froid est donc une arme à deux tranchants. Et
pourtant je n'hésite pas un seul instant à conseiller de s'en
servir, tant elle peut être utile si elle est bien maniée. Pour
cela, il n'y a qu'à considérer le bain comme un tub en
grand. Il suffit de s'y plonger quelques instants, de subir
l'impression vivifiante de la fraîcheur de l'eau, de se
passer rapidement les mains sur le corps pour lotionner
l'épiderme et le débarrasser des sédiments sudoraux.
Ceci fait, c'est fini. Tout le bien que le bain peut donner
à un Européen en santé aux colonies est obtenu.

Mais il s'en faut que toutes nos colonies soient pour-
vues des installations utiles. Il en est où le service
d'eau est à l'état rudimentaire, consistant dans le pui-
sage au fleuve ou à l'arroyau voisin, largement stercora-
lisés par les indigènes. Il en est d'autres où la canali-
sation ne vient pas jusqu'aux maisons; d'autres encore
où l'eau amenée de loin, s'est échauffée en route et ne
présente plus les qualités requises pour la balnéation
en pays tropical. D'une manière générale, sauf quelques
exceptions peu nombreuses, et en dépit des réclamations
des hygiénistes, les amenées d'eau des colonies sont
déplorablement entendues. Il en résulte que le bain frais
et hygiénique à eau courante, dans la baignoire à domicile tel que celui dont l'amiral de Gueydon a doté la Martinique, est une rareté coloniale.

On a bien, dans les villes du littoral, les bains de mer,
et dans les postes de l'intérieur, les bains de rivière.
Mais le bain de mer, il faut aller le prendre, faire de la
marche, se garer des requins, ce qui ne laisse pas d'être

préoccupation désagréable. Et puis, l'eau salée laisse la peau poisseuse, parce qu'elle ne dissout pas suffisamment bien les produits épidermiques. Il reste en outre du sel sur la peau, substance irritante aux pays chauds plus qu'ailleurs. Quant aux bains de rivière, il faut des places privilégiées pour les prendre, une berge plate, une rive peu profonde, un faible courant, pas de vase, — et, en Afrique surtout, veiller aux crocodiles ! Et puis encore il faut pouvoir aller se baigner à peu de distance ; difficulté à ajouter à celle qui résulte de la nécessité du bain après la sieste.

Aussi le tub ou la douche au seau renversé ont-ils remplacé le bain dans un grand nombre de localités tropicales. C'est d'ailleurs une bonne pratique, très recommandable à défaut d'eau courante.

Une autre pratique, qu'il est regrettable de ne pas voir plus répandue et qui, dans la vie journalière, devrait occuper sa place dans la matinée, au réveil, entre le lever et le premier déjeuner, c'est le massage.

Les voyageurs qui vont aux Indes, les Européens qui aiment à pénétrer dans la vie familiale des Orientaux connaissent la coutume du massage. Ceux qui fréquentent les hammams algériens, ou égyptiens ou turcs, ainsi que les bains russes, savent que tout bain de vapeur est suivi généralement d'un massage de tout le corps. Ce qui est le complément du bain dans ces contrées est une pratique entièrement distincte et autonome dans toute l'extrême Asie. Là le massage est pratiqué pour lui-même, comme une sorte de gymnastique passive, imposée par des mains extraordinairement expertes. Les Indiens, les Malais, les Annamites savent tous masser. Rapidement, mais avec une méthode remarquable, les muscles sont pétris, les articulations remuées, l'abdomen pressé et doucement foulé en tous sens.

Sous l'influence de ces passes, la circulation du sang dans les capillaires périphériques s'accélère; elle se dégage en même temps dans les masses profondes. Une activité nouvelle se manifeste dans tout l'organisme. Action bienfaisante entre toutes, le mouvement intestinal se ranime, amenant une circulation rapide des matières. Non seulement le foie et le système porte se dégorgent, mais toute la masse abdominale se désobstrue. Il y aurait là, pour l'Européen aux pays chauds, dans toutes les colonies, une pratique éminemment hygiénique à adopter.

Précisément ce sont les fonctions digestives qui languissent sous les tropiques, causant divers troubles au premier rang desquels se place, par sa perception si aisée, la sensation de fatigue musculaire, de courbature des membres. Le massage délivre de ces incommodités. Et non seulement il dissipe l'énervement, la faiblesse, l'abattement des forces, non seulement il donne du ton à toute l'économie, mais il donne par surcroît une nouvelle vigueur à la nutrition. J'estime donc que dans toutes les régions tropicales l'Européen devrait introduire le massage dans ses habitudes journalières, ou tout au moins devrait-il y recourir le plus fréquemment possible. Il n'est pas de race indigène où l'on ne puisse former de bons masseurs. Les nègres sont aussi faciles à dresser à ce métier que les Asiatiques.

Ainsi le bain, la sieste et le massage, constituent un ensemble de moyens d'hygiène privée inséparables d'une vie intelligemment comprise aux pays chauds. La marche aussi, mais mesurée, d'un pas tranquille, est indispensable au bon entretien de la machine humaine. J'en ai dit assez, précédemment, pour faire comprendre son rôle. Au rebours de l'objectif qu'on lui prête en Europe, où elle contribue à accélérer les combustions organiques et à faire de la chaleur, on ne doit lui demander que peu d'excitation physique. Aux pays tropicaux l'Européen aurait plutôt besoin de perdre du calorique que d'en produire; il en a toujours trop. C'est pour cette raison que le surmenage est si vite atteint, même dans des marches qui passeraient en Europe pour des

promenades. 8 à 10 kilomètres, c'est déjà excessif,
surtout si on répète cet effort fréquemment. Il ne faut
donc que marcher peu, faire 3 ou 4 kilomètres, et d'une
allure très modérée. Dans cette mesure la marche est
utile, nécessaire ; elle aide à la circulation intestinale
en provoquant un certain tassement de l'abdomen, qui
résulte des oscillations du corps.

Inutile d'ajouter que loin d'être utile aux dyspeptiques, elle est pour eux, au contraire, surtout après les
repas, une cause d'aggravation de leur mal ; car le tassement de l'abdomen amène chez eux la descente de l'estomac ; et sous l'influence de la pesanteur, les aliments
qu'il contient dilatent l'organe, s'immobilisent, déterminent des tiraillements douloureux et du ballonnement,
qui ne cessent que lorsqu'on s'assied ou qu'on s'allonge.

Règle d'ailleurs générale, ne jamais marcher, — j'entends marcher quelque temps et d'une certaine vitesse,
— en pleine digestion.

Au surplus, il est un mode d'exercice qui peut remplacer avantageusement la marche, — au moins sous le
rapport de la gestation en plein air. C'est la promenade
en voiture. Dans les colonies prospères la voiture est à
la portée de tout le monde. Aux Indes anglaises, comme
dans l'Indo-Chine française, la voiture publique est une
grande ressource, et il serait à souhaiter que l'usage en
fût possible partout. Il n'est guère utile d'insister sur les
avantages confortables qu'on retire d'une course en voiture aux pays chauds. Le grand air, et qui mieux est,
l'air vif donné par la vitesse du véhicule, les mouvements
communiqués au corps, le rapide défilé des perspec-
tives, la liberté de l'esprit qui résulte du repos physique,
toutes ces considérations expliquent et justifient le
bien-être qui résulte des promenades accomplies dans
ces conditions.

Dans les colonies, les soirées sont longues, la nuit
tombant de bonne heure. Il y a là des moments souvent
difficiles à passer, surtout dans les postes perdus dans

la brousse de l'intérieur. Dans les villes un peu orga-
nisées, chacun prend ses habitudes, et, bonnes ou mauvaises, chacun peut les satisfaire. Il en est qui demeurent en famille, ou qui se réunissent à des amis pour
les entretiens du soir, en plein air ou sous la vérandah.
A la lueur des photophores, autour desquels voltigent
les papillons et aussi, fâcheusement, les moustiques,
on cause des nouvelles du jour, des télégrammes venus
d'Europe, des menus faits de la vie locale. Les sages se
retirent vers 9 heures, 10 heures au plus tard, et vont
se coucher. Ceux qui ne le sont pas s'engagent dans
d'interminables parties de poker ou de manille ou de
chemin de fer, et souvent la danse des piastres se continue jusqu'au jour. C'est la sieste qui se chargera pour
ceux-ci de réparer la brèche qu'ils ont faite au sommeil.
Malheureusement elle ne répare pas toujours suffisamment ; et les nuits de cercle, dans certains petits locaux
qui revêtent, à partir de 11 heures ou minuit, des apparences monégasques, ces nuits-là ont coûté la vie à bien
des braves gens. On ne passe pas impunément les
nuits aux pays chauds à demeurer l'esprit tendu, le
corps en éveil ; car on pense bien que je n'envisage ici,
comme médecin, que le fait de la veillée longue et
énervante. Nombre de fièvres, de congestions du foie, de
dyspepsies opiniâtres et quelquefois graves, prennent là,
— non pas leur origine, certes, — mais leur aggravation.

Ce qu'il y a de mieux à faire, aux pays chauds, c'est
de se coucher avant 10 heures. Jusque-là, il ne manque
pas d'occupation, même de distractions pour tuer le
temps. Dans les centres on a toujours la ressource du
voisinage, sans compter les lieux de réunion, cercles,
cafés, qui, naturellement, se trouvent dans les villes
coloniales comme en Europe. Il est vrai que ces établissements entraînent à la consommation de rafraîchisse-
ments, et que ces derniers se concilient mal avec les
exigences de l'hygiène. Mais l'hygiène n'a pas la pré-
tention d'y faire le vide. C'est aux intéressés qui les

fréquentent à n'user qu'avec modération des boissons alcooliques qu'on y débite. La nécessité de vivre n'emporte pas forcément l'abandon de certains moyens qui peuvent y aider; et la sociabilité est évidemment un de ces moyens.

Quant à l'Européen isolé dans un poste de l'intérieur, il lui faut une résolution virile. Plutôt que de céder à l'ennui de la solitude, mauvaise conseillère, plutôt que de tomber dans l'habitude pernicieuse des bocks de bière et des pipes, qu'il se couche bravement dès 8 heures. Il ne s'en lèvera que plus tôt, dès l'aube, et conservera sa santé.

J'ai dit, à propos de l'habitation, que le lit colonial devait être de dimensions supérieures au modèle classique. Quant au couchage, c'est ici le lieu d'indiquer quelles conditions il doit remplir. En vérité elles sont bien simples, et se justifient d'elles-mêmes. La préoccupation fondamentale de l'Européen, et je dirai même de l'indigène, c'est de rechercher la fraîcheur durant la nuit, notamment par les temps lourds et orageux de l'hivernage. Je ne parlerai pas du lit de plume, car il faudrait supposer une aberration totale chez celui qui s'en servirait. Mais le matelas lui-même, le matelas de laine ou de laine et crin est une source de chaleur qu'il est bon d'éviter. Le matelas de crin pur, le matelas de coton des asiatiques extrêmement mince, sur un sommier à jour, toile métallique ou bande d'acier nickelé, voilà le type du couchage aux pays chauds. Combiné avec le lit large, on y dort sans éprouver de ces sueurs profuses qui sont une cause d'insomnie, d'énervement, surtout pendant la saison des pluies.

Au surplus chacun est juge de ses impressions ; le principe étant posé, il est toujours possible de s'arranger pour éviter les inconvénients d'un couchage trop chaud.

Il convient cependant de ne pas pousser les choses

trop loin. On ne se rend généralement pas compte de la facilité avec laquelle on se refroidit vers la fin de la nuit. En Europe ce phénomène de refroidissement matinal est bien connu, et l'on y remédie par l'adjonction de couvre-pieds ou de couvertures.

Il faut agir de même aux colonies. Le refroidissement nocturne a été indiqué avec à-propos par tous les médecins de la marine comme jouant un rôle dans le développement des affections du ventre : diarrhée, dysenterie, hépatites. Il est d'autant plus facile de s'y exposer aux pays chauds que la chaleur a été accablante au moment de se coucher. Combien de coloniaux qui, pour lutter contre cette chaleur et pour s'endormir, se contentent de se mettre sur le lit, sans draps ni couvertures ! Dans ces conditions, il est vrai qu'on s'endort plus vite, plus aisément dans tous les cas. Mais une fois endormi, quand vient le matin, vers 3 ou 4 heures, quand le rayonnement terrestre est à son maximum amenant une baisse notable du thermomètre, alors le corps de l'homme endormi participe à l'abaissement général de la température, sa sueur s'évapore en plus grande quantité ; d'autre part, il rayonne plus facilement son calorique, et dès lors il se refroidit. Car tout est relatif. Aux pays chauds, même avec 18 ou 20° centigrades autour de soi, on est exposé à un refroidissement, pour peu qu'on sorte d'une température ambiante de 28 à 35°.

Et c'est le cas des tropiques. On fera donc prudemment de se mettre au moins sous les draps jusqu'au buste, et de tenir sur les pieds, prêtes à être développées à la première impression de fraîcheur, une ou deux couvertures de coton.

Car le coton est le tissu colonial par excellence. Pas de laine, si ce n'est pour le vêtement. Mais s'agissant de lit, rien que des draps de coton, rien que des couvertures de coton. La toile est trop rude, même la plus fine ; d'ailleurs elle est infiniment plus chère que le coton, et, avec les manipulations des blanchisseurs indigènes, il faut pouvoir reconstituer à peu de frais le linge de corps usé ou déchiré.

CARACTÈRE ET AVENIR DE LA COLONISATION

Au point où nous en sommes, avec l'expérience déjà acquise, pouvons-nous conjecturer l'avenir de la colonisation européenne dans la zone intertropicale ? Existe-t-il des statistiques susceptibles de nous offrir une base solide, qui nous permette d'en augurer favorablement ? C'est ici le cas de distinguer. Que veut-on d'abord ? Savoir si la population européenne, très réduite d'ailleurs, qui se trouve éparpillée dans cette zone, est en progrès démographique, si elle se maintient au moins ?

A ce point de vue les statistiques n'existent pas. Mais nous savons que, même dans les vieilles colonies européennes, l'importance de la population blanche diminue régulièrement, soit que des causes économiques interviennent, qui provoquent des retours en Europe, soit que, faute de nouveaux apports qui le renforce, l'élément d'origine blanche ou perde progressivement sa résistance au climat, on tende à se fondre dans les éléments ethniques qui l'entourent.

Savoir au contraire si la mortalité est menaçante ? Quel taux elle atteint ? Quelles chances de durée un Européen peut avoir devant lui aux pays chauds ? A ce point de vue il y a quelques rares lambeaux de statistiques. Elles peuvent cependant, quoique bien incomplètes et sujettes à caution par le mode même de leur établissement, donner une idée approximative de la salubrité de certaines colonies. Malheureusement elles ne peuvent donner que cette notion, utile sans doute, mais totalement insuffisante pour répondre à la question fondamentale que nous nous sommes posée.

La plupart de ces statistiques ont, en effet, un vice radical. Elles englobent dans leurs chiffres la mortalité des campagnes de guerre ou des périodes de forte occupation militaire. Toutes affectent par conséquent un caractère excessif au début ; et comme, avec les années, la période d'occupation paisible survenant, les causes de mortalité étrangères au seul climat disparaissent d'elles-mêmes, il en résulte un abaissement marqué du taux de mortalité et de morbidité qui fait conclure à première vue à une amélioration sanitaire. Elle existe, ce n'est pas douteux ; mais elle est amplifiée singulièrement par l'opposition et le contraste de conditions qui ne peuvent véritablement pas entrer en ligne de compte.

Prenons un exemple. Voici la statistique de la Cochinchine que M. le Dr Bonnafy, médecin en chef de la marine, a publiée dans le *Recueil des Archives de médecine navale* (n° de mars 1897). Elle a été dressée avec un soin particulier, et son auteur a justement pris soin de faire ressortir l'influence des expéditions ou des épidémies. Cette statistique porte sur une période de vingt-huit ans.

Mortalité pour mille dans la Cochinchine française, de 1861 à 1888.

ANNÉES		DÉCÈS p. 1000	ANNÉES		DÉCÈS p. 1000
1861	—	115	1875	—	27
1862	—	86	1876	—	27
1863	—	72	1877. Expédition : choléra		37
1864	—	52	1878	—	18
1865	—	44	1879	—	11
1866	—	45	1880	—	12
1867. Expédition : dysenterie		50	1881	—	13
1868	—	31	1882	—	11
1869	—	28	1883	—	14
1870	—	38	1884	—	23
1871. Guerre : relève retardée		45	1885	—	29
1872	—	27	1886	—	16
1873	—	31	1887	—	16
1874	—	30	1888	—	24

Deux observations se présentent. La première, c'est que de l'élément colon la distinction n'est pas faite dans ces chiffres. Ils englobent pêle-mêle militaires, fonctionnaires et commerçants. La répercussion sur la mortalité globale, soit des expéditions, soit des épidémies plus meurtrières dans le groupe militaire que dans le groupe civil ajoute à l'obscurité qui résulte de cette confusion. La seconde observation, c'est que cette statistique ne semble pas comprendre les décès survenus en mer, sur les navires de rapatriement, ni dans les ports à l'arrivée en Europe. Et cependant ces décès, causés par les maladies contractées en Cochinchine devraient y figurer pour donner à une statistique de la mortalité coloniale sa véritable valeur.

Malheureusement les statistiques de nos possessions outre-mer reposent sur la même confusion. En sorte qu'il est impossible d'en tirer une conclusion quelconque en ce qui concerne la morbidité et la mortalité de l'élément vraiment colonial, c'est-à-dire en ce qui touche les Européens civils résidants, soit dans le commerce, soit dans l'agriculture.

Elles ne peuvent servir qu'à donner une indication sur la salubrité générale, et encore cette indication est-elle sujette à réserves, puisque les années les plus chargées se trouvent être des années d'expédition ou de mouvement de troupes. Vouloir se faire une idée scientifique de la valeur sanitaire d'une colonie en comparant entre eux des éléments statistiques aussi différents, et aussi peu rationnel que de faire entrer en ligne de compte, pour l'appréciation du climat de Madagascar, l'énorme mortalité qui a frappé le corps expéditionnaire de cette île lors de la conquête.

On ne fera quelque chose de bien, en matière de statistique coloniale, que lorsqu'on la fera porter, par sections séparées, sur les divers groupes des résidants. Il faudrait d'un côté, prendre les soldats, calculer exactement leurs effectifs, les évacuations et les renouvellements; prendre d'un autre côté les fonctionnaires civils, les ranger en catégories par durée de séjour, chiffrer pour chaque catégorie la morbidité et la mortalité; prendre enfin les colons, négociants, agriculteurs, etc., les suivre annuellement dans la durée de leur résidence, de beaucoup plus longue que celle des soldats et des fonctionnaires, et établir le bilan sanitaire aux diverses périodes de leur séjour.

C'est, il semble, ce que l'on a fait dans la colonie allemande de Cameroon (côte occidentale d'Afrique).

La statistique suivante, est en tous les cas, intéressante.

ANNÉES	NOMBRE D'AGENTS présents dans la colonie.	DÉCÈS	PROPORTION p. 1000.
1890-91	170	18	106
1891-92	166	25	151 .
1892-93	215	17	79
1893-94	220	25	114

Si l'on prend la moyenne de ces chiffres on obtient pour l'année moyenne le taux suivant :

Nombre moyen d'agents.	Décès.	Proportion p. 1000.
192	21	112

Une simple réflexion : si au lieu de rester deux ou trois ans à Cameroon, les agents y étaient maintenus dix ans, il est à présumer qu'il n'en resterait guère au bout de cette période. C'est la conclusion à laquelle on arrive inévitablement quand on analyse les éléments statistiques ci-dessus. Et, en effet, si les cadres européens des colonies intertropicales, au lieu d'être alimentés par une relève, et renouvelés périodiquement de telle manière qu'après un petit nombre d'années les unités n'ont plus rien de commun avec celles qui les ont précédées, si ces cadres étaient permanents, ils fondraient entièrement sous l'influence meurtrière du climat. J'ai ici, naturellement, surtout en vue l'Afrique. Car, par les mêmes latitudes, il existe des climats plus tolérants. Le Brésil, par exemple, offre cette particularité que j'ai déjà signalée dans un autre chapitre, d'avoir, même sous l'équateur, des régions colonisables ; régions littorales ou montagneuses, voisines, il est vrai, de vastes plaines aux forêts inhospitalières, mais où, du moins, par l'effet de causes diverses — nature du sol, absence de population dense, vents alizés battant en côte, purifiant le littoral et portant au loin les brises vivifiantes, — l'existence de l'Européen est bien moins menacée qu'en Afrique. Outre l'Amérique, il y a encore les îles de la Polynésie, où certainement le blanc peut s'établir avec plus de sécurité et plus de chance de durer.

Mais quand je parle colonies, je n'ai en vue que celles qui accaparent actuellement l'opinion et constituent, par leur colossale étendue, par leurs richesses supposées, par l'importance politique qu'après trois siècles d'abandon les dirigeants de l'Europe y ont tout à coup découverte, le vrai domaine colonial du xxᵉ siècle.

Je dis donc que les agents européens doivent être renouvelés en Afrique, qu'ils doivent avoir une relève en Europe, et que, sans cette disposition fondamentale, leurs cadres ne sauraient résister.

Et je m'associe sans réserve à l'opinion suivante des rédacteurs du *Rapport sur l'hygiène du Congo* : « D'une manière générale, la période d'activité (séjour colonial des fonctionnaires de l'État indépendant) ne doit jamais être conseillée longue, et il convient d'être très prudent avant d'autoriser un agent dont le terme expire, à contracter un nouvel engagement, sans aller, dans l'intervalle, réparer ses forces en Europe.

« On a prétendu que la troisième année les agents se portent mieux, il faut s'entendre. Ceux-là seuls arrivent à la troisième année qui ont une certaine immunité, naturelle ou d'expérience, contre la fièvre et souvent, en effet, au cours de leur dernière année, ils ne présentent que peu d'accès fébriles ; mais le mal n'est pas toujours arrêté pour cela. Dans l'organisme apyrétique, l'impaludation peut continuer lentement ses ravages, la cachexie s'établit sournoisement, mais progressivement, et quand, au bout de trois ans passés de suite en Afrique, le sujet revient en Europe, il ne réussit souvent pas à réparer l'intégrité de ses forces. Si, alors, il retourne au Congo, il y arrive mal disposé, il supporte mal sa réadaptation au climat, et souvent il tombe brusquement, succombant à un accès pernicieux ou à la fièvre hématurique. »

« Nous sommes donc, ajoutent-ils, *en thèse générale*, et sauf exception pour certaines localités, adversaires des engagements de trois ans... L'expérience faite au chemin de fer (chemin de fer du Congo) est à ce point de vue très instructive. La compagnie n'a jamais voulu d'engagement pour plus de deux ans, et, maintenant encore, le temps moyen du service effectif reste inférieur à ce chiffre (1). »

Il est à remarquer d'ailleurs que dans les colonies françaises d'Afrique la durée réglementaire du séjour des fonctionnaires et divers agents est fixée entre un an (Dahomey), dix mois (Soudan, Guinée, côte d'Ivoire) et deux ans (Sénégal), qu'au delà de ce terme on ne compte que de rares individualités qui résistent, et qu'il en est un certain nombre qui n'attendent pas toujours l'expiration de la période normale pour solliciter leur rapatriement pour cause de maladie.

Si les fonctionnaires et les agents du service colonial, tant des colonies françaises que des anglaises, des allemandes et des belges, ne peuvent fournir un service colonial d'une durée dépassant au maximum trois ans et fixée le plus souvent en deçà de ce terme, que peut-on attendre du colon de peuplement ?

Poser la question, c'est la résoudre. Il n'y a pas de

---

(1) Rapport sur le climat, la constitution du sol et l'hygiène de l'État indépendant du Congo, rédigé par une commission composée de MM. A. Bourguignon, Cornet, Dryepondt, Firket, Lancastre et Meuleman.

peuplement possible en Afrique. L'Européen a contre lui les forces écrasantes d'une climatologie continentale comme il n'en existe nulle part de semblables. Ni le Queensland, ni la Nouvelle-Guinée, ni les Célèbes, ni Java, ni aucune des îles tropicales ou équatoriales ne peuvent être comparées à ce point de vue, à l'immense masse d'argile ferrugineuse tour à tour brûlée et noyée que représente l'Afrique. Les îles, au moins, ont l'influence enveloppante de l'atmosphère pélagique; elles ont le plus souvent des montagnes élevées, des altitudes rapidement accessibles. Et l'on conçoit que les blancs aient pu faire souche aux Antilles, à Taïti, on comprend qu'ils prospèrent en Calédonie. Mais en Afrique, rien de semblable. D'immenses plaines faiblement vallonnées, coupées de vallées gigantesques où débordent des fleuves puissants grossis d'affluents nombreux, dont quelques-uns sont navigables; un sol presque partout imperméable à peu de profondeur, sur lequel la saison des pluies jette des torrents d'eau; où se multiplient alors les marécages; où se lève, il est vrai une magnifique végétation, mais où aussi se décomposent et fermentent d'énormes quantités de matière organique produite par cette même végétation; des altitudes générales allant de 150 à 800, sauf dans la région des grands lacs où elles dépassent 1000, en somme moyennes et insuffisantes; à l'Équateur, sous une bande de près de 16 degrés, une abondance de pluies telle que les saisons sont faiblement tranchées sur le littoral et se confondent en un hivernage continu dans l'intérieur; partout enfin une température élevée, en moyenne, au-dessus des températures qui caractérisent les régions similairement situées dans les autres parties du globe; telles sont, résumées, les caractéristiques de ce continent.

Et avec cela, et pour cela, une insalubrité notoire, dont les principaux éléments sont les fièvres paludéenne, typhoïde, bilieuses de diverses origines, la bilieuse, hématurique, la fièvre jaune ; l'hépatite, la dysenterie, l'anémie, les helminthiases, les dyspepsies. Voilà, certes, bien des causes de non-adaptation pour l'Européen, et plus qu'il n'en faut pour expliquer combien est ardue la tâche colonisatrice de ces régions.

Mais toutefois, si le blanc ne peut tendre à une indigénisation personnelle, s'il est illusoire de considérer l'Afrique comme une de ces colonies que l'Europe a essaimées dans les xviie et xviiie siècles, il est permis de se demander s'il n'est pas d'autre mode de colonisation qui puisse prévaloir et peut-être réussir.

Il en est certainement un, et je crois que c'est le seul, l'exploitation commerciale sans peuplement ni tentative de peuplement.

Mais pour qu'il aboutisse, ce ne sont pas seulement des capitaux, comme on le répète sans cesse, qui sont nécessaires, c'est encore une organisation. Et celle-ci visant les agents d'exploitation, est autant hygiénique qu'administrative. Ce qu'il importe, c'est de donner aux Européens, chargés de faire valoir le capital, des sécurités physiques ; c'est de les mettre à même de résister au climat. Sans cette assurance, que pourraient bien valoir les millions engagés ? Et c'est là, j'en suis convaincu, la pierre d'achoppement du succès colonial.

Il faut, d'autre part, envisager l'hygiène autrement que par le côté médical. C'est un ensemble de connaissances dont quelques-unes, évidemment, relèvent plus particulièrement de la science médicale, mais dont le plus grand nombre intéressent la science de l'ingénieur, de l'architecte, et doivent nécessairement aussi influer sur l'administration. Celle-ci doit se laisser guider par l'hygiène dans le choix physique des agents coloniaux, et céder beaucoup moins aux considérations personnelles. Elle doit avoir pour objectif exclusif, semble-t-il, le développement économique de nos possessions, et non pas l'extension des fonctions politiques trop nombreuses qui en vivent. En ce cas, il est nécessaire qu'elle adopte un programme se rapportant à ce développement : Hygiène de l'habitation, hygiène de la voirie, statistiques de morbidité et de mortalité suivant les âges, les professions, suivant aussi la durée de séjour.

Je ne parle pas de la création des laboratoires indispensables, comme celui de Buitenzorg à Batavia et celui que va créer au Congo l'État indépendant, destinés à étudier méthodiquement les maladies locales. Cette création que je m'honore d'avoir provoqué dès 1891, en organisant l'Institut Pasteur de Saïgon, existe en principe. Pour remplir sa destination, il n'y a qu'à lui souhaiter une stabilité et une assistance administrative qui lui font défaut depuis 1895, époque à laquelle ont prévalu dans l'administration coloniale de déplorables tendances en matière d'organisation sanitaire. Il y a en un mot une véritable organisation sanitaire à créer, comme aux Indes anglaises par exemple, si l'on veut marcher en pleine lumière et ne pas errer perpétuellement à tâtons.

Si les colonies tropicales, au lieu d'être simplement administrées politiquement, suivant l'antique et stérilisante tradition, recevaient dans le sens de la colonisation agricole et commerciale une impulsion méthodique et persévérante soutenue par la recherche de tous les moyens susceptibles d'aider les Européens à y vivre, qui peut douter qu'après très peu d'années il ne résultât de cette orientation nouvelle un véritable progrès ?

Mais il faut, pour cela, modifier complètement nos vues en matière de colonisation. Le temps des Canadas et des Louisianes est passé, et la colonisation directe, immédiate, a vécu.

Limité dans ses moyens d'action par le climat, on pressent, en effet, que l'Européen n'est pas appelé à être, sous les tropiques, l'homme du travail des champs que rêvent les utopistes de la colonisation. Et en effet, jamais, du moins en Afrique, la race blanche ne donnera une classe d'ouvriers agricoles. Pas plus qu'elle

n'y fera d'ailleurs souche durable, sauf bien entendu,
le cas de métissage — et, toutefois, dans quelle mesure? —
elle ne pourra davantage s'attacher au sol par la culture
directe, ni n'acquerra cette force de tenue qui fait le
paysan doublement propriétaire de sa terre. La somme
d'activité que l'Européen peut déployer, de 7 heures
du matin à 10 heures, et de 3 heures de l'après-midi
à 5 heures et demie (car il ne faut pas oublier qu'à
6 heures il fait nuit sous les tropiques) il ne peut l'utiliser qu'à la surveillance, qu'à la conduite des travaux
des champs.

C'est un fait qui domine de haut toutes les concep-
tions de l'économie politique coloniale. N'y eût-il déjà
que cette incapacité physique, conséquence du climat,
qu'on aperçoit de suite toute l'absurdité des croyances
qui reposent sur la colonisation individuelle. Mettons de
côté la Nouvelle-Calédonie, et encore, je le veux bien,
quelques côtes d'altitude à Madagascar, aux Antilles et
à la Réunion, où l'on a d'ailleurs singulièrement exagéré
le travail direct du blanc, tout le reste des pays chauds,
et l'Afrique surtout, cette Afrique qui a éveillé tant
d'espérances chimériques, est absolument inexploitable
par l'Européen ouvrier agricole. Non seulement le temps
matériellement ouvrable pour lui est insuffisant, mais
ce temps même ne lui appartient plus dès qu'il veut
l'employer à remuer le sol. Le paludisme le guette, le
surmenage physique n'attendrait pas pour le terrasser.
Cultiver 25 mètres carrés de jardin, c'est, je crois
bien, tout ce qu'il est permis d'attendre d'un blanc
sous les tropiques, comme dans ces jardins de troupe
qu'on entretient aux abords des cantonnements, ou
dans ces parterres de jolies fleurs dont on orne certaines résidences coloniales. Et encore la main de l'ouvrier indigène y est-elle largement mise à contribution.

Non, le régime de vie dans les régions intertropicales ne comporte pas pour le blanc la possibilité du
travail agricole. C'est une utopie absolue de croire à

l'avenir du colon européen, j'entends de l'individu cultivant lui-même le sol qu'il possède. Il n'est pas un seul vrai colonial pour y croire ; il est malheureusement encore beaucoup trop de coloniaux en chambre pour se l'imaginer de bonne foi.

Reste pour l'Européen le commerce, la direction des exploitations agronomiques, les fonctions administratives ou judiciaires, et enfin l'armée.

L'hygiène s'intéresse également à ces diverses expressions de l'activité coloniale ; car c'est par elles que s'organisent les colonies, et elle est appelée à intervenir par ses conseils dans leur développement normal.

Ici, une distinction est nécessaire. Toutes les colonies, nous l'avons vu, ne sont pas appelées au même avenir. Il en est que la douceur du climat, désigne pour être des terres de peuplement : telle la Nouvelle-Calédonie. Il en est d'autres que la richesse naturelle du sol, l'industrie et une sociologie déjà avancée des populations poussent au développement agricole, commercial et industriel : telle l'Indo-Chine. Il en est enfin une troisième catégorie, la plus considérable par l'étendue, qui, par l'insalubrité du climat, par l'inégale fécondité du sol, par l'infériorité des races indigènes qui l'habitent, paraît devoir exiger de laborieux et coûteux efforts pour progresser ; ce sont les colonies de l'Afrique tropicale et équatoriale.

Ces colonies qui ont, comme je l'ai dit tout à l'heure, été pour une bonne part dans le réveil des idées d'expansion, ne sont pas, au sens ordinaire du mot, colonisables. Ouvertes au commerce sur leur littoral, où il se fait un trafic déjà ancien des principales productions du pays, graines oléagineuses, caoutchouc, ivoire, un peu d'or, elles sont certainement appelées à grandir par ce même commerce ; mais elles ne sauraient offrir aux petits colons, aux colons d'acclimatement et de peuplement, la moindre chance de réussite. Enlevons du Sénégal, vieille possession de plus de deux cents ans (compagnie normande de 1626), les fonctionnaires et les employés de commerce à résidence temporaire, que reste-t-il de population européenne véritablement native et acclimatée? A peu près rien, rien même si l'on écarte jusqu'aux traces de métissage. Dans ces conditions, nous sommes en possession du fait expérimental. La preuve est faite par le temps de l'inaptitude du sang européen à faire souche directe et durable, à s'acclimater en un mot au Sénégal. Et le Sénégal est encore favorisé sous le rapport des saisons, si on le compare à la Guinée, à la côte d'Ivoire, au Dahomey, au Congo ; favorisé aussi si on le considère sous le rapport de la salubrité.

Je ne suis d'ailleurs pas de ceux qui jugent la question coloniale d'après celle du peuplement direct et de la colonisation par des mains européennes. Je conçois très bien que les colonies de notre grand empire africain puissent être exploitées d'autre manière.

Mais dans l'état général des esprits, avec la croyance aux débouchés qu'elles sont censées offrir à des bras inoccupés en France, avec les utopies et les préjugés qui nous gouvernent, ce n'est pas généralement ainsi qu'on envisage la mise en valeur de nos possessions.

L'ouvrier d'usine, le manœuvre, le petit employé, le bon à tout faire sans métier de nos grandes et moyennes villes croient assez volontiers, depuis qu'on parle de colonies et de colonisation, qu'ils n'ont qu'à passer les mers, pour aller trouver la fortune dans une contrée beaucoup plus chaude, il est vrai, mais qui est encore sans doute habitable. Les fonctionnaires y vont bien, qui y prospèrent administrativement, qui font leur carrière : pourquoi donc l'homme du peuple, malheureux en Europe, n'y irait-il pas? Il y a là un mirage décevant et dangereux pour l'avenir même de notre développement colonial. La fortune, sous les tropiques, c'est l'agriculture qui la donnera ; mais, sous les tropiques, plus qu'ailleurs, l'Européen *ouvrier* ou *laboureur* n'est pas capable d'être agriculteur. Ni régime de vie convenable, ni formule magique de médecin, ni prescription infaillible de l'hygiène ne changeront rien à la nature des choses.

A l'agriculture, au travail des champs, c'est le nègre seul, — s'il y consent — qui fournira les bras nécessaires ; lui seul est capable physiquement de donner la somme utile de travail sous le soleil dévorant des pays chauds. Et encore, pas toujours. Nombre de races de l'Afrique sont impropres aux travaux un peu durs. Que l'on veuille, — ainsi qu'il le faudra nécessairement, — constituer les voies de pénétration sans lesquelles tout projet d'exploitation de ce continent est une chimère, on se heurtera à des difficultés que ne prévoient pas probablement les théoriciens de la colonisation africaine. L'expérience fournie à ce sujet par la construction du chemin de fer du Congo belge est instructive. Les auteurs distingués du Rapport déjà cité sur le climat, la constitution du sol et l'hygiène de l'État indépendant du Congo, la mentionnent en ces termes : « D'une manière générale, ce sont — comme pour les Européens, du reste — les races à tempérament énergique, d'un caractère indépendant, d'un physique sec, nerveux, qui ont montré le plus de résistance. Tels sont les *Sénégalais*, les *Zanzibarites*, et aussi, dit-on, les *Cafres*. Les premiers sont d'ailleurs puissamment aidés dans leurs moyens de résistance par les prescriptions du mahométisme, *sobriété, propreté*, et, du côté moral, par le fatalisme ; ils sont d'ailleurs ordinairement supérieurs en intelligence. Leur faculté de résistance s'est montrée spécialement dans les mauvaises périodes où la mortalité était élevée. Certes, ils ont eu des victimes, mais en petit nombre... Les *Zanzibarites*, venus au début, ont assez bien résisté ; comme c'est le cas pour la plupart des contingents, il s'est fait d'abord une sélection assez rapide, qui a éliminé les plus faibles et les inférieurs ; bien que les conditions fussent défavorables, au bout de quelques mois, les décès devinrent beaucoup plus rares.

Les *Sierra-Léonais,* venus de la ville ou des faubourgs de Sierra-Leone, ont montré, au début, très peu de résistance et ont subi des pertes sérieuses... Les *Crooboys* (Croomen) gens fort musclés, véritables athlètes souvent, ont très mal résisté au début ; gens de mer ou de rivière, ils sont très utiles dans le maniement de lourds fardeaux, mais ils ont besoin d'un certain bien-être ; *ils ont subi de grandes pertes dans les travaux de terrassement.*

Les *Accras* ont aussi peu résisté dans ces travaux, dans la mauvaise partie, au début... Les *Dahoméens,* farouches et défiants au début, placés dans un milieu inconnu, se négligèrent et *succombèrent comme les autres, en grand nombre...* Les *Barbades,* composés de noirs purs, dont un certain nombre d'origine congolaise avaient été transportés autrefois comme esclaves, *et de quelques métis, avaient perdu leur immunité* première pour les maladies de leur pays, et furent plus souvent et plus gravement malades que les Européens. On estime à 50 p. 100 le chiffre des décès... Les *Chinois* (ce suprême recours des entreprises de travaux publics sous les tropiques — isthme de Panama) ont présenté une mortalité d'environ 50 p. 100... »

Ainsi donc, même la main-d'œuvre tropicale, en la supposant disposée à entrer dans les vues de l'économie politique coloniale des Européens, est une ressource sur la valeur de laquelle il y aura bien des mécomptes. L'œuvre de colonisation africaine, ayant contre elle l'inaptitude physique de l'Européen, que rien au monde ne peut modifier, et la nonchalance ou la débilité naturelle des indigènes, sera par conséquent une entreprise longue et ardue. On peut même douter qu'elle aboutisse, à moins que de bonne heure une conception plus scientifique ne remplace les tâtonnements et les expédients de l'heure actuelle.

L'hygiène, appuyée d'enseignements séculaires, fait comprendre l'impossibilité d'appliquer les anciennes idées coloniales à l'Afrique tropicale. L'insalubrité de son sol, l'implacable ardeur de son atmosphère, l'influence démographique de ses populations, tout s'oppose à l'implantation de la famille européenne. Pour les hommes d'une génération, c'est déjà beaucoup d'y vivre en moyenne une dizaine d'années réparties en trois ou quatre séjours, et coupées de retour en Europe.

Je ne vois de possible qu'une seule colonisation, celle des grandes compagnies agricoles et commerciales. Je ne comprends qu'une seule espèce de colons ; les directeurs, les surveillants de travaux, les comptables de ces grandes compagnies.

Des agents jeunes et robustes, qualifiés par leurs études antérieures, pour faire de l'agriculture, des administrations assez riches pour leur assurer *un large, un très large bien-être en habitation, nourriture et profits pécuniaires ;* des cadres de relève pour permettre aux employés à tous les degrés de revenir en France s'y reposer des fatigues coloniales ; des capitaux assez fortement constitués pour permettre d'attendre la période de rapport, toujours plus lointaine que ne se l'imaginent les visionnaires de l'expansion coloniale ; telles sont les bases, et les seules évidemment possibles, sur lesquelles doit s'édifier la colonisation africaine. Et dès lors, non seulement il ne faut pas encourager la petite émigration, celle qui, livrée à elle-même, sera forcément dévorée par le minotaure tropical, — car l'encourager serait immoral, — mais il faut encore la détourner systématiquement.

Un colon européen, dans une case misérable bâtie en pisé ou en planches, sur quelque rive fangeuse d'une des rivières du Sud ou du Congo, de l'Oubanghi ou de tout autre de ces cours d'eau dont les livres d'étrennes ou de relations de voyage donnent de si poétiques reproductions photographiques, est irrémédiablement perdu. Il n'aura pas levé à la bêche ou défoncé à la charrue la moitié d'un hectare sur les trente ou quarante de son domaine, que la fièvre, ou la dysenterie, ou quelque autre infection organique l'aura emporté. Non ! pas de petit colon cultivant lui-même, pas de concession qui soit une tombe prématurée ! Ne joignons pas une mauvaise action à des procédés désastreux d'administration coloniale. Car une pareille méthode, à laquelle l'esprit d'une démocratie est évidemment porté par ses principes mêmes (le morcellement des terres, la constitution de la petite propriété) — est non seulement une source d'amères déceptions et de ruine pour ceux à qui elle s'adresse et qu'elle semble favoriser, mais, par surcroît, elle est de nature à perdre dans l'opinion la politique coloniale et à entraîner la déchéance de nos établissements. La petite propriété n'est pas viable sous l'équateur ; l'état collectif seul peut s'y maintenir.

La conclusion naturelle, à laquelle l'observation et l'expérience mènent directement, c'est que l'Afrique intertropicale est, avant tout, une terre de souveraineté. Peuplée par des races adaptées au climat, races nombreuses et prolifiques, elle oppose au peuplement européen la double barrière de son climat et de ses habitants. L'élément blanc n'y peut vivre, ne peut, du moins, y faire souche, qu'à la condition de s'y perdre dans le métissage ; et l'on ne sait même ce que ce dernier pourra définitivement donner, car il semble, de l'aveu de tous les coloniaux, que les métis soient moins résistants que les types primitifs dont il dérive.

L'Europe est donc condamnée à ne jamais prédominer de son sang dans l'Afrique noire, non plus, d'ailleurs, que dans les empires jaunes de l'extrême Asie. Elle est condamnée à organiser d'immenses territoires de richesse très inégale, à éduquer d'innombrables peuplades de capacité intellectuelle variable, mais la plupart du temps peu étendue. Lourde tâche, et qui demandera non pas vingt ans, ni trente, ni cinquante, mais un siècle, deux siècles, sinon plus ; et encore fais-je état de nos moyens d'action modernes qui sont incomparables : chemin de fer, télégraphe, instruction publique, et de tout ce qui constitue la puissance de rayonnement de notre civilisation.

En s'efforçant d'élever progressivement le niveau moral de peuples qui vivent dans une simplicité plus que biblique, but qu'évidemment elle envisage, l'Europe, encore, cherchera, ce qui est légitime, à exploiter commercialement et industriellement ses possessions. Ailleurs qu'en Afrique, en Extrême-Orient, par exemple, la tâche lui sera singulièrement facilitée par le degré de développement moral auquel d'antiques civilisations ont porté les peuples qui habitent ces régions. Mais en Afrique, dans l'Afrique inaccessible au nombre européen, dans l'Afrique intertropicale où le blanc ne peut ni travailler industriellement, ni faire lui-même la culture du sol, il n'y a place que pour l'instrument de la souveraineté, l'armée, et pour le capital européen associé, administré, appliqué avec méthode aux différentes activités économiques par un groupe relativement restreint et bien choisi de représentants des intérêts de la métropole, agriculteurs, industriels et négociants.

L'armée, je la conçois fortement constituée, mais, pour la presque totalité des hommes de troupe, composée d'éléments indigènes. Les bataillons de tirailleurs sénégalais et haoussas montrent ce qu'on peut espérer à cet égard de certaines races africaines. Encadrés solidement par des Européens, il n'est pas douteux qu'on n'obtienne une force sûre et fidèle, surtout en appliquant la règle de recrutement extérieur à la région occupée. Quant à l'emploi des soldats européens, sans doute il serait imprudent d'y renoncer, et j'estime qu'il faut avoir un noyau de forces vraiment nationales pour dominer, et au besoin contenir les autres. Mais c'est un

calcul de spécialiste militaire, et je me borne à souhaiter
qu'on restreigne au strict nécessaire l'envoi en Afrique
équatoriale des unités de cette sorte. Par l'armée, ai-je
besoin de le dire ? nous pouvons beaucoup sur l'esprit
des peuples africains.

Esclaves de la force, les nègres mahométans ou fétichistes acceptent franchement la domination armée.
Chose remarquable, bien différents des races asiatiques
qui, si elles s'inclinent aussi devant la force, ne font
que la souffrir passivement et sont toujours prêtes à
en secouer le joug, les noirs africains s'y associent et
peu à peu arrivent à en identifier les manifestations
qu'elle revêt, service militaire, fidélité au drapeau de
la nation suzeraine, avec leur besoin instinctif
d'obéir à une autorité. Je crois donc qu'en l'état où se
trouvent actuellement les peuples africains, notamment
au Soudan, dans l'arrière-pays de nos possessions du
golfe de Guinée et au Congo, c'est l'organisation militaire qui doit dominer, protégeant les entreprises agricoles et commerciales.

Avant que l'esprit de la sociologie européenne ait pu
être seulement *compris* de ces peuples, avant que nous
ayons pu leur appliquer nos règles politiques et morales, il s'écoulera un temps si considérable que toute
entreprise dans ce sens est sinon, comme on l'a dit,
une duperie et un prétexte à fonctions pour les inem-
ployés de la métropole, du moins une erreur certaine.
Le système administratif de nos possessions d'Afrique,
calqué, par des analogies ou des parités, sur les vieilles
colonies, est doublement coûteux ; il implique une
extension progressive des emplois, et il est, en outre,
un consommateur stérile d'hommes auxquels le climat
refuse la possibilité de la longue résidence. Car ici
on rencontre les mêmes causes qui s'opposent à la
colonisation par petits colons, causes naturelles contre
lesquelles, fatalement, échoueront tous les courages et
toutes les ténacités.

L'hygiène tropicale, dont les enseignements et les inéluctables besoins dominent et régissent les questions économiques coloniales, condamnent absolument ce système.

L'heure décisive est donc venue de choisir entre la colonisation politique et administrative actuelle, qui est une ruine pour l'État et la négation de tout progrès, et la colonisation essentiellement agronomique et commerciale, seule source d'avenir et de prospérité. Et il faut à celle-ci une direction technique, exercée par des fonctionnaires ayant une valeur de métier, préparés par des études fortes et scientifiques, et qui soient capables, dès lors, de donner à notre activité coloniale l'impulsion agricole, industrielle et commerciale qui est le vœu de tous les citoyens éclairés.

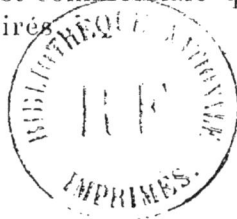

TABLE DES MATIÈRES

CINQUIÈME PARTIE

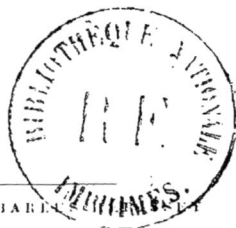

www.ingramcontent.com/pod-product-compliance
Lightning Source LLC
Chambersburg PA
CBHW070258200326
41518CB00010B/1823